das homöopathische buch

Dr Víctor Denis Purcell

Published by Dr Víctor Denis Purcell, 2023.

DAS HOMÖOPATHISCHE BUCH

First edition. December 4, 2023.

Copyright © 2023 Dr Víctor Denis Purcell.

ISBN: 979-8223020905

Written by Dr Víctor Denis Purcell.

Das homöopathische Buch
Von Dr. Victor Denis Purcell

Das homöopathische Buch

Synopsis: Das homöopathische Buch

Homöopathie: Eine eingehende Untersuchung der Heilungsprinzipien und -praktiken

Dieses Buch taucht tief in die homöopathische Medizin ein und beleuchtet ihre grundlegenden Prinzipien, ihre reiche Geschichte und ihre sich entwickelnde Philosophie. Ausgehend von den Anfängen der Homöopathie durch Samuel Hahnemann werden die Leser mit dem Kernkonzept "Gleiches heilt Gleiches" vertraut gemacht und erfahren, wie man die körpereigenen Heilungsfähigkeiten durch die Verwendung feinst verdünnter Mittel nutzen kann. Das Buch erläutert darüber hinaus wichtige homöopathische Lehren, wie das Prinzip der minimalen Dosierung und die Heilungsrichtung, die den Heilungsprozess überwachen und leiten.

Ein bemerkenswerter Aspekt der Homöopathie ist ihr ganzheitlicher Ansatz, der die Bedeutung einer umfassenden Fallbesprechung hervorhebt. Durch aufmerksames Beobachten, aktives Zuhören und detailliertes Befragen setzen die Therapeuten den körperlichen, emotionalen und geistigen Zustand des Patienten zusammen und stellen so sicher, dass ein Mittel ausgewählt wird, das mit dem einzigartigen Symptombild des Patienten übereinstimmt.

Exploring the Materia Medica stellt dem Leser verschiedene homöopathische Mittel aus der Natur vor und erklärt ihre einzigartigen Eigenschaften und Indikationen. Das Buch geht auch auf praktische Anwendungen ein und zeigt die Wirksamkeit der Homöopathie bei kleineren Erste-Hilfe-Beschwerden und spezifischen Gesundheitsproblemen von Männern und Frauen.

In einer Mischung aus alter Weisheit und modernen Praktiken wird die faszinierende Integration der Astrologie in die Fallbesprechung erörtert, die tiefere Einblicke in die Konstitution eines Patienten bietet und bei der Arzneimittelauswahl hilft.

Auf dem Weg in eine Zukunft, in der die integrative Medizin an Bedeutung gewinnt, werden in diesem Buch die aufkeimenden Aussichten der Homöopathie erörtert und ihre zunehmende Akzeptanz in der allgemeinen Gesundheitsfürsorge sowie die vielversprechenden Forschungsmöglichkeiten, die sich bieten, hervorgehoben. Dieser umfassende Leitfaden bietet sowohl eine Grundlage als auch einen visionären Ausblick und fasst die zeitlose Essenz und die sich entwickelnde Dynamik der homöopathischen Medizin zusammen.

Haftungsausschluss

Bitte lesen Sie die folgenden Bestimmungen und Bedingungen sorgfältig durch, bevor Sie fortfahren.

Nur für allgemeine Informationszwecke: Die im Folgenden bereitgestellten Informationen dienen ausschließlich allgemeinen Informations- und Unterhaltungszwecken. Alle Informationen werden nach bestem Wissen und Gewissen zur Verfügung gestellt; der Autor gibt jedoch keinerlei ausdrückliche oder stillschweigende Zusicherungen oder Garantien in Bezug auf die Richtigkeit, Angemessenheit, Gültigkeit, Zuverlässigkeit, Verfügbarkeit oder Vollständigkeit der folgenden Informationen.

Keine medizinische Beratung: Die nachstehenden Inhalte sind nicht als Ersatz für eine professionelle medizinische Beratung, Diagnose oder Behandlung gedacht. Wenden Sie sich bei Fragen zu Ihrem Gesundheitszustand oder zu gesundheitlichen Problemen immer an Ihren Arzt oder andere qualifizierte Gesundheitsdienstleister.

Kein Arzt-Patienten-Verhältnis: Die Lektüre der nachstehenden Informationen begründet kein Arzt-Patienten-Verhältnis. Jegliche

Gesundheitsinformationen stellen keine Empfehlung, Diagnose oder Behandlungsschema dar.

Professionelle Hilfe: Verlassen Sie sich nicht auf die nachstehenden Informationen als Alternative zu medizinischem Rat von Ihrem Arzt oder anderen professionellen Gesundheitsdienstleistern. Wenn Sie glauben, dass Sie an einer Krankheit leiden, sollten Sie sofort einen zugelassenen Arzt aufsuchen.

Risiken der Selbstdiagnose: Die Selbstdiagnose kann zu Schäden führen, und die Diagnose und Behandlung muss von medizinischem Fachpersonal durchgeführt werden.

Einschränkung der Garantien: Die zur Verfügung gestellten medizinischen Informationen sind "wie sie sind", ohne jegliche Zusicherungen oder Garantien, weder ausdrücklich noch implizit. Der Autor gibt keine Zusicherungen oder Garantien in Bezug auf den medizinischen Bericht.

Haftung: Sie erklären sich damit einverstanden, das Angebot von jeglicher Haftung freizustellen und ihn von jeglichen Rechtsansprüchen im Zusammenhang mit den bereitgestellten medizinischen Informationen schadlos zu halten.

Kontaktieren Sie einen Arzt: Ignorieren, vermeiden oder verzögern Sie es nicht, medizinischen Rat von einem qualifizierten Gesundheitsdienstleister einzuholen, nur weil Sie etwas in diesem Buch oder unten gelesen haben.

Sie verstehen und akzeptieren die Bedingungen dieses Haftungsausschlusses. Wenn Sie mit diesen Bedingungen nicht einverstanden sind, sind Sie nicht berechtigt, Informationen zu erhalten oder anderweitig fortzufahren.

Überschriften der Kapitel

Kapitel 1: Einführung in die homöopathische Medizin

Kapitel 2: Materia Medica

Kapitel 3: Homöopathische Arzneimittel für die Gesundheit von Mann und Frau

Kapitel 4: Homöopathie in der Ersten Hilfe

Kapitel 5: Die Anwendung der Astrologie bei der Fallbearbeitung

Kapitel 6: Aussichten der homöopathischen Medizin und eine Zusammenfassung der Informationen.

Kapitel 1: Einführung in die homöopathische Medizin

In diesem einleitenden Kapitel befassen wir uns mit den grundlegenden Prinzipien, der Geschichte und der Philosophie, die das Rückgrat der homöopathischen Medizin bilden. Wir erforschen die Kernkonzepte "Gleiches heilt Gleiches" und die Verwendung hoch verdünnter Mittel, um die Heilungsreaktionen und die angeborene Weisheit des Körpers zu stimulieren. Darüber hinaus werden die reichen historischen Wurzeln der Homöopathie vorgestellt, von den Anfängen durch Samuel Hahnemann bis zur Entwicklung und Weiterentwicklung seiner Prinzipien im Laufe der Zeit. Durch das Verständnis der Grundlagen werden die Leser die Prinzipien verstehen, die dieser weiterentwickelten Form der Medizin zugrunde liegen.

Die Entstehungsgeschichte der Homöopathie: Samuel Hahnemanns Vision

Die Geschichte der Homöopathie beginnt mit der Arbeit eines deutschen Arztes, Samuel Hahnemann, im späten 18. Jahrhunderts. Desillusioniert von den medizinischen Praktiken seiner Zeit, die er als barbarisch und unwirksam ansah, suchte Hahnemann nach einem humaneren und rationaleren Ansatz zur Heilung. Sein unermüdliches Streben nach einer besseren Methode führte ihn zur Entdeckung des Prinzips similia similibus curentur" (Gleiches heilt Gleiches"), das zum Grundstein der homöopathischen Medizin wurde. Dies war eine radikale Abkehr von den herkömmlichen medizinischen Praktiken des Aderlasses, der Ausleitung und der Verwendung giftiger Substanzen. Hahnemanns Vision war ein medizinisches System, das die natürliche Tendenz des Körpers zur Selbstheilung unterstützt, ein Prinzip, das er in alten Texten wiederfand, das aber bis dahin nicht konsequent angewandt oder im Rahmen eines umfassenden medizinischen Systems verstanden wurde.

Das Gesetz der Ähnlichkeit: Das Verständnis von "Gleiches heilt Gleiches"

"Gleiches heilt Gleiches", das Grundprinzip der Homöopathie, besagt, dass Substanzen, die bei Gesunden Krankheitssymptome hervorrufen, ähnliche Symptome bei Kranken behandeln können. Hahnemann stieß auf diese Idee, als er einen medizinischen Text übersetzte, und interessierte sich besonders für eine Aussage über die Verwendung von Chinarinde (aus der Chinin gewonnen wird) zur Behandlung von Malaria. Im Selbstversuch nahm er Chinarinde ein und stellte fest, dass sie Symptome hervorrief, die an Malaria erinnerten. Diese Beobachtung war der Auslöser für sein Prinzip, das zu weiteren Experimenten und zur Entwicklung einer Lehre führte, die besagt, dass ein Arzt anhand dieser ähnlichen Symptome Substanzen auswählen kann, die die körpereigenen Heilungsprozesse anregen. Dieses Gesetz bedeutete nicht nur einen Wandel im Behandlungsverständnis, sondern deutete auch auf eine tiefe Verbundenheit zwischen Mensch und Natur hin - eine Beziehung, die sich die Homöopathie zunutze machen will.

Als Hahnemann seine Experimente fortsetzte, begann er, die spezifischen Wirkungen verschiedener Substanzen auf gesunde Menschen zu dokumentieren, ein Prozess, den er als "Prüfungen" bezeichnete. Während dieser Prüfungen nahmen Freiwillige, darunter auch Hahnemann selbst, ein Gefühl, um die daraus resultierenden körperlichen, emotionalen und geistigen Symptome detailliert aufzuzeichnen. Diese Beobachtungen wurden akribisch katalogisiert, wodurch die erste rudimentäre Materia Medica der Homöopathie entstand. Dieses Kompendium von Heilmitteln wurde zusammen mit den entsprechenden Symptomprofilen zu einem wichtigen Leitfaden für die Behandlung, der es den

Homöopathen ermöglichte, das Symptombild eines Patienten mit einem präzisen Heilmittel zu verbinden.

Durch ständiges Üben und Experimentieren verfeinerte Hahnemann den Prozess der Zubereitung homöopathischer Mittel. Er führte die Methode der Potenzierung ein, bei der die ursprüngliche Substanz systematisch verdünnt und bei jedem Verdünnungsschritt succussiert (kräftig geschüttelt) wird. Hahnemann schlug vor, dass dieses Verfahren nicht nur die Toxizität der eigentlichen Substanz verringert, sondern auch ihre Heilkraft verstärkt. Der Gedanke war, dass das Mittel selbst dann, wenn es über den Punkt hinaus verdünnt ist, an dem es keine Moleküle der ursprünglichen Substanz mehr enthält, einen Abdruck oder eine "Erinnerung" an die heilenden Eigenschaften der Substanz behält.

Das Konzept der individualisierten Behandlung ist ein weiteres zentrales Element der Homöopathie. Im krassen Gegensatz zum Einheitsansatz der damaligen Schulmedizin bestand die Homöopathie auf der Einzigartigkeit der Krankheitserfahrung eines jeden Patienten. Hahnemann vertrat die Ansicht, dass eine wirksame Behandlung nur möglich ist, wenn man die Symptome, die Lebensweise und die psychische Verfassung des Patienten genau kennt. Diese ganzheitliche Sichtweise erkennt die Komplexität der menschlichen Gesundheit an und legt großen Wert darauf, das Heilmittel auf die Person und nicht nur auf die Krankheit abzustimmen.

Der ganzheitliche Ansatz ging über die körperlichen Symptome hinaus und bezog auch die emotionalen und mentalen Aspekte der Gesundheit mit ein - eine Idee, die für Hahnemanns Zeit innovativ war. Er stellte fest, dass emotionale Zustände wie Trauer oder Schock einen tiefgreifenden Einfluss auf die körperliche Leistungsfähigkeit haben können und daher bei der Behandlung berücksichtigt werden sollten. Diese Sichtweise war eine Abkehr vom medizinischen Mainstream der damaligen Zeit, der sich in erster Linie auf den physischen Körper konzentrierte und die geistigen und emotionalen Komponenten von Krankheiten oft ignorierte.

Hahnemanns Entwicklung der Homöopathie führte auch zu einer anderen Sichtweise von Krankheit. Er betrachtete Krankheit als eine Störung der Lebenskraft des Körpers - ein energetisches Prinzip, das die Gesundheit aufrechterhält. Die homöopathischen Mittel sollten daher die intensive Energie des Körpers stimulieren, um das Gleichgewicht und die Gesundheit wiederherzustellen. Diese vitalistische Sichtweise der Medizin stieß sowohl auf Interesse als auch auf Skepsis, da sie die aufkommenden mechanistischen Ansichten über den Körper in Frage stellte, die in wissenschaftlichen Kreisen an Boden gewannen.

Die Praxis der Homöopathie begann sich zu verbreiten, als Hahnemanns Schüler und Anhänger seine Methoden weiter praktizierten und lehrten. Zu Beginn des 19. Jahrhunderts begann die Homöopathie in Europa und Amerika Fuß zu fassen. Sie stand im krassen Gegensatz zu den oft harten und invasiven medizinischen Praktiken der damaligen Zeit, was zu ihrer Popularität beitrug. Das Versprechen der Homöopathie, sanfte, ungiftige Behandlungen anzubieten, sprach Patienten an, die der schädlicheren Mittel der Schulmedizin überdrüssig geworden waren.

Die weltweite Verbreitung der Homöopathie stieß auf unterschiedliche Resonanz. In einigen Ländern fügte sie sich gut in die bestehenden medizinischen Systeme ein, während sie in anderen Ländern auf den Widerstand der etablierten medizinischen Gemeinschaft stieß. Trotzdem wurde die Homöopathie bis Mitte des 19. Jahrhunderts immer beliebter, und es entstanden zahlreiche homöopathische Krankenhäuser, Hochschulen und Apotheken in ganz Europa und den Vereinigten Staaten. Diese Zeit wird oft als das goldene Zeitalter der Homöopathie bezeichnet, da ihre Praktiken bei Ärzten und in der Öffentlichkeit auf breite Zustimmung stießen.

Trotz ihres Wachstums und ihrer Beliebtheit waren die Prinzipien der Homöopathie nicht unumstritten. Insbesondere die Idee der Potenzierung wurde kritisiert, weil sie von den Prinzipien der Chemie und Physik abweicht. Die hohen Verdünnungen, die in der Homöopathie verwendet werden und bei denen oft kein einziges Molekül der ursprünglichen Substanz übrig bleibt, wurden zu einem Brennpunkt der Debatte. Kritiker vertraten die Ansicht, dass ein von den Patienten empfundener Nutzen eher auf den Placebo-Effekt als auf eine physiologische Wirkung des homöopathischen Mittels zurückzuführen sei.

Als Antwort auf die Skepsis verwiesen die Homöopathen auf den empirischen Charakter ihrer Praxis und betonten die klinischen Ergebnisse und die von ihnen beobachteten Heilungen. Sie argumentierten, dass man der Homöopathie ihre Wirksamkeit nicht absprechen könne, nur weil sie nicht in die gängigen wissenschaftlichen Paradigmen passe. Die Debatte über die Legitimität der Homöopathie hat sich bis in die Neuzeit fortgesetzt und verkörpert die Spannung zwischen empirischer Erfahrung und der Forderung nach einer evidenzbasierten Medizin.

Die homöopathische Gemeinschaft hat sich auch in der laufenden Forschung engagiert, um die Mechanismen hinter ihren Heilmitteln zu erforschen und zu validieren. Zu den Bemühungen, die Homöopathie wissenschaftlich zu untersuchen, gehören klinische Versuche, Beobachtungsstudien und Laborforschung. Trotz der Herausforderungen, die die homöopathischen Prinzipien für die konventionellen wissenschaftlichen Methoden darstellen, suchen die Befürworter weiterhin nach Wegen, um zu verstehen, wie die verdünnten Substanzen in der Homöopathie mit den Prozessen des Körpers interagieren könnten. Diese Forschung ist Teil eines umfassenderen Versuchs, die Kluft zwischen Homöopathie und Schulmedizin zu überbrücken und einen Dialog zu fördern, der zu einem integrativeren Ansatz in der Gesundheitsversorgung führen könnte, bei dem die Erkenntnisse der Homöopathie neben denen der Schulmedizin berücksichtigt werden. Das Streben nach einem tieferen Verständnis der Homöopathie spiegelt somit eine bedeutendere Bewegung hin zu einem umfassenden Wissen über Heilung und Medizin wider, das den Wert verschiedener medizinischer Traditionen und die Komplexität der menschlichen Gesundheit anerkennt.

Stopp

Das Gesetz der Ähnlichkeit: Das Verständnis von "Gleiches heilt Gleiches"

Das Gesetz der Ähnlichkeit bildet die Grundlage der homöopathischen Medizin und stellt eine radikale Abkehr vom herkömmlichen medizinischen Denken dar. Dieses Konzept, das von Samuel Hahnemann entwickelt wurde, besagt, dass eine Krankheit durch eine Substanz geheilt werden kann, die bei gesunden Menschen ähnliche Symptome hervorruft. Dieser paradoxe Gedanke liegt allen homöopathischen Heilmitteln und Behandlungen zugrunde. Hahnemanns Einsicht in das Ähnlichkeitsgesetz entstammte nicht der Mystik oder Vermutung, sondern einer disziplinierten und sorgfältigen Untersuchungs- und Beobachtungsmethode. Er begann mit der Selbstverabreichung von Substanzen und der Aufzeichnung der von ihnen hervorgerufenen Wirkungen und legte damit den Grundstein für einen systematischen Ansatz zur Heilung, der sowohl konsistent als auch reproduzierbar war.

Das Prinzip "Gleiches heilt Gleiches" stand in krassem Gegensatz zu den medizinischen Paradigmen des 18. Jahrhunderts, bei denen häufig Gegensätze mit Gegensätzen behandelt wurden. Jahrhunderts, bei denen oft Gegensätze mit Gegensätzen behandelt wurden. Anstatt Präparate zu verwenden, die den Symptomen entgegenwirken sollten, versuchte Hahnemanns Methode, den Krankheitsprozess zu spiegeln und so die natürlichen Abwehrkräfte des Körpers zu stimulieren. Dieser Ansatz beruhte auf einem tiefen Verständnis der Symptome, die nicht nur als Ausdruck einer Krankheit, sondern als Spiegelbild der Selbstheilungsversuche des Körpers zu verstehen waren.

Hahnemanns systematischer Ansatz zur Entdeckung des Ähnlichkeitsgesetzes war rigoros. Um seine Theorie zu überprüfen, führte er - wenn auch rudimentäre - klinische Versuche durch, wie man sie heute nennen würde. Indem er die Reaktionen gesunder Menschen auf verschiedene Substanzen dokumentierte, erstellte er eine Datenbank der Symptome und der dazugehörigen Substanzen, die sie auslösen konnten. Diese erschöpfende Zusammenstellung ermöglichte einen Bezugspunkt, von dem aus Heilmittel mit Präzision verschrieben werden konnten, wobei die Nuancen der individuellen Krankheitserfahrungen der Patienten berücksichtigt wurden.

Mit der zunehmenden Verbreitung der Homöopathie wuchs auch die Praxis der Dokumentation von "Prüfungen". Bei diesen Prüfungen handelte es sich um detaillierte Untersuchungen und Aufzeichnungen der Symptome, die durch Substanzen bei einer Gruppe gesunder Freiwilliger ausgelöst wurden. Die Genauigkeit, mit der diese Symptome aufgezeichnet wurden, unterstreicht den akribischen Charakter der homöopathischen Praxis. Jede Prüfung wurde dem wachsenden Wissensfundus hinzugefügt und half den Homöopathen, das Symptomprofil eines Patienten mit einem bestimmten Mittel abzugleichen, das nachweislich ein ähnliches Profil bei gesunden Menschen hervorruft.

Die Verfeinerung des Ähnlichkeitsgesetzes erforderte ein Gleichgewicht zwischen Spezifität und Verallgemeinerung. Während Hahnemanns Prinzip vorschrieb, dass die Arznei der Krankheit ähnlich sein sollte, war man sich auch darüber im Klaren, dass die Erfahrung der Symptome bei jedem Menschen einzigartig ist. Die Feinheiten des emotionalen und körperlichen Zustands eines Patienten sollten sorgfältig berücksichtigt werden, um sicherzustellen, dass das gewählte Mittel die Krankheit in ihrem gesamten persönlichen Kontext anspricht.

Die Anwendung des Ähnlichkeitsgesetzes in der Praxis bedeutete auch eine individualisierte Dosierung. Hahnemann wusste, dass ein und dieselbe Substanz bei verschiedenen Menschen oder sogar bei ein und derselben Person unter anderen Bedingungen unterschiedliche Reaktionen hervorrufen konnte. Daher war die Bestimmung der richtigen Potenz und Dosierung ebenso wichtig wie die Auswahl der richtigen Substanz. Dieser personalisierte Ansatz war eine deutliche Abkehr von der Einheitsmentalität, die damals in der Schulmedizin vorherrschte.

Die therapeutischen Auswirkungen des Ähnlichkeitsgesetzes gingen über die bloße Linderung von Symptomen hinaus. In der Homöopathie ging es nicht nur um die Linderung von Symptomen, sondern um die Behebung der zugrunde liegenden Störung der Lebenskraft. Durch die Auswahl eines Mittels, das das gesamte Symptombild des Patienten widerspiegelt, glaubten die Homöopathen, eine tiefgreifendere, heilendere Reaktion auslösen zu können, indem sie die dem Körper innewohnenden Selbstheilungskräfte ansprechen.

Kritiker der Homöopathie wandten sich häufig gegen das Ähnlichkeitsgesetz und bezeichneten es als wissenschaftlich unplausibel. Das Argument war, dass das Prinzip nicht mit dem aufkommenden biomedizinischen Modell übereinstimmte, das auf der Identifizierung und direkten Bekämpfung pathogener Faktoren beruhte. Die Homöopathie, die sich auf die Ähnlichkeit der Symptome und nicht auf die Gegensätzlichkeit der Krankheitserreger stützt, wurde nach den damaligen Maßstäben oft als unwissenschaftlich abgetan.

Zu ihrer Verteidigung verwiesen die Homöopathen auf den empirischen Charakter ihrer Arbeit. Sie argumentierten, dass das Ähnlichkeitsgesetz auf Beobachtungen und Experimenten beruhe, den Merkmalen der wissenschaftlichen Methode. Die Wirksamkeit eines Mittels wurde ihrer Ansicht nach durch die beobachtbare Verbesserung des Zustands des Patienten nach seiner Verabreichung bestätigt, unabhängig von den vorherrschenden medizinischen Theorien der Zeit.

Die Debatte um das Ähnlichkeitsgesetz unterstreicht eine umfassendere philosophische Frage über das Wesen des Heilens und die Rolle der Medizin. Die Homöopathie vertritt eine Vision der Behandlung, die auf die Feinheiten des Individuums und die nuancierte Ausprägung von Krankheiten abgestimmt ist und zu einem stärker personalisierten und ganzheitlichen Ansatz für die Gesundheit einlädt. Trotz der Skepsis, die ihr entgegengebracht wird, inspiriert das Gesetz der Ähnlichkeit weiterhin diejenigen, die eine Alternative zum manchmal unpersönlichen und reduktionistischen Ansatz der konventionellen Medizin suchen.

Die Kunst der Verdünnung: Potenzierung und Sukzession

In der komplizierten Praxis der Homöopathie sind Potenzierung und Sukzession zentrale Prozesse, die Substanzen in therapeutische Wirkstoffe verwandeln. Bei der Potenzierung wird die Ausgangssubstanz systematisch verdünnt, oft bis zu einem Punkt, an dem keine Moleküle des Ausgangsmaterials mehr nachweisbar sind, was dem homöopathischen Glauben an die Stärke stark verdünnter Zubereitungen entspricht. Die Sukzession, bei der die Substanz in jeder Verdünnungsstufe kräftig geschüttelt wird, soll die Essenz oder "Energie" der Bedeutung in das Medium, in der Regel Wasser oder Alkohol, übertragen. Hahnemann, der ein ausgeprägter Empiriker war, entwickelte diese Methoden, um die toxischen Wirkungen abzuschwächen, die er bei der Verabreichung unverdünnter Substanzen beobachtete. Er entdeckte, dass, obwohl die physische

Präsenz der ursprünglichen Bedeutung abnahm, ihre heilenden Eigenschaften nicht nur fortbestanden, sondern sogar verstärkt schienen.

Diese Methode steht im Mittelpunkt der Abkehr der Homöopathie von der konventionellen Pharmakologie, die sich in der Regel auf dosisabhängige Wirkungen stützt. Die Theorie der Potenzierung besagt, dass der Prozess des Verdünnens und Verschüttelns die Erinnerung an die Substanz in das Verdünnungsmittel einprägt, das dann mit der Lebenskraft des Körpers interagiert. Hahnemann schlug vor, dass durch diese Methode die heilenden Eigenschaften erhalten bleiben und verstärkt werden, ohne dass die Gefahr toxischer Nebenwirkungen besteht. Dieses Konzept stellt die konventionelle Dosis-Wirkungs-Beziehung in Frage und hat in der breiteren medizinischen Gemeinschaft für Intrigen und Skepsis gesorgt.

Jede Verdünnungsstufe im Potenzierungsprozess, die als Potenz bezeichnet wird, ist durch ein bestimmtes Verhältnis gekennzeichnet. Standardpotenzen wie 6C oder 30C zeigen an, dass die Substanz auf 1 Teil in 100, sechs bzw. dreißig Mal verdünnt wurde. Die gewählte Potenz wird auf den einzelnen Patienten zugeschnitten und richtet sich nach der Art seiner Symptome. Akute Symptome können mit niedrigeren Potenzen behandelt werden, während tiefer liegende oder chronische Erkrankungen mit höheren Potenzen angegangen werden können. Die Wahl der Potenz ist ein entscheidender Bestandteil der homöopathischen Verschreibung und spiegelt das nuancierte Verständnis der Dynamik zwischen dem Mittel, dem Patienten und seiner Krankheit wider.

Die Sukzession fügt dem Potenzierungsprozess eine weitere Ebene hinzu. Hahnemann wies an, dass die Mischung gegen einen elastischen Körper geschlagen werden sollte, ein Verfahren, das er für unerlässlich hielt, um die medizinischen Eigenschaften der Lösung zu aktivieren. Obwohl die Wissenschaft die Mechanismen, durch die die Sukzession die therapeutische Wirksamkeit einer homöopathischen Lösung verbessern könnte, noch nicht geklärt hat, bestätigen Homöopathie-Praktiker und -Patienten den qualitativen Unterschied zwischen sukkulenten und nicht sukkulenten Mitteln, was darauf hindeutet, dass der physikalische Prozess des Verschüttelns ein wesentlicher Bestandteil der Arzneimittelzubereitung ist.

Die Debatte über die Plausibilität der Potenzierung berührt grundlegende Prinzipien der Chemie und Physik. Skeptiker argumentieren, dass homöopathische Verdünnungen, die oft über die Avogadrosche Zahl hinausgehen, theoretisch jede chemische Aktivität der ursprünglichen Substanz aufheben sollten. Befürworter entgegnen, dass die Wirksamkeit homöopathischer Mittel empirisch evident ist und eine aufgeschlossene Untersuchung der Möglichkeit nicht-chemischer Formen biologischer Aktivität rechtfertigt. Dies ist nach wie vor ein Grenzbereich, in dem Homöopathie und konventionelle Wissenschaft oft aneinander geraten, wobei jede Seite an ihren Grundprinzipien festhält.

Trotz dieser Kontroverse ist die Potenzierung ein wesentlicher Aspekt der homöopathischen Medizin geblieben. Sie stellt eine einzigartige Schnittstelle zwischen Kunst und Wissenschaft dar, bei der die präzise Methodik von einer Philosophie getragen wird, die über die weltlichen Grenzen der konventionellen medizinischen Chemie hinausgeht. Dies spiegelt einen umfassenderen, ganzheitlichen Ansatz wider, bei dem die Arznei mit der Absicht und dem Verständnis für ihre letztendliche dynamische Interaktion mit der Lebenskraft des Patienten zubereitet wird.

Die Prinzipien der Potenzierung und der Sukkulenz spiegeln auch die Bedeutung des Prozesses in der Homöopathie wider. Es ist nicht nur die Substanz, die die Heilung bewirkt, sondern auch die Art und Weise, wie sie zubereitet und verabreicht wird. Dies unterstreicht einen charakteristischen Aspekt der Homöopathie -

den Glauben an eine prozessorientierte Herangehensweise an die Heilung, bei der jeder Schritt, von der Auswahl des Mittels bis zur Zubereitung, mit sorgfältiger Überlegung und Absicht ausgeführt wird.

Homöopathische Praktiker vertreten die Auffassung, dass der Prozess der Potenzierung ebenso eine Kunst wie eine Wissenschaft ist. Er erfordert nicht nur ein Verständnis für die technischen Aspekte, sondern auch ein intuitives Verständnis für die subtileren, energetischen Veränderungen, die der Prozess mit sich bringt. Die Kunst der Potenzierung ist daher eine Synthese aus empirischen Methoden und ganzheitlicher Einsicht - ein Tanz zwischen den greifbaren und den nicht greifbaren Aspekten der Heilung.

Die anhaltende Praxis und Beliebtheit der Homöopathie, trotz des Mangels an wissenschaftlicher Klarheit über Potenzierung und Sukkursion, lassen auf eine resonante Wirksamkeit schließen, die viele als überzeugend empfinden. Auch wenn diese Wirksamkeit vielleicht noch nicht vollständig wissenschaftlich erklärbar ist, bieten die empirischen Ergebnisse, die von Homöopathen beobachtet werden, vielen Patienten, die nach alternativen oder ergänzenden Behandlungsmethoden suchen, ein überzeugendes Argument.

Zusammenfassend lässt sich sagen, dass die Praktiken der Potenzierung und der Sukkursion nach wie vor von zentraler Bedeutung für die Identität der homöopathischen Medizin sind. Sie verkörpern die Bereitschaft der Homöopathie, sich auf Konzepte einzulassen, die den Status quo in Frage stellen, und laden zum ständigen Dialog und zur Erforschung des Wesens der Heilung und des Potenzials der Medizin ein, jenseits der Grenzen der messbaren Substanz zu wirken.

Das Prinzip der minimalen Dosis in der Homöopathie ist das Konzept, dass die niedrigste Menge einer Substanz, die benötigt wird, um eine Heilreaktion auszulösen, die wünschenswerteste Dosierung ist. Dieses Prinzip entspringt dem Wunsch,

Nebenwirkungen zu vermeiden, und der Philosophie, dass die natürlichen Heilungsprozesse des Körpers durch die Behandlung unterstützt, aber nicht überwältigt oder unterdrückt werden sollten. Hahnemann, der die harten Methoden der konventionellen Behandlungen seiner Zeit miterlebte, zu denen oft Aderlass und hohe Dosen giftiger Substanzen gehörten, suchte nach einem sanfteren und respektvolleren Ansatz zur Heilung. So leistete er Pionierarbeit, indem er die Mengen auf das für eine Veränderung erforderliche Minimum reduzierte. Diese Praxis stand nicht nur im Gegensatz zur Schulmedizin, sondern begründete auch einen Grundgedanken der homöopathischen Philosophie.

Das Prinzip der minimalen Dosis arbeitet mit der Potenzierung zusammen, um Mittel herzustellen, von denen angenommen wird, dass sie mit der Lebenskraft des Körpers und nicht direkt mit dem physiologischen Körper interagieren. Der Grundgedanke ist, dass sich die konventionelle Medizin oft darauf konzentriert, physische Symptome durch direkte chemische Wirkung zu verändern, während die Homöopathie darauf abzielt, die dem Körper innewohnenden Selbstregulierungsmechanismen zu aktivieren. Man geht davon aus, dass selbst die subtilste Einführung des richtigen homöopathischen Mittels eine tiefgreifende Heilungsreaktion auslösen kann, ohne die Systeme des Körpers zu überfordern.

Die Anwendung der Mindestdosis wird als ein höchst individuelles Unterfangen betrachtet. Homöopathen verbringen viel Zeit damit, das einzigartige Symptomprofil, die Geschichte und die Konstitution eines Patienten zu verstehen, bevor sie das genaue Mittel und die Dosierung bestimmen. Durch diese Spezifität wird sichergestellt, dass die Behandlung auf den Patienten zugeschnitten ist. Dabei wird die Überzeugung vertreten, dass die Mindestdosis keine feste Größe ist, sondern ein relatives Maß, das von der Empfindlichkeit des Einzelnen und der Art seines Zustands abhängt.

In der klinischen Praxis wird die Mindestdosis gerade oft genug gegeben, um den Heilungsprozess aufrechtzuerhalten. Der Homöopath beobachtet sorgfältig die Reaktion des Patienten und passt die Häufigkeit und Potenz der Gaben entsprechend an. Das Ziel ist es, die Heilungsreaktion des Körpers ausreichend zu stimulieren, ohne eine Verschlimmerung oder unnötige Wiederholung des Mittels zu verursachen. Auf diese Weise respektiert das Prinzip der Mindestdosis das Tempo und die Fähigkeit des Körpers zur Genesung.

Kritiker der Homöopathie haben die Mindestdosis oft als Streitpunkt angeführt und argumentiert, dass solch winzige Dosen, die oft über das Ende der molekularen Präsenz hinausgehen, unmöglich irgendeine Wirkung haben können. Homöopathen hingegen behaupten, dass die klinischen Ergebnisse ihren Ansatz rechtfertigen, und fordern ein erweitertes Verständnis der Arzneimittelwirkung, das mehr umfasst als nur die materielle Dosis-Wirkungs-Beziehung, die in der Pharmakologie vorherrscht.

Trotz der Skepsis der breiteren medizinischen Gemeinschaft hat das Prinzip der minimalen Dosis der Homöopathie in Bereichen Anklang gefunden, in denen die Besorgnis über den übermäßigen Einsatz von Medikamenten und deren Nebenwirkungen wächst. Es stellt eine Alternative dar, die sich mit der modernen Bewegung hin zu einem nachhaltigeren und konservativeren Einsatz medizinischer Interventionen deckt.

Das Prinzip der minimalen Dosis spricht auch eine philosophische Haltung an, die den Körper als selbstheilenden Organismus anerkennt, wobei die Aufgabe der Medizin darin besteht, den Heilungsprozess zu unterstützen, anstatt ihn zu usurpieren. Die Medizin hat die Aufgabe, den Heilungsprozess zu unterstützen, statt ihn zu vereinnahmen. Sie schlägt eine Partnerschaft zwischen Arzt und Patient vor, bei der der Arzt den Anstoß gibt und der Körper des Patienten die Heilungsarbeit leistet.

Homöopathen betrachten die Minimaldosis auch als Mittel, um die Weisheit des Körpers zu ehren. Indem sie nur die kleinste notwendige Intervention anwenden, glauben sie, die Fähigkeit des Körpers, Ungleichgewichte zu korrigieren und die Gesundheit wiederherzustellen, anzuerkennen und zu respektieren. Dies steht in krassem Gegensatz zu Interventionen, die versuchen, Symptome zu kontrollieren oder zu unterdrücken, ohne die zugrunde liegenden Ungleichgewichte anzugehen.

Die kontinuierliche Verwendung der Mindestdosis in der homöopathischen Praxis ist ein Beweis für die dauerhaften Prinzipien, auf denen die Homöopathie beruht. Sie steht für das Bekenntnis zu einer sanften, respektvollen und auf eine ganzheitliche Sicht der Gesundheit ausgerichteten Form der Medizin. Die Philosophie, die der Minimaldosis zugrunde liegt, stellt weiterhin das konventionelle medizinische Modell in Frage und bietet eine Perspektive der Heilung, die subtil ist, aber für viele eine tiefe Resonanz hat.

Zusammenfassend lässt sich sagen, dass das Prinzip der minimalen Dosis ein integraler Bestandteil der Homöopathie ist und den Schwerpunkt auf sanfte Eingriffe und den Respekt vor den körpereigenen Heilungsfähigkeiten legt. Obwohl dieses Prinzip der konventionellen pharmakologischen Weisheit widerspricht, bleibt es ein Eckpfeiler der homöopathischen Medizin und verkörpert das Engagement für einen weniger invasiven und stärker auf den Patienten ausgerichteten Ansatz in der Gesundheitsversorgung.

Der individualisierte Ansatz: Der Patient als zentraler Mittelpunkt

Der individualisierte Ansatz in der Homöopathie ist ein charakteristischer Aspekt, der jeden Patienten als einzigartiges Wesen betrachtet, das eine maßgeschneiderte Behandlungsstrategie erfordert. Dies steht im Gegensatz zu der in der Schulmedizin häufig anzutreffenden Einheitsmethode, bei der Krankheiten in der Regel mit standardisierten Protokollen behandelt werden. Homöopathen sind der Ansicht, dass zwei Personen, die nach herkömmlicher Auffassung die gleiche Krankheit haben, völlig unterschiedliche homöopathische Mittel benötigen. Diese Individualisierung basiert auf einer umfassenden Beurteilung der körperlichen, emotionalen und geistigen Symptome des Patienten sowie seiner persönlichen Krankengeschichte und Lebensumstände.

Diese patientenzentrierte Herangehensweise erfordert eine gründliche Fallaufnahme, einen der zeitintensivsten Teile der homöopathischen Praxis. Homöopathen führen ausführliche Gespräche, um Einblicke in die subtilen Symptome des Patienten und seine Reaktionen auf verschiedene Einflüsse, einschließlich Umweltfaktoren und Stressoren, zu gewinnen. Durch die ausführliche Befragung können Aspekte wie Essensvorlieben, Schlafmuster und emotionales Temperament erforscht werden, die vielleicht nicht direkt mit der Krankheit in Verbindung zu stehen scheinen, aber für die Auswahl des am besten geeigneten Mittels als entscheidend gelten.

Das homöopathische Repertorium, ein umfangreiches Verzeichnis von Symptomen und den dazugehörigen Mitteln, ist ein entscheidendes Instrument für die Individualisierung der Behandlung. Durch den Abgleich des einzigartigen Symptomprofils des Patienten mit den nuancierten Details im Repertorium können die Homöopathen die Mittel ermitteln, die dem Zustand des Patienten am ehesten entsprechen. Dieser Prozess, der als "Repertorisation" bezeichnet wird, spiegelt die komplizierte Natur der Arzneimittelauswahl und das hohe Maß an individueller Anpassung bei der homöopathischen Behandlung wider.

Dieser individualisierte Ansatz erkennt die Komplexität des menschlichen Zustands an und respektiert, dass die Erscheinungsformen von Krankheiten so unterschiedlich sind wie die Menschen, die sie erleben. Er geht von der Prämisse aus, dass eine wirksame Behandlung nicht nur auf die Krankheit abzielen darf, sondern auch das allgemeine Wohlbefinden des Patienten berücksichtigen muss. Dieses Maß an Individualität ist darauf ausgerichtet, die Heilungsprozesse des Körpers auf eine Weise zu stimulieren, die der Vitalität und Gesundheit des Einzelnen am besten entspricht.

Homöopathen betrachten die Individualisierung der Behandlung als einen Weg, den ganzen Menschen zu würdigen, anstatt sich nur auf einzelne Symptome oder Krankheiten zu konzentrieren. Diese ganzheitliche Sichtweise erstreckt sich auch auf das Verständnis und die Behandlung der mentalen und emotionalen Gesundheit des Patienten als integrale Bestandteile des allgemeinen Wohlbefindens. Auf diese Weise versucht die Homöopathie nicht nur, Symptome zu lindern, sondern auch die allgemeine Vitalität und Selbstheilungskräfte des Patienten zu stärken.

Der individualisierte Ansatz spiegelt auch die Anpassungsfähigkeit der homöopathischen Behandlung wider. Wenn sich die Patienten einer Therapie unterziehen und sich ihr Zustand weiterentwickelt, werden ihre Behandlungspläne neu bewertet und entsprechend angepasst. Dieser dynamische Prozess reagiert auf Veränderungen der Symptome und des Gesundheitszustands des Patienten und ermöglicht eine flexible und reaktionsfähige Behandlungsstrategie, die sich weiterentwickelt.

Die Betonung der Homöopathie auf das Individuum wurde für ihre einfühlsame, patientenzentrierte Behandlung gelobt und für ihren Mangel an standardisierten Behandlungsprotokollen kritisiert. Doch trotz der unterschiedlichen Meinungen ist dieser Ansatz ein Markenzeichen der Praxis geblieben und steht für die Tiefe und Aufmerksamkeit, die der einzigartigen Krankheitserfahrung jedes Patienten gewidmet wird.

Der individualisierte Ansatz der Homöopathie unterstreicht auch die Beziehung zwischen Patient und Therapeut, die auf gegenseitigem Vertrauen und tiefem Verständnis beruht. Die Rolle des Homöopathen ist ebenso sehr Zuhörer und Dolmetscher wie Heiler, ein Aspekt, den Patienten oft als beruhigend und bestärkend empfinden.

Dieser maßgeschneiderte Ansatz in der Medizin spricht besonders diejenigen an, die sich von den konventionellen Gesundheitssystemen ausgegrenzt oder missverstanden fühlen. Er zieht oft Patienten an, die einen individuelleren und einfühlsameren Ansatz für ihre gesundheitlichen Probleme suchen und bereit sind, sich aktiv auf ihrem Weg zur Gesundheit zu engagieren.

Zusammenfassend lässt sich sagen, dass der homöopathische Praktiker den Patienten in den Mittelpunkt des Behandlungsprozesses stellt und eine maßgeschneiderte Strategie verfolgt, die die Komplexität und Individualität jedes Menschen respektiert. Es ist eine sorgfältige Praxis, die versucht, den Patienten zu verstehen und einen maßgeschneiderten Behandlungsplan zu erstellen, der in Harmonie mit den natürlichen Heilungsfähigkeiten des Körpers arbeitet.

Die ganzheitliche Philosophie der Homöopathie verkörpert den Grundsatz, den Menschen in seiner Gesamtheit zu behandeln, nicht nur die isolierten Symptome einer Krankheit. Dieser Ansatz ist die Grundlage der homöopathischen Medizin und spiegelt den tiefen Respekt vor dem komplexen Zusammenspiel von Körper, Geist und Seele beim Streben nach Gesundheit und Heilung wider. Er basiert auf dem Verständnis, dass Symptome Ausdruck des Versuchs des Körpers sind, sich selbst zu heilen, und dass wahre Heilung die Wiederherstellung des Gleichgewichts im ganzen Menschen beinhaltet.

In der homöopathischen Praxis beinhaltet diese Philosophie die sorgfältige Berücksichtigung der körperlichen Symptome, des emotionalen Zustands, der geistigen Gesundheit und der allgemeinen Lebensumstände des Patienten. Der ganzheitliche

Ansatz erkennt an, dass sich emotionale Störungen oder Stressfaktoren im Leben als körperliche Beschwerden manifestieren können und umgekehrt. Homöopathen messen daher dem psychischen Wohlbefinden und der emotionalen Ausgeglichenheit eine große Bedeutung für die Gesundheit des Körpers bei und berücksichtigen dabei Faktoren wie persönliche Beziehungen, Lebensstress und geistige Einstellung.

Diese umfassende Sichtweise erstreckt sich auch auf die körperliche Untersuchung des Patienten, die eine Bewertung seiner allgemeinen Vitalität und Anfälligkeit beinhaltet. Es ist nicht ungewöhnlich, dass ein Homöopath sich nach dem Energieniveau, der Schlafqualität und sogar den Träumen eines Patienten erkundigt, da sie alle als relevant für das ganzheitliche Gesundheitsprofil der Person angesehen werden. Die Prämisse ist, dass jedes Ungleichgewicht oder jede Disharmonie in einem Teil des Systems das gesamte System beeinflussen kann, daher ist eine gründliche und umfassende Beurteilung so wichtig.

Indem die Homöopathie den Menschen in seiner Gesamtheit anspricht, will sie einen Zustand der Harmonie herbeiführen, in dem sich die Gesundheit auf allen Ebenen entfalten kann. Die ausgewählten Mittel sollen die Selbstheilungsmechanismen des Körpers unterstützen und die Rückkehr zu einem Zustand des Gleichgewichts fördern, anstatt lediglich Symptome zu unterdrücken. Homöopathen sind der Ansicht, dass sich die Symptome als natürliche Folge auflösen, wenn der Körper im Gleichgewicht ist.

Die ganzheitliche Philosophie betrachtet auch die Wahrnehmungen und Erfahrungen der Patienten mit ihrer Krankheit als wertvolle Diagnoseinstrumente. Homöopathen hören aufmerksam zu, wie Patienten ihre Symptome beschreiben, denn sie wissen, dass die Worte und Bilder, die Menschen wählen, einen

Einblick in ihren inneren Zustand geben und bei der Auswahl eines geeigneten Mittels helfen können.

Diese philosophische Haltung ist besonders wichtig bei chronischen Krankheiten, bei denen die Symptome komplex und vielschichtig sein können. Der ganzheitliche Ansatz der Homöopathie versucht, die zugrundeliegenden Muster zu verstehen, die die Krankheit aufrechterhalten, und arbeitet auf eine nachhaltigere und langfristige Wiederherstellung der Gesundheit hin, statt auf eine schnelle Behebung der Symptome.

Die homöopathische Konsultation ist eine ganzheitliche Übung, die oft einem therapeutischen Dialog ähnelt. Die sichere und offene Umgebung, die während der Konsultation geschaffen wird, wird als Teil des Heilungsprozesses betrachtet, da sie es den Patienten ermöglicht, sich vollständig auszudrücken und ohne Beurteilung gehört zu werden.

Der ganzheitliche Ansatz spiegelt einen breiteren Wandel des Gesundheitsbewusstseins wider, der das Wohlbefinden über die bloße Abwesenheit von Krankheit stellt. Er steht im Einklang mit präventiven Gesundheitsmaßnahmen und Änderungen des Lebensstils, die das allgemeine Wohlbefinden fördern - Homöopathen beraten ihre Patienten häufig zu Ernährung, Bewegung und Achtsamkeitspraktiken, die die verabreichten Mittel ergänzen.

In einer Welt, in der die Gesundheitsfürsorge oft fragmentiert und abgeschottet ist, bietet die ganzheitliche Philosophie der Homöopathie einen stärker integrierten und personenzentrierten Ansatz. Sie spricht Menschen an, die eine Form der Medizin suchen, die die Komplexität ihrer Erfahrungen und die Verflechtung ihrer Symptome anerkennt.

Zusammenfassend lässt sich sagen, dass es bei der ganzheitlichen Philosophie der Homöopathie darum geht, die vielschichtige Natur des Menschen zu erkennen und zu behandeln, um das Gleichgewicht auf allen Ebenen des Seins wiederherzustellen. Es ist ein Ansatz, der die Einzigartigkeit jedes einzelnen Heilungsweges unterstreicht, der die persönliche Betreuung in den Vordergrund stellt und der davon ausgeht, dass Gesundheit ein Zustand des vollständigen körperlichen, geistigen und sozialen Wohlbefindens ist.

Das Dynamis-Konzept: Die Lebenskraft als Essenz des Lebens

Dieses Konzept, das in der Homöopathie auch als Lebenskraft oder Lebensenergie bezeichnet wird, ist grundlegend für das Verständnis von Gesundheit und Krankheit. Es besagt, dass alle Lebewesen von einer dynamischen Energiekraft beseelt werden, die ihre körperlichen Funktionen und Anpassungsprozesse steuert. In der Homöopathie hält diese Lebenskraft das Gleichgewicht aufrecht und führt, wenn sie aus dem Gleichgewicht gerät, zu Krankheitssymptomen. Die Aufgabe der homöopathischen Mittel besteht also darin, die notwendige Energie zu stimulieren, um das Gleichgewicht und die Gesundheit wiederherzustellen.

Diese vitalistische Sichtweise unterscheidet die Homöopathie von vielen anderen Formen der Medizin, vor allem von der konventionellen westlichen Medizin, die hauptsächlich mechanisch und biochemisch vorgeht. Homöopathen behaupten, dass die Lebenskraft zwar nicht direkt beobachtbar ist, aber durch die von ihr hervorgerufenen Wirkungen wahrgenommen werden kann - ähnlich wie die Bewegung der Blätter den Wind wahrnimmt. Der Zustand der Lebenskraft spiegelt sich im allgemeinen Wohlbefinden des Menschen wider, einschließlich seines geistigen, emotionalen und körperlichen Zustands.

In der Praxis versuchen Homöopathen bei der Auswahl eines Mittels, die Energie des Mittels mit der Energie der gestörten Lebenskraft des Patienten in Einklang zu bringen. Es wird angenommen, dass die dynamische Qualität des Mittels, die durch den Prozess der Potenzierung verstärkt wird, mit der essentiellen Kraft interagiert und den Anstoß für den Beginn des

Selbstheilungsprozesses gibt. Aus diesem Grund sind winzige Dosen ausreichend; es ist die Energie oder "Information" des Mittels, die entscheidend ist, und nicht eine materielle Menge.

Das Konzept der Lebenskraft als Motor der Gesundheit führt zu einer ganzheitlichen Behandlung der Patienten. Homöopathen betrachten Symptome als Ausdruck einer gestörten Lebenskraft und versuchen daher nicht, sie zu unterdrücken, sondern vielmehr zu verstehen, was sie über das zugrunde liegende Ungleichgewicht aussagen. Diese Sichtweise wertet Symptome als kritische Wegweiser für die Auswahl eines geeigneten Mittels und nicht als Ärgernisse, die beseitigt werden müssen.

Die besondere Kraft ist auch für das homöopathische Verständnis des Krankheitsverlaufs von zentraler Bedeutung. Krankheit wird nicht nur als eine spezifische Funktionsstörung eines Organs oder Systems gesehen, sondern als eine tiefer gehende Störung der Lebenskraft. Daher wird der Behandlungserfolg an der Verbesserung der allgemeinen Vitalität des Patienten und der Rückkehr zu einem Gefühl des Wohlbefindens gemessen und nicht nur am Verschwinden einzelner Symptome.

Das Konzept der Lebenskraft stimmt mit mehreren traditionellen Heilsystemen überein, die ebenfalls eine unsichtbare Lebenskraft anerkennen - wie das Qi in der traditionellen chinesischen Medizin oder das Prana im Ayurveda. Diese kulturübergreifende Anerkennung der Lebensenergie, die für eine gute Gesundheit im Gleichgewicht sein muss, ist ein Anknüpfungspunkt zwischen der Homöopathie und anderen ganzheitlichen Gesundheitsmethoden.

Verschiedene Faktoren, einschließlich emotionaler Zustände, Umweltbedingungen und Lebensstilentscheidungen, beeinflussen die Stärke und Harmonie der Lebenskraft. Daher kann ein Homöopath die Ernährung, die Stressbewältigung und andere Aspekte des Lebens anleiten, die die Vitalität des Patienten unterstützen können. Es wird davon ausgegangen, dass die Aufrechterhaltung einer soliden und ausgeglichenen Lebenskraft entscheidend für die Widerstandsfähigkeit gegen Krankheiten ist.

Im Umgang mit chronischen Krankheiten ist das Konzept der Dynamis von besonderer Bedeutung. Homöopathen berücksichtigen die langfristigen Vitalitäts- und Energiemuster des Individuums und zielen darauf ab, die gestörte Lebenskraft allmählich wieder ins Gleichgewicht zu bringen. Chronische Symptome deuten auf ein tief sitzendes Ungleichgewicht im starken Einflussbereich hin, das eine nachhaltige therapeutische Strategie erfordert.

Die Lebenskraft prägt auch die homöopathische Sichtweise der Prävention. Eine ausgeglichene Lebenskraft verleiht Immunität und Widerstandsfähigkeit und verringert die Anfälligkeit für Krankheiten. Daher legt die Homöopathie großen Wert auf die Stärkung der Lebenskraft als Mittel zur Vorbeugung von Krankheiten und zur Förderung der langfristigen Gesundheit.

Zusammenfassend lässt sich sagen, dass das Konzept der Lebenskraft ein Eckpfeiler der homöopathischen Medizin ist und die essentielle Energie darstellt, die, wenn sie im Gleichgewicht ist, zu Gesundheit führt, während sie, wenn sie gestört ist, zu Krankheit führt. Die homöopathische Behandlung ist darauf ausgerichtet, mit dieser Lebenskraft zu arbeiten und die dem Körper innewohnende Fähigkeit zu unterstützen, sich selbst zu heilen und das Gleichgewicht aufrechtzuerhalten. Diese Vorstellung von einer belebenden Energie, die für jeden Menschen einzigartig ist, steht im Mittelpunkt des individualisierten und ganzheitlichen Ansatzes der Homöopathie für Gesundheit und Heilung.

Das Prinzip der Potenzierung: Die Entfesselung der heilenden Energie

Das Prinzip der Potenzierung ist ein Markenzeichen der homöopathischen Medizin und stellt ein einzigartiges Verfahren dar, mit dem Heilmittel aufbereitet werden, um ihre heilenden Eigenschaften zu verstärken. Dabei wird eine Substanz seriell verdünnt und sukkuliert (kräftig geschüttelt), um ihr energetisches Potenzial freizusetzen. Homöopathen glauben, dass das Mittel durch dieses Verfahren wirksamer wird, indem es die Lebenskraft des Körpers stärker anregt, während das Risiko toxischer Nebenwirkungen minimiert wird.

Die Potenzierung beruht auf der Vorstellung, dass die therapeutischen Qualitäten einer Substanz von ihrer physischen Substanz getrennt werden können und dass diese Qualitäten verstärkt werden, wenn die Bedeutung verdünnt wird. Man geht davon aus, dass der Prozess die "Erinnerung" der ursprünglichen Substanz auf das Wasser oder den Alkohol überträgt, in dem sie abgeschwächt wird, wobei jeder weitere Verdünnungs- und Sukkursionsschritt diese energetische Prägung verstärkt. Dieses Konzept stellt die konventionellen Dosis-Wirkungs-Beziehungen in der Pharmakologie in Frage und ist oft ein Streitpunkt für Kritiker.

Die Implikationen der Potenzierung gehen über die bloße Zubereitung von Heilmitteln hinaus. Sie legt nahe, dass heilende Substanzen auf einer Ebene wirken können, die subtiler ist als die molekulare oder chemische; sie impliziert eine Fähigkeit des Wassers, Informationen zu transportieren. Diese Sichtweise überschneidet sich mit Konzepten der Quantenphysik und der Untersuchung der Struktur des Wassers, was zu laufenden Debatten und Forschungen über die Natur des Wassers und seine potenzielle Rolle bei der homöopathischen Potenzierung führt.

In der Praxis ist die Wahl der Potenz eine wichtige Entscheidung für den Homöopathen und wird auf jeden Patienten zugeschnitten. Die Potenzen reichen von niedrig (z. B. 1X oder 6C, was für eine geringere Anzahl von Verdünnungen steht) bis sehr hoch (z. B. 1M oder CM, was für eine große Anzahl von Verdünnungen steht). Die Auswahl basiert auf verschiedenen Faktoren, darunter die

Empfindlichkeit des Patienten, die Art der Krankheit und die Dauer der Symptome.

Die Zubereitung eines homöopathischen Mittels durch Potenzierung beinhaltet auch eine Intentionalität, die von den Praktikern geschätzt wird. Jeder Schritt wird mit Sorgfalt und Präzision ausgeführt, da man davon ausgeht, dass die Qualität der Zubereitung die Qualität der Heilenergie des Mittels beeinflusst. Dieser sorgfältige Prozess ist Teil der Kunst und Wissenschaft der Homöopathie und spiegelt ihren Respekt für die materiellen und immateriellen Aspekte der Heilung wider.

Das Prinzip der Potenzierung zeigt auch die homöopathische Auffassung, dass weniger mehr ist. Durch die Verwendung der kleinsten Dosis, die notwendig ist, um die Heilung anzuregen, versucht die Homöopathie, die Lebenskraft des Körpers nicht zu überfordern und sie stattdessen sanft ins Gleichgewicht zu bringen. Dieser minimalistische Ansatz steht im Gegensatz zu den oft hohen Dosen konventioneller Medikamente, die zu Nebenwirkungen und Toxizität führen können.

Außerdem verkörpert die Potenzierung den homöopathischen Respekt vor der Komplexität und Sensibilität des Körpers. Sie beruht auf dem Verständnis, dass sehr subtile Auslöser die Heilungsmechanismen des Körpers aktivieren können und dass diese Mechanismen zu tiefgreifenden Reaktionen fähig sind. Die maßgeschneiderten Potenzen sprechen diese Empfindlichkeit an und bieten ein Spektrum von Reizen, die auf die Gesundheit und Vitalität des Einzelnen abgestimmt werden können.

Das Prinzip der Potenzierung dient auch der Personalisierung der Medizin. Da ein und dieselbe Substanz in verschiedenen Potenzen zubereitet werden kann, von denen jede ein einzigartiges Profil aufweist, ermöglicht es einen höheren Grad an Spezifität bei der Abstimmung eines Mittels auf die Bedürfnisse eines Patienten. Diese Individualisierung ist ein Beweis für die detaillierte Natur der homöopathischen Praxis und ihr Engagement für eine individuelle Behandlung.

In der Homöopathie ist die Potenzierung nicht nur ein Mittel zur Vorbereitung eines Mittels, sondern auch eine philosophische Haltung zum Wesen der Medizin und des Heilens. Sie geht davon aus, dass Energie und Information für die Gesundheit von zentraler Bedeutung sind und dass Substanzen Fähigkeiten besitzen, die über ihre chemische Zusammensetzung hinausgehen. Diese Grundsätze stellen konventionelle medizinische Paradigmen in Frage und laden zu einem breiteren Verständnis der therapeutischen Möglichkeiten ein.

Zusammenfassend lässt sich sagen, dass das Prinzip der Potenzierung ein entscheidendes Merkmal der homöopathischen Medizin ist, das die energetische Dynamik und den Glauben an die Heilkraft "informativer" Dosen betont. Es ist ein Prozess, der der Zubereitung jedes homöopathischen Mittels zugrunde liegt und zu dem einzigartigen Gesundheitsansatz dieser Praxis und ihrer Fähigkeit beiträgt, die Selbstheilungsprozesse des Körpers mit großer Präzision und Subtilität zu stimulieren.

Die Lehre von der Arzneiprüfung: Heilmittel durch menschliche Erfahrung verstehen

Die Lehre von der Arzneimittelprüfung ist ein grundlegender Aspekt der homöopathischen Medizin, bei der die Wirkungen von Substanzen systematisch an gesunden Menschen geprüft werden, um die Bandbreite der von ihnen hervorgerufenen Symptome zu bestimmen. Diese Symptome werden akribisch katalogisiert, um ein detailliertes Profil der Wirkung des Mittels zu erstellen. Dieses Prinzip stellt sicher, dass die therapeutische Anwendung homöopathischer Mittel auf empirischer Beobachtung und direkter menschlicher Erfahrung beruht und nicht auf theoretischer Spekulation.

Die Arzneimittelprüfung beruht auf der Prämisse, dass das Verständnis der heilenden Fähigkeiten einer Substanz die Kenntnis des gesamten Spektrums der Wirkungen voraussetzt, die sie hervorrufen kann. Durch die Beobachtung der Symptome, die bei einer Arzneimittelprüfung auftreten, gewinnen die Homöopathen einen Einblick in die Zustände, die die Substanz bei einer kranken Person behandeln könnte, wobei sie sich an das Prinzip "Gleiches heilt Gleiches" halten. Diese Methode steht im Gegensatz zu konventionellen Arzneimittelprüfungen, die sich in der Regel auf die Wirkung bei bereits erkrankten Personen konzentrieren und möglicherweise nicht das volle Potenzial der Substanz aufdecken.

Die Doctrine of Drug Proving spiegelt die Verpflichtung zu einem demokratischen und partizipatorischen Ansatz bei der Entdeckung von Heilmitteln wider. Die Prüfer, die sich freiwillig für die Prüfung der Substanzen zur Verfügung stellen, kommen aus allen Bereichen des Lebens, und ihre Erfahrungen tragen zum kollektiven Wissen der Homöopathie bei. Diese Vielfalt gewährleistet ein umfassendes Verständnis der Arzneien unter Berücksichtigung der unterschiedlichen Symptome, die sich aus individuellen Unterschieden ergeben können.

Während einer Prüfung nehmen die Prüfer eine homöopathische Potenz der zu prüfenden Substanz ein und notieren alle Veränderungen, die sie erleben, seien sie körperlicher, emotionaler oder geistiger Natur. Diese Selbstbeobachtungen erfordern Aufmerksamkeit und Selbstbeobachtung und tragen zum Reichtum der homöopathischen Materia Medica bei - dem umfassenden Verweis auf die arzneilichen Eigenschaften der Substanzen.

Die Aufzeichnungen von Arzneimittelprüfungen werden von Homöopathen zusammengestellt und untersucht, um Muster und charakteristische Symptome zu erkennen, die immer wieder durch die Substanz hervorgerufen werden. Diese typischen Symptome sind bei der homöopathischen Verschreibung von entscheidender Bedeutung, da sie den Therapeuten dabei unterstützen, die Symptome eines Patienten mit dem Arzneimittelprofil abzugleichen.

Die Lehre von der Arzneimittelprüfung ist auch ein Beweis für den homöopathischen Respekt vor der Subtilität der menschlichen Wahrnehmung und der Komplexität der menschlichen Erfahrungen. Im Gegensatz zu konventionellen Prüfungen, die subjektive Erfahrungen als irrelevant oder anekdotisch abtun können, schätzt die Homöopathie diese persönlichen Berichte als wesentliche Daten für das Verständnis der multidimensionalen Wirkung von Arzneimitteln.

Die Arzneimittelprüfung ist ein fortlaufender Prozess, der die Offenheit der Homöopathie für die Entdeckung neuer Mittel und die Erweiterung ihrer Materia Medica widerspiegelt. In dem Maße, wie die Gesellschaft auf neue Substanzen stößt und sich unsere Umwelt verändert, erkennt die Homöopathie die Notwendigkeit an, das Heilungspotenzial neuer Mittel kontinuierlich zu erforschen und zu verstehen.

Die Methodik der Arzneimittelprüfung betont auch die Sicherheit, da die verwendeten Mittel stark verdünnt werden, um das Risiko von unerwünschten Wirkungen zu minimieren und gleichzeitig informative Symptome hervorzurufen. Diese vorsichtige Herangehensweise entspricht dem homöopathischen Grundsatz primum noncore, "zuerst, nicht schaden", und unterstreicht das Engagement der Disziplin für sanfte, aber wirksame therapeutische Interventionen.

Durch die Arzneimittelprüfung demonstriert die Homöopathie einen integrativen Wissensansatz, der empirische Forschung mit einem qualitativen Verständnis der menschlichen Gesundheit verbindet. Sie respektiert die Erzählungen des Einzelnen als wertvolle Quellen der Erkenntnis und trägt zu einer Medizin bei, die auf die Feinheiten der menschlichen Pathologie eingeht.

Zusammenfassend lässt sich sagen, dass die Lehre von der Arzneimittelprüfung ein Eckpfeiler der homöopathischen Praxis ist und eine systematische und erfahrungsbasierte Grundlage für die Arzneimittelauswahl bietet. Sie bietet einen Rahmen, der die Nuancen menschlicher Erfahrungen respektiert, Sicherheit und Teilhabe betont und die Bedeutung empirischer Beweise bei der Entwicklung homöopathischer Therapeutika hervorhebt. Diese Doktrin unterstreicht das Engagement der Homöopathie, ihr Verständnis von heilenden Substanzen durch die direkten Erfahrungen derjenigen zu vertiefen, die sie testen.

Kapitel 2: Materia Medica

Dies sind homöopathische Mittel, die aus verschiedenen natürlichen Quellen gewonnen werden. Der Schwerpunkt liegt auf der geistigen, emotionalen, psychologischen und körperlichen Symptomatik, die mit den am häufigsten verschriebenen homöopathischen Arzneimitteln einhergeht. Durch das Verständnis der einzigartigen Eigenschaften und Indikationen dieser Mittel können Praktiker fundierte Entscheidungen bei der Wahl der am besten geeigneten Behandlung für den Patienten treffen.

Einführung

Willkommen in der tiefgründigen Welt der Homöopathischen Materia Medica, einem zentralen Wissensspeicher der Homöopathie. Dieses Kompendium ist ein Wegweiser, der die komplizierten Details der Arzneisubstanzen, die aus dem riesigen Wandteppich der Natur stammen, enthüllt. In dieser umfassenden Präsentation begeben wir uns auf eine wissenschaftliche Erkundung der homöopathischen Materia Medica und untersuchen ihren Zweck, ihre Struktur, ihre historische Entwicklung, ihre Interpretation, ihre zeitgenössischen Perspektiven, ihre Formulierung, ihre Prinzipien, ihre detaillierte Liste homöopathischer Arzneimittel, ihre klinische Verifizierung, ihre klinische Materia Medica, ihre Arzneimittelbeziehungen, ihre Verschlimmerung und Besserung, ihre modernen Prüfungen und ihre Individualisierung.

Das Herzstück der therapeutischen Philosophie der Homöopathie ist das Prinzip "similia similibus curentur" - Ähnliches heilt. Die Mittel werden nach ihrer Fähigkeit ausgewählt, bei einem gesunden Menschen die gleichen Symptome hervorzurufen wie bei einem Patienten. Die Materia Medica, eine Zusammenstellung von Heilmittelbeschreibungen und der dazugehörigen Symptomatologie, ist ein zentraler Leitfaden für diesen Prozess. Sie bietet einen umfassenden Katalog von Heilmittelprofilen aus pflanzlichen, tierischen und mineralischen Quellen, in dem ihre wichtigsten Eigenschaften, Symptome und therapeutischen Indikationen ausführlich beschrieben sind.

Die historische Entwicklung der homöopathischen Materia Medica zeugt von den visionären Beiträgen von Pionieren wie Samuel Hahnemann, Constantine Hering und James Tyler Kent. Hahnemanns grundlegende Arbeit initiierte die systematische Arzneimittelprüfung und legte den Grundstein für die Zusammenstellung der Materia Medica. Herings "Gesetz der Heilungsrichtung" und seine Betonung des Symptomverlaufs bereicherten das Verständnis der Heilungsdynamik. Kents akribischer Ansatz verfeinerte die Charakteristika der Arzneien und die konstitutionelle Verschreibung.

Der Aufbau der Materia Medica-Einträge umfasst botanische oder chemische Klassifikationen, historische Zusammenhänge, Prüfungen und klinische Anwendungen. Jedes Mittel wird durch Leitsymptome, Modalitäten (verschlimmernde oder lindernde Faktoren) und Begleitsymptome definiert, die eine ganzheitliche Sicht auf seine Wirkung ermöglichen. Querverweise auf verwandte Heilmittel erleichtern die Unterscheidung und die präzise Verschreibung.

Die Zusammenstellung der Materia Medica-Daten ist ein akribischer Prozess, der sich auf mehrere Quellen stützt - Prüfungen, klinische Beobachtungen und bestehende Materia Medica-Texte. Bei der Überprüfung geht es darum, die Echtheit der Symptome durch klinische Erfahrung zu bestätigen und die Zuverlässigkeit und Genauigkeit der aufgezeichneten Wirkungen sicherzustellen. Die Herausforderung besteht darin, die echten Symptome von den peripheren oder sekundären zu unterscheiden.

Die Interpretation der Materia Medica erfordert ein differenziertes Verständnis von Symptomhierarchien, Modalitäten und der Gesamtheit des Krankheitsbildes eines Patienten.

Repertoriums-Symptom-Indizes helfen bei der Eingrenzung der Heilmitteloptionen. Die endgültige Auswahl hängt von der Übereinstimmung des Mittels mit dem vollständigen Symptomprofil des Patienten ab, das körperliche, geistige und emotionale Dimensionen umfasst.

Moderne Fortschritte erweitern das traditionelle Verständnis der Materia Medica. Pharmakologische Studien, molekulare Forschung und klinische Versuche geben Einblicke in die Mechanismen der Heilmittel. Darüber hinaus integrieren zeitgenössische Autoren Erkenntnisse aus der Psychologie, Neurobiologie und Psychoneuroimmunologie und bereichern so die Interpretation der Symptomatologie.

Die homöopathische Materia Medica wird durch einen akribischen Prozess der Arzneimittelprüfung formuliert - die Verabreichung eines Mittels an gesunde Menschen und die genaue Aufzeichnung ihrer Symptome. Diese Prüfungen dienen als Grundlage für Arzneiprofile, die die Wirkungen der einzelnen Substanzen auf die verschiedenen Körpersysteme aufzeigen. Zu den Grundsätzen der Materia Medica gehören die Symptomkorrespondenz, die Gesamtheit der Symptome und das Gesetz der Heilung, das den Praktiker zu einer ganzheitlichen Verschreibung anleitet.

Eine umfassende Liste homöopathischer Arzneimittel umfasst viele Substanzen aus der natürlichen Welt, die das Pflanzen-, Tier- und Mineralreich abdecken. In dieser Zusammenstellung werden die Symptome, Modalitäten und therapeutischen Anwendungen jedes Mittels detailliert beschrieben. Von Aconit bis Zincum bietet das einzigartige Profil jedes Mittels eine Fülle von Informationen für den Praktiker, um individuelle Symptommuster zu finden.

Klinische Praktiker validieren die Materia Medica durch reale Fallerfahrungen, die die Wirksamkeit des Mittels bei der Behandlung bestimmter Erkrankungen bestätigen. Klinische

Materia Medica beinhaltet die Anwendung von Heilmitteln in klinischen Situationen, einschließlich akuter, chronischer und konstitutioneller Behandlungen.

Das Verständnis der Beziehungen zwischen den Heilmitteln, wie z. B. komplementäre und ähnliche Heilmittel, verbessert die Verordnungsgenauigkeit. Die Kenntnis der Faktoren, die Symptome verschlimmern oder lindern - Verschlimmerung und Besserung - hilft bei der präzisen Auswahl der Mittel.

Zeitgenössische Ansätze nutzen moderne Technologien und Forschungsmethoden für die Arzneimittelprüfung und verfeinern unser Verständnis von Heilmitteln. Die Individualisierung, das Markenzeichen der Homöopathie, betont die Anpassung der Behandlung an das einzigartige Symptomprofil jedes Patienten.

Die nachstehenden Informationen veranschaulichen die Anwendung der Materia Medica in der stationären Behandlung und zeigen die erfolgreiche Abstimmung der Mittel auf die individuellen Symptome. Im Wesentlichen schlägt die homöopathische Materia Medica eine Brücke zwischen natürlichen Substanzen und menschlichem Wohlbefinden, fördert die ganzheitliche Gesundheit und bildet einen unverzichtbaren Eckpfeiler im Mosaik der homöopathischen Praxis.

Im Folgenden finden Sie eine umfassendere und ausführlichere Beschreibung, wie homöopathische Mittel hergestellt werden:

Die Herstellung homöopathischer Mittel: Der Prozess der Arzneimittelprüfung

Die Auswahl der Substanz

Die Grundlage homöopathischer Mittel liegt in der Nutzung der potenziellen therapeutischen Wirkung natürlicher Substanzen. Diese Substanzen umfassen ein breites Spektrum, das von pflanzlichen Elementen über Mineralien bis hin zu tierischen Stoffen reicht. In der ersten Phase wird ein Sinn ausgewählt, der relativ unbekannte therapeutische Eigenschaften besitzt. Dabei kann es sich um eine Pflanzenart, eine Mineralsorte, eine tierische Verbindung oder sogar um krankheitsbezogene Komponenten handeln.

Gewinnung gesunder Probanden

Ein wesentlicher Bestandteil des Prüfverfahrens ist die Rekrutierung gesunder Personen, die als "Probanden" fungieren. Diese Gruppe wird bewusst so ausgewählt, dass sie keine gesundheitlichen Vorbelastungen aufweist. Mit diesem Auswahlkriterium wird sichergestellt, dass bestehende gesundheitliche Probleme die Auswirkungen der untersuchten Substanz nicht beeinträchtigen. Die Probanden dienen als kontrollierte Ausgangsbasis für die Beobachtung der Wirkung der Substanz.

Verabreichung der zubereiteten Substanz

Die ausgewählte Substanz wird einer speziellen Zubereitung unterzogen. Dazu gehört eine Abfolge von Verdünnungen und Potenzierungen. Dieses Verfahren macht die Substanz sicher und dennoch hochwirksam. Die Verdünnung ist mit einem kräftigen Verschütteln verbunden, einem Prozess, der als "Sukzussion" bekannt ist und der den homöopathischen Mitteln besondere Eigenschaften verleiht.

Katalogisierung von Veränderungen und Reaktionen

Die Prüfenden beginnen mit der Einnahme des vorbereiteten Mittels und dokumentieren akribisch alle physiologischen, psychologischen oder emotionalen Veränderungen. Diese Beobachtungen umfassen Veränderungen des Schlafverhaltens, Stimmungsschwankungen, Schwankungen des Energielevels und alle anderen nuancierten Erfahrungen. Das Ziel ist es, ein umfassendes Spektrum von Reaktionen zu erfassen.

Vielfältige individuelle Reaktionen

Eine faszinierende Facette des Prüfprozesses ist die Vielfalt der Reaktionen, die jeder Proband zeigt. Auch wenn sich

Gemeinsamkeiten herauskristallisieren, unterstreicht der individuelle Charakter der Reaktionen die vielschichtige Interaktion der Substanz mit dem menschlichen Organismus.

Zusammenstellung und Analyse der Daten

Am Ende des Prüfzeitraums werden die von den Prüfern geführten umfangreichen Tagebücher zusammengestellt. Diese Tagebücher dienen als Fundgrube für wertvolle Daten, in denen die Feinheiten der individuellen Erfahrungen festgehalten werden. Die so gesammelten Daten bilden die Grundlage für eine sorgfältige Analyse.

Erkennen von Mustern und Wirkungen

Die Praktiker führen eine systematische Analyse der gesammelten Daten durch. Ziel ist es, Muster zu erkennen, d. h. wiederkehrende Symptome und Reaktionen, die bei verschiedenen Probanden auftreten. Diese Muster bilden die Grundlage für das Verständnis der möglichen Auswirkungen der Substanz auf physiologische, psychologische und emotionale Bereiche.

Entwicklung des homöopathischen Arzneimittels

Ausgestattet mit einem nuancierten Verständnis der Wirkungen der Substanz folgt die Entwicklung eines homöopathischen Mittels. Dieses Mittel fasst die Essenz der Bedeutung zusammen, die durch umfassende Verdünnung und Potenzierung erreicht wird. Die Zubereitung des Mittels verkörpert den therapeutischen Geist der Substanz.

Maßgeschneiderte Heilung

In der klinischen Anwendung stimmt der homöopathische Therapeut die Behandlung auf die Symptome, die Konstitution und das Gesundheitsprofil des Einzelnen ab. Wenn die Symptome eines Patienten mit denen übereinstimmen, die die Prüfpersonen während der Prüfung gezeigt haben, wird das entsprechende homöopathische Mittel verabreicht. Dieses Mittel löst die körpereigene

Heilungsreaktion aus und fördert so den individuellen Weg zur Genesung.

Im Wesentlichen ist das Prüfungsverfahren eine wissenschaftliche Erforschung der potenziellen Heilungsfähigkeiten der Natur. Dabei werden die Feinheiten der menschlichen Physiologie mit den nuancierten Wechselwirkungen zwischen Substanzen und den körpereigenen Heilungsmechanismen kombiniert. Die so gewonnenen homöopathischen Mittel sind ein Beispiel für die Verschmelzung von empirischer Beobachtung und therapeutischer Innovation.

Eine Liste der am häufigsten verschriebenen homöopathischen Mittel:

Medizinischer Haftungsausschluss: Homöopathische Heilmittel und alternative Medizin

Dieser Inhalt, einschließlich aller Diskussionen, Vorschläge und Verweise auf homöopathische Heilmittel und alternative Medizin, wird ausschließlich zu Unterhaltungs- und Informationszwecken bereitgestellt. Sie sind nicht als medizinischer Rat gedacht und sollten auch nicht als Ersatz für eine Konsultation mit qualifiziertem medizinischem Fachpersonal, das mit Ihren medizinischen Bedürfnissen vertraut ist, verwendet werden.

Wenn Sie erwägen, homöopathische Mittel mit schulmedizinischen Behandlungen zu kombinieren, sollten Sie unbedingt einen zugelassenen Arzt konsultieren. Nur ein qualifizierter Gesundheitsdienstleister kann Sie darüber beraten, was für Ihre individuellen gesundheitlichen Bedürfnisse sicher und wirksam ist, und medizinische Erkrankungen diagnostizieren und behandeln.

Alle Entscheidungen, die Ihre Gesundheit oder medizinische Behandlungen betreffen, sollten in Zusammenarbeit mit einer zugelassenen medizinischen Fachkraft getroffen werden. Die Ersteller und Vertreiber dieser Inhalte lehnen jegliche Haftung für Schäden oder nachteilige Auswirkungen ab, die sich aus der Verwendung oder Anwendung der hier bereitgestellten Informationen ergeben. Der Betrachter wird zur Diskretion angehalten, und es wird ihm empfohlen, einen Arzt zu konsultieren, bevor er alternative Gesundheitsmethoden anwendet.

Zur Erinnerung: Dieser Inhalt dient der Unterhaltung und sollte nicht als medizinischer Ratschlag verstanden werden.

Materia, Medica

Im Folgenden finden Sie einige der am häufigsten verschriebenen homöopathischen Mittel.

Eisenhut (Aconitum Napellus)

- Seelisch: Aconit ist für seine tiefgreifende Wirkung auf die Psyche von Bedeutung, häufig bei akuter Angst und Beklemmung. Dieses Mittel wird für plötzliche und intensive Zustände gewählt, insbesondere nach einem Schock oder Schrecken. Die Patienten können ein extremes Gefühl der Unruhe und eine akute Angst vor dem Tod verspüren, wobei sie sich mit der Sterblichkeit auseinandersetzen. Dieses Mittel eignet sich für Zustände, die durch emotionale und körperliche Stressfaktoren entstehen, wie z. B. Kälteeinwirkung oder traumatische Ereignisse.

- Emotional: Aconit wirkt auf Menschen, die bei jeder Erkrankung intensive Angst und Beklemmung empfinden. Es gibt ein Gefühl der Vorahnung über die Zukunft. Der emotionale Zustand kann unkontrollierten Stress beinhalten, der zu körperlichen Symptomen führt. Aconit ist auch hilfreich bei Symptomen, die durch Kälte und Trockenheit entstehen und emotionales Leid verursachen.

- Psychologisch: In psychologischer Hinsicht wirkt Aconit bei Patienten mit erhöhter Anspannung durch emotionale und körperliche Stressfaktoren. Es ist die erste Wahl bei akuten

Krankheiten und entzündlichen Zuständen, bevor pathologische Veränderungen auftreten. Das psychologische Profil umfasst einen hyperakuten Geisteszustand mit übertriebenen Reaktionen.

- Physisch: Aconit wirkt bei akuten Zuständen mit Symptomen wie Kribbeln, Kälte, Taubheit und plötzlicher Schwäche. Es ist wirksam bei Grippe und Infektionen der serösen Membranen und des Muskelgewebes. Es wird oft in den frühen Stadien von Fieber, Entzündungen und Symptomen durch kalten Luftzug oder Temperaturwechsel angezeigt.

Saures Phos (Phosphoricum Acidum)

- Geistig: Acid Phos wirkt sich tiefgreifend auf die geistigen Fähigkeiten aus, was oft zu Gedächtnisstörungen und Verständnisschwierigkeiten führt. Es ist besonders wirksam bei der Behandlung von Zuständen nach seelischem Schock oder Trauer, die sich in der Unfähigkeit äußern, Gedanken zu sammeln oder die richtigen Worte zu finden. Dieses Mittel eignet sich für Personen, die nach einem emotionalen Trauma eine deutliche Verschlechterung ihrer kognitiven Funktionen erfahren.

- Emotional: Emotional gesehen ist Acid Phos bei tief verwurzelter Traurigkeit und Depression angezeigt, die oft durch ein emotionales Trauma wie Trauer oder Liebeskummer entstehen. Die Patienten können eine Abneigung gegen geistige Arbeit zeigen und eine allgemeine emotionale Gleichgültigkeit an den Tag legen, die einen allgemeinen Rückzug aus den Lebensaktivitäten widerspiegelt.

- Psychologisch: In psychologischer Hinsicht behandelt Acid Phos die Auswirkungen intensiver Emotionen wie Trauer, Enttäuschung oder Herzschmerz. Dieses Mittel ist bekannt für seine Wirksamkeit bei der Behandlung der psychologischen Folgen von emotionalem Leid, bei dem der Einzelne einen Motivations- oder

Antriebsverlust erfährt, was oft zu einer erheblichen Einschränkung der Lebensaktivitäten führt.

- Körperlich: Auf der körperlichen Ebene wird Acid Phos häufig bei Schwächezuständen und Erschöpfung eingesetzt, die auf ein emotionales Trauma folgen. Es ist besonders wirksam in Fällen, in denen körperliche und geistige Erschöpfung durch eine Zeit der emotionalen Not, Trauer oder Enttäuschung verschlimmert werden. Dieses Mittel hilft, das Energieniveau wiederherzustellen und die allgemeine körperliche Vitalität zu verbessern.

Allium Cepa

- Geistig: Allium Cepa hat einen bedeutenden Einfluss auf die geistigen Prozesse und verursacht oft Verwirrung und Konzentrationsschwierigkeiten. Es ist besonders wirksam bei Zuständen mit eingeschränkten kognitiven Fähigkeiten, wie z.B. bei der Verarbeitung von Gedanken oder dem Finden der richtigen Worte, insbesondere nach Allergenen oder während Erkältungen. Dieses Mittel hilft bei geistigem Nebel und Orientierungslosigkeit, die häufig bei Erkrankungen der oberen Atemwege auftreten.

- Emotional: Emotional gesehen hilft Allium Cepa Menschen, die tiefe Traurigkeit, Verzweiflung und Unzufriedenheit empfinden, oft als Reaktion auf körperliches Unbehagen. Es ist hilfreich in Fällen, in denen emotionaler Aufruhr mit den körperlichen Symptomen von Atemwegsbeschwerden verbunden ist. Dieses Mittel hilft bei der Stabilisierung der emotionalen Reaktionen, die durch die Unannehmlichkeiten von Erkältungen oder Allergien ausgelöst werden.

- Psychologisch: In psychologischer Hinsicht hilft Allium Cepa in Fällen, in denen sich eine psychische Depression aufgrund anhaltender körperlicher Symptome verstärkt. Es ist wirksam bei der Linderung des psychischen Stresses, der mit chronischen oder akuten Atemwegserkrankungen einhergeht, und verbessert den allgemeinen psychischen Zustand von Personen, die unter diesen Bedingungen leiden.

- Körperlich: Physikalisch gesehen ist Allium Cepa für seine Wirksamkeit bei der Behandlung von Erkältungs- und Heuschnupfensymptomen wie tränenden Augen und laufender Nase bekannt, vor allem wenn sie sich in warmer Umgebung verschlimmern und an der frischen Luft gelindert werden. Sie wirkt auch gegen das scharfe, stechende Gefühl in den Augen und in der Nase und verschafft Linderung bei Erkältungen oder allergischen Reaktionen.

Antimonium Crudum (Antim Crud)

- Geistig: Antimonium Crudum hat einen bedeutenden Einfluss auf den Gemütszustand, insbesondere bei Reizbarkeit, Launenhaftigkeit und Melancholie. Dieses Mittel wird oft für Personen gewählt, die allgemein unzufrieden mit dem Leben sind, besonders wenn es mit Verdauungsstörungen verbunden ist. Es bekämpft den geistigen Nebel und die Desorientierung, die mit Magen-Darm-Beschwerden einhergehen können.

- Emotional: In emotionaler Hinsicht ist Antim Crud ein wirksames Mittel zur Behandlung erhöhter emotionaler Empfindlichkeit, die oft mit körperlichem Unbehagen oder Ernährungsfehlern einhergeht. Es wird bei Patienten eingesetzt, die unter Stimmungsschwankungen leiden oder leicht aus der Fassung zu bringen sind, insbesondere nach übermäßigem Genuss von Lebensmitteln oder bei besonderen Ernährungsempfindlichkeiten.

- Psychologisch: In psychologischer Hinsicht hilft dieses Mittel in Fällen, in denen emotionale Störungen eng mit körperlichen Beschwerden, insbesondere Magen-Darm-Beschwerden, verbunden sind. Es hilft, psychologische Reaktionen, die mit körperlichen Beschwerden einhergehen, zu mäßigen und sorgt so für emotionale

Stabilität im Zusammenhang mit körperlichen Gesundheitsproblemen.

- Körperlich: Physikalisch wird Antimonium Crudum bei Beschwerden wie Verdauungsstörungen eingesetzt, die durch Symptome wie Übelkeit oder eine belegte Zunge gekennzeichnet sind. Es ist auch hilfreich bei der Behandlung von Hautkrankheiten wie Ekzemen oder empfindlicher Hornhaut und lindert die mit diesen Problemen verbundenen Beschwerden.

Antimonium Tartaricum (Antim-Weinstein)

- Geistig: Antimonium Tartaricum wirkt sich auf den geistigen Zustand aus und ist besonders dafür bekannt, Verwirrung und Schläfrigkeit hervorzurufen. Es wird für Personen mit einem passiven Geisteszustand gewählt, der oft in Verbindung mit Atemwegserkrankungen auftritt. Dieses Mittel hilft bei geistiger Trägheit und mangelnder Wachsamkeit, besonders bei älteren Patienten oder bei Erkrankungen der Atemwege.

- Emotional: Auf emotionaler Ebene behandelt Antim Tart emotionale Irritation und Stress in Verbindung mit körperlichen Atemwegssymptomen. Es eignet sich für Patienten, die reizbar oder emotional empfindlich sind, insbesondere als Reaktion auf Atembeschwerden oder Müdigkeit.

- Psychologisch: Aus psychologischer Sicht hilft Antim Tart in Fällen, in denen mentale und emotionale Störungen mit körperlichen Atemwegsbeschwerden korrelieren. Es hilft bei der Stabilisierung der psychologischen Reaktionen, die durch Atembeschwerden, Krankheit oder das Gefühl, von körperlichen Symptomen überwältigt zu werden, entstehen.

- Körperlich: Auf der physischen Seite ist Antimonium Tartaricum für seine Wirksamkeit bei Atemwegserkrankungen mit Stauungssymptomen wie schwerem Schleim in der Brust bekannt. Es ist hilfreich bei Bronchitis, Atemwegsinfektionen mit

Schleimproduktion und bei Schwierigkeiten beim Abhusten von Schleim.

Apis Mellifica (Apis Mell.)

- Seelisch: Apis Mellifica wirkt sich deutlich auf mentale Zustände aus, die oft zu Unruhe und Rastlosigkeit führen. Es ist besonders wirksam für Personen, die einen Mangel an Konzentration und ein Gefühl der geistigen Überforderung zeigen, besonders in akuten Situationen. Dieses Mittel eignet sich für Personen, die unter schnellen Wechseln des Geisteszustands und Schwierigkeiten bei der Aufrechterhaltung der geistigen Ruhe leiden.

- Emotional: Gefühlsmäßig: Apis Mell. Behandelt Zustände emotionaler Unbeständigkeit, die mit körperlichen Symptomen wie Schwellungen oder Schmerzen einhergehen. Es hilft Patienten mit plötzlichen Gefühlsausbrüchen oder erhöhter Empfindlichkeit als Reaktion auf körperliche Beschwerden, insbesondere bei entzündlichen Zuständen.

- Psychologisch: Psychologisch gesehen, Apis Mell. Hilft in Situationen, in denen ein Zusammenhang zwischen geistigen und emotionalen Störungen und körperlichen Beschwerden besteht. Es hilft, psychologische Reaktionen zu mildern, die mit körperlichen Beschwerden einhergehen, insbesondere bei Entzündungen oder allergischen Reaktionen.

- Körperlich: Physikalisch ist Apis Mellifica bekannt für die Behandlung von Schwellungen, Rötungen und stechenden Schmerzen, ähnlich wie bei Bienenstichen. Es ist nützlich bei akuten Entzündungen, allergischen Reaktionen und Flüssigkeitsansammlungen, da es Linderung bei diesen spezifischen körperlichen Symptomen bietet.

Arnika

- Seelisch: Arnika hat einen bedeutenden Einfluss auf den mentalen Zustand, insbesondere bei Schock oder Trauma. Sie wird häufig bei Personen eingesetzt, die nach einer Verletzung oder einem traumatischen Ereignis geistig desorientiert oder verwirrt sind. Dieses Mittel hilft denjenigen, die sich geistig benommen fühlen und nicht in der Lage sind, die Ereignisse normal zu verarbeiten.

- Emotional: In emotionaler Hinsicht ist Arnica wirksam bei der Behandlung von emotionalem Stress im Zusammenhang mit körperlichen Verletzungen oder Traumata. Die Patienten können sich emotional abkapseln oder ihren Zustand verleugnen und oft darauf bestehen, dass es ihnen gut geht, obwohl es deutliche Anzeichen für Schäden oder Schmerzen gibt.

- Psychologisch: In psychologischer Hinsicht hilft Arnika bei der Stabilisierung der mentalen und emotionalen Reaktionen auf körperliche Traumata. Sie ist hilfreich, wenn psychische Störungen infolge von Verletzungen, Operationen oder physischen Schocks auftreten und hilft bei der emotionalen Verarbeitung traumatischer Erfahrungen.

- Körperlich: Auf körperlicher Ebene ist Arnika bekannt für seine Wirksamkeit bei Blutergüssen, Schwellungen und Schmerzen, insbesondere im Zusammenhang mit Traumata oder Weichteilverletzungen. Sie wird auch häufig nach Operationen eingesetzt, um Entzündungen zu lindern und den Heilungsprozess zu beschleunigen und so die Genesung von körperlichen Traumata zu unterstützen.

Argentum Nitricum

- Seelisch: Argentum Nitricum wird häufig zur Bewältigung von Ängsten eingesetzt, insbesondere von Ängsten im Zusammenhang mit zukünftigen Ereignissen oder Leistungen. Dieses Mittel ist ideal für Personen, die unter nervöser Vorfreude leiden, die sich oft in übereiltem und impulsivem Verhalten äußert. Es hilft auch bei mentalen Zuständen, die mit einem Gefühl von Eile und mangelnder Kontrolle über die Gedanken einhergehen.

- Emotional: Das Mittel hilft bei starker Nervosität und emotionaler Impulsivität. Menschen, die von diesem Mittel profitieren, zeigen oft verstärkte emotionale Reaktionen auf Stress und können plötzliche Anfälle von Angst oder Furcht ohne klare Ursache erleben.

- Psychologisch: Dieses Mittel ist wirksam bei verschiedenen irrationalen Ängsten und Phobien, wie Flugangst, Klaustrophobie oder Versagensangst. Es trägt dazu bei, die psychologischen Auswirkungen dieser Ängste zu verringern, und hilft den Betroffenen, mit Situationen fertig zu werden, die ihre Ängste auslösen.

- Physikalisch: Argentum Nitricum wird häufig bei Verdauungsstörungen eingesetzt, die mit Nervosität einhergehen, wie Blähungen, Völlegefühl und Durchfall, und ist besonders wirksam, wenn sich diese Symptome durch Zucker verschlimmern. Es hilft auch bei körperlichen Symptomen, die unter Stress auftreten, wie Zittern oder Herzklopfen.

Belladonna

- Psychisch: Belladonna wird häufig bei akuten psychischen Zuständen eingesetzt, die durch Fieber, Delirium und Halluzinationen gekennzeichnet sind. Es ist wirksam bei intensiver Erregung, Verwirrung und Fällen, in denen plötzlich kognitive Symptome auftreten. Dieses Mittel wird auch in Situationen mit manischem Verhalten oder bei intensiven Reaktionen auf Sinnesreize eingesetzt.

- Emotional: Emotional: Belladonna hilft bei extremen emotionalen Reaktionen wie Schreck, Wut oder intensiver Angst. Es ist hilfreich, wenn emotionale Symptome plötzlich und mit großer Intensität auftreten und oft von körperlichen Symptomen begleitet werden.

- Psychologisch: In psychologischer Hinsicht ist Belladonna von entscheidender Bedeutung für die Bewältigung akuter psychischer Störungen wie Wahnvorstellungen, lebhafte Halluzinationen und extreme Ängstlichkeit. Dieses Mittel ist besonders in heiklen Situationen mit schnellen Veränderungen des psychischen Zustands angezeigt, die oft mit hohem Fieber oder körperlichen Schmerzen einhergehen.

- Körperlich: Belladonna ist bekannt für die Behandlung von Symptomen wie hohem Fieber, Rötungen, pochenden Schmerzen, Entzündungen und akuten Infektionen. Sie wird typischerweise bei plötzlichen Fieberschüben, Ohrenschmerzen, Halsschmerzen, hämmernden Kopfschmerzen und allen entzündlichen Erkrankungen mit schnellem Ausbruch eingesetzt.

Bellis perennis
- Geistig: Bellis Perennis hilft bei tiefgreifender geistiger Lethargie und Müdigkeit, die hauptsächlich auf körperliche Überanstrengung zurückzuführen sind. Es ist hilfreich für Menschen, die sich nach anstrengenden körperlichen Aktivitäten oder Verletzungen geistig ausgelaugt, unfähig zur Konzentration oder geistig benebelt fühlen.

- Emotional: Auf der emotionalen Ebene bietet dieses Mittel Erleichterung bei gedrückter Stimmung oder emotionaler Müdigkeit, die häufig nach intensiver körperlicher Arbeit oder Traumata auftreten. Es ist hilfreich bei emotionaler Erschöpfung, die direkt mit körperlicher Arbeit oder Verletzungen zusammenhängt.

- Psychologisch: Psychologisch gesehen hilft Bellis Perennis bei geistiger Überforderung oder Erschöpfung nach körperlich anstrengenden Aufgaben oder Verletzungen. Es unterstützt die Wiederherstellung der geistigen Energie und Belastbarkeit und hilft denjenigen, die körperlich anstrengende Situationen durchgemacht haben.

- Körperlich: Bei körperlichen Beschwerden eignet sich Bellis Perennis hervorragend zur Behandlung von Verletzungen des tieferen Gewebes, z. B. bei schweren Prellungen, Verstauchungen und nach chirurgischen Eingriffen. Es ist auch wirksam bei der Linderung von allgemeinem Körperschmerz, Schmerzen und Müdigkeit nach großer körperlicher Anstrengung, was es zu einem wichtigen Heilmittel für die Erholung von körperlich anstrengenden Aktivitäten oder tiefen körperlichen Traumata macht.

Berberitze Vulgaris

- Geistig: Berberis Vulgaris wird bei geistiger Müdigkeit oder Lethargie eingesetzt, oft in Verbindung mit Nieren- oder Blasenproblemen. Es ist hilfreich für diejenigen, die unter einem Mangel an geistiger Klarheit oder einer trägen kognitiven Funktion leiden, was mit körperlichen Grunderkrankungen zusammenhängen kann.

- Emotional: Dieses Mittel ist wirksam bei emotionaler Reizbarkeit und Frustration, insbesondere wenn diese Emotionen mit körperlichen Beschwerden wie Harnproblemen verbunden sind. Es hilft bei der Bewältigung von Stimmungsschwankungen und emotionalem Kummer im Zusammenhang mit körperlichen Beschwerden.

- Psychologisch: In psychologischer Hinsicht kann Berberis Vulgaris Menschen helfen, die sich geistig überfordert oder ausgelaugt fühlen, was häufig auf chronische körperliche Erkrankungen wie Harnwegs- oder Nierenprobleme zurückzuführen ist. Sie unterstützt das psychische Wohlbefinden im

Zusammenhang mit anhaltenden körperlichen Gesundheitsproblemen.

- Körperlich: Berberis Vulgaris ist bekannt für seine Wirksamkeit bei der Behandlung von Nieren- und Blasenleiden, einschließlich Nierensteinen und Harnwegsinfektionen, und lindert auch die mit diesen Leiden verbundenen Schmerzen und Beschwerden. Sie lindert Symptome wie stechende, ausstrahlende Schmerzen und wird häufig zur Behandlung chronischer Harnwegserkrankungen eingesetzt.

Bryonia

- Seelisch: Bryonia wird typischerweise bei Personen eingesetzt, die bei Unwohlsein sehr reizbar sind und die Einsamkeit bevorzugen. Es ist besonders wirksam für diejenigen, die aufgrund von körperlichen Beschwerden oder Krankheiten leicht frustriert oder aufgeregt sind.

- Emotional: In emotionaler Hinsicht eignet sich dieses Mittel zur Bewältigung von Zuständen mit einem erhöhten Bedürfnis nach Stabilität und einer Abneigung gegen Veränderungen, die während einer Krankheit oft noch stärker ausgeprägt ist. Es hilft bei der Stabilisierung von Emotionen in Zeiten körperlicher Gesundheitsprobleme.

- Psychologisch: In psychologischer Hinsicht unterstützt Bryonia Personen, die überfordert sind oder sich Sorgen um ihre Gesundheit machen, insbesondere bei chronischen Krankheiten. Sie hilft, den Stress und die Ängste zu reduzieren, die oft mit langwierigen körperlichen Beschwerden einhergehen.

- Körperlich: Bryonia ist bekannt für seine Wirksamkeit bei der Behandlung von Krankheiten wie trockenem Husten, Gelenkschmerzen und Verdauungsproblemen und ist besonders wertvoll, wenn sich die Symptome bei Bewegung verstärken. Sie ist auch praktisch bei Kopfschmerzen, Verstopfung und anderen Problemen, die mit Dehydrierung oder Trockenheit zusammenhängen.

Kaktus

- Geistig: Cactus ist besonders wirksam bei mentalen Zuständen, die durch ein Gefühl der Enge oder Unterdrückung gekennzeichnet sind. Er wird eingesetzt, wenn sich emotionaler Stress in einem Gefühl der geistigen Enge oder des Eingeschlossenseins manifestiert.

- Emotional: In emotionaler Hinsicht eignet sich dieses Mittel für Gefühle von Schwere oder emotionaler Erstickung, die oft mit Herzbeschwerden oder intensivem emotionalem Stress verbunden sind. Es hilft Menschen, die sich emotional eingeengt oder belastet fühlen.

- Psychologisch: Psychologisch gesehen hilft Cactus denjenigen, die überwältigende Gefühle erleben oder das Gefühl haben, in ihrem emotionalen Zustand gefangen zu sein. Er hilft, die psychologischen Auswirkungen von emotionalem und körperlichem Stress zu lindern.

- Körperlich: Cactus ist bekannt für die Behandlung von Herzsymptomen wie Herzklopfen, Schmerzen in der Brust oder Engegefühlen, aber auch bei körperlichen Engegefühlen in der Brust oder in anderen Bereichen ist Cactus hilfreich.

Calcarea Carb

- Seelisch: Calcarea Carb ist hochwirksam bei mentalen Zuständen, die durch Angst und Sorge gekennzeichnet sind, insbesondere in Bezug auf Gesundheit, Sicherheit und Routineaufgaben des Lebens. Es wird oft für Personen gewählt, die sich von Verantwortlichkeiten überwältigt fühlen und unvorhergesehene Veränderungen fürchten. Dieses Mittel hilft denjenigen, die im Allgemeinen vorsichtig sind, aber mit inneren Ängsten über ihre Fähigkeiten und ihre Zukunft kämpfen.

- Emotional: Emotional ist dieses Mittel auf diejenigen zugeschnitten, die mit Ängsten vor Instabilität und Versagen konfrontiert sind, und es ist Personen vertraut, die sich häufig Sorgen um ihre Zukunft und Sicherheit machen. Calcarea Carb hilft, diese tief sitzenden emotionalen Sorgen zu lindern, indem es Stabilität und Bodenhaftung verleiht.

- Psychologisch: In psychologischer Hinsicht unterstützt Calcarea Carb Personen, die von den Anforderungen des Lebens überfordert sind. Es ist von Vorteil für diejenigen, die durch persönliche und berufliche Verpflichtungen gestresst sind, da es ihnen hilft, ihr geistiges und emotionales Gleichgewicht angesichts der Herausforderungen aufrechtzuerhalten.

- Körperlich: Im körperlichen Bereich ist Calcarea Carb bekannt für die Behandlung von Stoffwechsel- und Entwicklungsproblemen, wie Knochen- und Zahnproblemen, und wird auch bei Müdigkeit, Schwäche und Kälteempfindlichkeit eingesetzt. Es hilft bei körperlichen Symptomen, die sich aufgrund von Stoffwechselstörungen manifestieren.

Calcarea Fluor

- Seelisch: Calcarea Fluor ist geeignet, um mentale Zustände zu behandeln, die durch Starrheit und eine tief sitzende Angst vor finanziellem Verlust oder Instabilität gekennzeichnet sind. Es ist hilfreich für diejenigen, die sich geistig durch Sorgen um die materielle Sicherheit eingeengt fühlen, die sich als Unfähigkeit manifestieren, sich an veränderte Umstände oder neue Ideen anzupassen.

- Emotional: Emotional ist dieses Mittel auf diejenigen zugeschnitten, die durch den Stress von Verantwortlichkeiten belastet sind, insbesondere wenn diese Sorgen mit der Aufrechterhaltung von Stabilität und Sicherheit verbunden sind. Es unterstützt Menschen, die von der emotionalen Last finanzieller und pflichtbewusster Sorgen überwältigt sind.

- Psychologisch: In psychologischer Hinsicht unterstützt Calcarea Fluor Personen, die sich nur schwer an Veränderungen anpassen können und aufgrund einer starren oder unflexiblen Denkweise unter erheblichem Stress stehen. Es hilft, das Unbehagen zu lindern, das mit der mangelnden Bereitschaft oder Unfähigkeit verbunden ist, sich auf neue Perspektiven oder Herausforderungen einzulassen.

- Physikalisch: Auf körperlicher Ebene ist Calcarea Fluor für seine Wirksamkeit bei der Behandlung von Knochen- und Gelenkproblemen wie Gelenkschmerzen und Knochenspornen sowie bei Zahnproblemen wie Karies bekannt. Es spielt eine wichtige Rolle bei der Zahngesundheit, insbesondere bei der Stärkung des Zahnschmelzes und der Bekämpfung von Karies.

Calcarea Phos

- Geistig: Calcarea Phos ist besonders wirksam bei geistiger Müdigkeit und Unzufriedenheit oder Unruhe, die bei Kindern und Jugendlichen im Wachstum auftreten. Es hilft bei Problemen wie Konzentrationsschwierigkeiten, Überforderung durch körperliche Veränderungen und allgemeiner Unruhe, die oft mit Entwicklungsphasen einhergeht.

- Emotional: Dieses Mittel ist auf emotionale Herausforderungen während der Wachstumsphase zugeschnitten, wie Reizbarkeit, Stimmungsschwankungen und Unzufriedenheit, die häufig während der Wachstumsschübe bei Kindern und Jugendlichen beobachtet werden. Es hilft bei der Stabilisierung emotionaler Reaktionen, die mit dem Druck körperlicher und sozialer Veränderungen einhergehen.

- Psychologisch: In psychologischer Hinsicht hilft Calcarea Phos denjenigen, die von den schnellen Veränderungen, die mit Wachstum und Entwicklung einhergehen, überwältigt sind. Es ist nützlich, um den Stress und die Ängste, die diese Perioden begleiten, zu lindern und bietet Unterstützung für das psychologische Wohlbefinden während der bedeutenden Entwicklungsveränderungen.

- Physikalisch: Calcarea Phos ist bekannt für seine Wirksamkeit bei der Gesundheit von Knochen und Zähnen, vor allem während des schnellen Wachstums, und wird häufig zur Heilung von Knochenbrüchen, zur Unterstützung der Genesung und zur Behandlung von Beschwerden wie Zahnungsschmerzen oder Knochenschwäche eingesetzt. Es spielt eine entscheidende Rolle bei der Unterstützung der körperlichen Entwicklung von Knochen und Zähnen bei Kindern und Jugendlichen.

Calcarea Sulph

- Geistig: Calcarea Sulph wird in erster Linie bei geistigen Beschwerden wie Dumpfheit und Trägheit eingesetzt, die typischerweise nach längerer Krankheit oder chronischen Infektionen auftreten. Es hilft bei tief sitzender geistiger Müdigkeit und Konzentrationsschwäche, die oft eine Folge langwieriger gesundheitlicher Probleme sind.

- Emotional: Dieses Mittel hilft bei der Regulierung der Emotionen, insbesondere bei Reizbarkeit und Unzufriedenheit, die während der Rekonvaleszenz oder bei chronischen Gesundheitsproblemen auftreten. Es hilft bei der Stabilisierung von emotionalen Turbulenzen während der Genesungsphase und unterstützt den Einzelnen bei der Bewältigung von Gefühlen der Frustration und Unzufriedenheit im Zusammenhang mit seinem Gesundheitszustand.

- Psychologisch: In psychologischer Hinsicht unterstützt Calcarea Sulph diejenigen, die durch langfristige gesundheitliche Probleme belastet sind. Es hilft bei der Bewältigung der psychischen Belastung und des emotionalen Tributs, der mit längeren Genesungsphasen verbunden ist, und unterstützt den Einzelnen bei der Bewältigung der psychologischen Auswirkungen seines Gesundheitszustands.

- Körperlich: Calcarea Sulph ist bekannt für seine Wirksamkeit bei Hauterkrankungen wie Akne, Abszessen und langsam heilenden Wunden und ist auch bei der Behandlung von Krankheiten mit Eiterbildung oder Ausfluss von entscheidender Bedeutung. Seine Rolle bei der Unterstützung der natürlichen Heilungsprozesse des Körpers, insbesondere bei Hautkrankheiten, ist bedeutsam und fördert die allgemeine Genesung.

Ringelblume

- Geistig: Die Ringelblume bietet einen nuancierten psychischen Nutzen, insbesondere bei der Linderung von psychischen Störungen, die mit körperlichen Verletzungen einhergehen. Sie übt einen beruhigenden Einfluss auf den Geist aus, was besonders während der Genesung von körperlichen Traumata von Vorteil ist, da sie die kognitive Belastung verringert und die Konzentration auf die Heilung fördert.

- Emotional: In emotionaler Hinsicht ist Calendula von unschätzbarem Wert, wenn es um die Linderung von Beschwerden im Zusammenhang mit Hautverletzungen, chirurgischen Eingriffen und anderen körperlichen Traumata geht. Sie trägt dazu bei, emotionale Schwankungen während der Genesung zu stabilisieren und ein Gefühl der emotionalen Widerstandsfähigkeit und des Wohlbefindens zu fördern.

- Psychologisch: Im Hinblick auf die psychologische Gesundheit ist Calendula ein wirksames Mittel, um Stress und Traumata im Zusammenhang mit körperlichen Verletzungen zu lindern. Sie hilft dem Einzelnen, die psychologischen Folgen eines körperlichen Traumas zu bewältigen, und unterstützt so einen gesünderen Genesungsprozess.

- Körperlich: Die körperlichen Vorteile der Ringelblume sind umfassend und umfassen die Heilung verschiedener Arten von Hautwunden, Verbrennungen und tiefgreifenderen Gewebeschäden. Ihre antiseptischen und heilenden Eigenschaften machen sie zu einem unverzichtbaren Bestandteil der natürlichen Wundpflege, der eine effiziente und gesunde Hautregeneration fördert.

Cantharis

- Psychisch: Cantharis ist besonders wirksam bei psychischer Irritation und Unruhe, die häufig bei Personen mit Harnwegserkrankungen auftreten. Es hilft bei erhöhter geistiger Unruhe, Erregung und Reizbarkeit, die häufig mit starken körperlichen Beschwerden einhergehen.

- Emotional: In emotionaler Hinsicht ist dieses Mittel entscheidend für die Bewältigung von Unbeständigkeit und erhöhter Empfindlichkeit. Es ist nützlich für Personen, die emotional auf körperliche Beschwerden oder Irritationen reagieren, und hilft, Stimmungsschwankungen und emotionale Reaktionen im Zusammenhang mit körperlichen Beschwerden zu stabilisieren.

- Psychologisch: In psychologischer Hinsicht hilft Cantharis denjenigen, die aufgrund akuter körperlicher Beschwerden unter Stress oder Unruhe leiden. Es bietet Erleichterung für Personen, die mit den psychologischen Auswirkungen von schmerzhaften und unangenehmen körperlichen Symptomen zu kämpfen haben.

- Körperlich: Cantharis ist bekannt für die Behandlung von Krankheiten wie Harnwegsinfektionen, Verbrennungen und Verbrühungen. Es lindert starke Schmerzen, brennende Empfindungen und Unbehagen beim Wasserlassen und ist daher ein wichtiges Mittel bei schweren körperlichen Reizungen.

Carbo Veg

- Geistig: Carbo Veg hilft bei tiefgreifender geistiger Müdigkeit und einem Gefühl tiefer Lethargie, das oft auf Krankheit, Überanstrengung oder Erschöpfung zurückzuführen ist. Dieses Mittel eignet sich besonders für Menschen, die eine deutliche Verringerung ihrer geistigen Energie und Klarheit erfahren, was sich auf ihre Fähigkeit auswirkt, tägliche Aufgaben zu bewältigen.

- Emotional: Auf emotionaler Ebene kommt Carbo Veg Menschen zugute, die unter emotionaler Gefühllosigkeit oder Gleichgültigkeit leiden, eine häufige Folge von längerer Krankheit oder Müdigkeit. Es trägt dazu bei, die emotionale Reaktionsfähigkeit wiederzubeleben und das Gefühl der emotionalen Abgehobenheit zu lindern.

- Psychologisch: In psychologischer Hinsicht entlastet dieses Mittel Menschen, die von einem Mangel an Vitalität überwältigt sind. Es hilft, die psychologische Energie und Vitalität wiederherzustellen, was besonders nützlich für diejenigen ist, die sich von körperlicher oder emotionaler Erschöpfung erholen.

- Körperlich: Carbo Veg ist bekannt für seine Wirksamkeit bei Verdauungsbeschwerden und Erkrankungen der Atemwege und ist besonders wirksam bei der Linderung von Symptomen wie Blähungen, Blähungen und Verdauungsstörungen. Es ist auch wertvoll bei der Bewältigung allgemeiner körperlicher Schwäche, indem es die Erholung des Körpers und die Wiederherstellung der Energie unterstützt.

Caulophyllum

- Seelisch: Caulophyllum ist zwar nicht in erster Linie auf seelische Symptome ausgerichtet, kann aber bei der Linderung von seelischem Stress unterstützend wirken, insbesondere im Zusammenhang mit Menstruationsbeschwerden oder dem Geburtsvorgang. Es hilft, die psychischen Aspekte der gynäkologischen Gesundheit, wie Stress oder Sorgen, zu bewältigen.

- Emotional: Auf emotionaler Ebene hilft dieses Mittel, die Schwankungen zu bewältigen, die oft mit Menstruationszyklen oder Geburten einhergehen. Es hilft bei der Stabilisierung emotionaler Reaktionen und bei der Bewältigung von Stimmungsschwankungen im Zusammenhang mit hormonellen Veränderungen.

- Psychologisch: In psychologischer Hinsicht hilft Caulophyllum bei der Bewältigung von Stress und Ängsten, vor allem im Zusammenhang mit der gynäkologischen Gesundheit oder der Geburt eines Kindes. Es unterstützt Frauen, die mit den psychologischen Auswirkungen von Menstruationsstörungen oder Geburtsschwierigkeiten zu kämpfen haben.

- Körperlich: Caulophyllum ist bekannt für die Behandlung von Menstruationsstörungen, Schwierigkeiten bei der Geburt und Gelenkschmerzen, insbesondere in den kleinen Gelenken. Es ist wirksam bei der Linderung von Menstruationsbeschwerden, unregelmäßigen Zyklen und der Unterstützung bei geburtsbedingten Problemen.

Chamomilla

- Seelisch: Chamomilla ist hilfreich bei Reizbarkeit und Unruhe, besonders bei Kindern. Sie hilft bei Überempfindlichkeit gegenüber Schmerzen, bei denen schon geringe Beschwerden zu erheblicher geistiger Unruhe führen können. Dieses Mittel wird oft wegen seiner

Fähigkeit gewählt, den Geist bei erhöhter Empfindlichkeit zu beruhigen.

- Emotional: Auf emotionaler Ebene behandelt Chamomilla plötzliche emotionale Ausbrüche wie Wut oder Reizbarkeit. Diese Reaktionen werden häufig bei Schmerzen oder Unbehagen beobachtet, so dass Chamomilla ideal ist, um emotionale Aufruhr in solchen Situationen zu lindern.

- Psychologisch: In psychologischer Hinsicht hilft dieses Mittel, den Stress und die Frustration zu bewältigen, die mit Schmerzen oder Krankheiten einhergehen. Es ist aufbauend für Kinder, die es schwierig finden, mit den psychologischen Aspekten von körperlichen Beschwerden umzugehen.

- Körperlich: Chamomilla ist bekannt für seine Wirksamkeit bei der Behandlung von Zahnungsschmerzen bei Säuglingen, wird aber auch häufig bei Menstruationsbeschwerden, Ohrenschmerzen und anderen durch starke Schmerzen gekennzeichneten Zuständen eingesetzt. Sie ist hilfreich, wenn die Schmerzreaktion in keinem Verhältnis zur Ursache zu stehen scheint.

China Officinalis

- Mental: China Officinalis wird ausgiebig bei tiefgreifender geistiger Müdigkeit und Schwäche eingesetzt, insbesondere nach Krankheit, erheblichem Blutverlust oder tiefgreifender Erschöpfung. Es hilft bei Zuständen, in denen die geistige Leistungsfähigkeit aufgrund von körperlicher Belastung oder Erschöpfung stark eingeschränkt ist, und trägt dazu bei, die geistige Wachheit und Klarheit wiederherzustellen.

- Emotional: Dieses Mittel ist besonders wirksam bei der Bewältigung erhöhter emotionaler Empfindlichkeit und Reizbarkeit bei Menschen, die durch Krankheit oder Flüssigkeitsverlust geschwächt sind. Es hilft bei der Stabilisierung emotionaler Schwankungen und lindert die Reizbarkeit, die oft mit körperlicher Schwächung einhergeht.

- Psychologisch: In psychologischer Hinsicht unterstützt China Officinalis Personen, die sich aufgrund einer umfassenden körperlichen Schwächung zutiefst erschöpft oder überfordert fühlen. Es hilft, die psychische Kraft zu verjüngen und die mentalen Aspekte der Genesung von Krankheit oder Flüssigkeitsverlust zu bewältigen.

- Körperlich: China Officinalis ist bekannt für seine therapeutische Wirkung bei körperlicher Schwäche und Erschöpfung, aber auch für die Behandlung von Zuständen, die auf einen erheblichen Flüssigkeitsverlust zurückzuführen sind, wie zum Beispiel Blutungen, schwerer Durchfall oder starkes Schwitzen. Es wird häufig verwendet, um die Kräfte des Körpers nach Episoden von erheblichem Flüssigkeitsverlust oder nach chronischen Krankheiten wieder aufzufüllen.

Cimicifuga

- Psychisch: Cimicifuga wird in großem Umfang bei tiefgreifenderen psychischen Symptomen wie schweren Depressionen und erhöhter Ängstlichkeit eingesetzt, die vor allem auf hormonelle Schwankungen während des Menstruationszyklus oder der Wechseljahre zurückzuführen sind. Es ist wirksam bei intensiven Gefühlen der Verzweiflung und schwankenden Angstzuständen, die mit hormonellen Veränderungen korrelieren.

- Emotional: Dieses Mittel eignet sich hervorragend zur Bewältigung erheblicher emotionaler Erschütterungen, einschließlich ausgeprägter Stimmungsschwankungen und Reizbarkeit, die häufig mit der Menstruation und den Wechseljahren einhergehen. Es bietet Stabilität und Linderung von emotionalen Turbulenzen während dieser hormonellen Übergänge.

- Psychologisch: In psychologischer Hinsicht ist Cimicifuga von unschätzbarem Wert, um Stress oder Spannungen abzubauen, die durch gynäkologische Probleme verursacht werden. Er hilft bei der Bewältigung der psychologischen Herausforderungen und Stressoren, die mit Menstruationsbeschwerden und Veränderungen in den Wechseljahren einhergehen.

- Körperlich: Die Rolle von Cimicifuga in der Frauengesundheit erstreckt sich auf die wirksame Behandlung von schweren Menstruationsbeschwerden, dem intensiven prämenstruellen Syndrom und schwierigen Wechseljahrsbeschwerden, einschließlich erheblicher Gelenk- und Muskelschmerzen. Die Bedeutung von Cimicifuga bei der Linderung von körperlichen Beschwerden im Zusammenhang mit der Hormonumstellung ist erheblich.

Cocculus Indicus

- Geistig: Cocculus Indicus ist hochwirksam bei tiefgreifenden mentalen Symptomen wie starkem Schwindel, ausgeprägter Verwirrung und erheblichen kognitiven Störungen, die oft mit Reisekrankheit oder starkem Schlafentzug einhergehen. Es hilft bei starker geistiger Verwirrung und der Unfähigkeit, sich unter diesen Bedingungen zu konzentrieren oder klar zu denken.

- Emotional: Auf emotionaler Ebene ist dieses Mittel wichtig, um tief sitzende Ängste und Schwächegefühle zu bekämpfen, insbesondere während längerer Phasen körperlicher oder geistiger Belastung. Es hilft dabei, emotionale Reaktionen auf extreme Müdigkeit oder Stress auszugleichen.

- Psychologisch: In psychologischer Hinsicht ist Cocculus Indicus von unschätzbarem Wert für diejenigen, die von starker Müdigkeit oder Stress überwältigt sind, da es hilft, die psychologischen Auswirkungen dieser Zustände zu bewältigen. Er unterstützt bei der Bewältigung von geistiger und emotionaler Erschöpfung.

- Körperlich: Cocculus Indicus ist bekannt für seine Wirksamkeit bei schweren Symptomen von Reisekrankheit, Schwindel und starker Übelkeit. Es wird auch ausgiebig zur Behandlung von erheblicher Muskelschwäche und Erschöpfung eingesetzt. Das Mittel ist nützlich, um körperlichen Symptomen entgegenzuwirken, die durch Stress, Reisen oder einen Mangel an Ruhe entstehen.

Colocynthis

- Seelisch: Colocynthis hilft bei seelischen Ängsten und erhöhter Reizbarkeit, die vor allem durch starke Bauchschmerzen oder komplexe Verdauungsprobleme hervorgerufen werden. Es konzentriert sich auf die Linderung der seelischen Not, die oft mit intensiven körperlichen Beschwerden einhergeht, und bietet Erleichterung bei den durch chronische oder akute Schmerzen verursachten seelischen Turbulenzen.

- Emotional: Dieses Mittel ist von entscheidender Bedeutung für die Bewältigung tiefgreifender emotionaler Probleme, die häufig eine Reaktion auf akute körperliche Schmerzen sind. Es hilft bei der Stabilisierung emotionaler Erschütterungen und mildert die heftigen emotionalen Reaktionen, die oft mit körperlichem Leiden einhergehen.

- Psychologisch: Colocynthis ist hilfreich für Personen, die aufgrund intensiver körperlicher Beschwerden unter erheblichem psychischem Stress oder Frustration leiden. Er hilft bei der Linderung der psychologischen Auswirkungen, die mit anhaltenden oder starken Schmerzen verbunden sind.

- Körperlich: Colocynthis ist bekannt für die Behandlung von akuten Unterleibskrämpfen, Neuralgien und Ischiasbeschwerden. Es lindert intensive stechende Schmerzen und schwere

Magen-Darm-Beschwerden, was es zu einem unverzichtbaren Mittel zur Behandlung von lähmenden körperlichen Schmerzen macht.

Conium Maculatum

- Geistig: Conium Maculatum hilft bei komplexeren mentalen Symptomen wie fortgeschrittener Verwirrtheit, deutlicher kognitiver Verlangsamung und Gedächtnisverlust, die typischerweise bei älteren Erwachsenen auftreten. Es ist speziell darauf zugeschnitten, die Auswirkungen des geistigen Verfalls zu mildern und die kognitive Funktion bei älteren Erwachsenen zu unterstützen.

- Emotional: In emotionaler Hinsicht ist dieses Mittel von zentraler Bedeutung bei der Bewältigung von tiefgreifenden Depressionen und intensiven Ängsten, einschließlich der Angst vor Einsamkeit und Isolation, die häufig bei älteren Menschen auftritt. Es verschafft erhebliche Erleichterung bei diesen emotionalen Herausforderungen, die mit dem Älterwerden einhergehen.

- Psychologisch: Auf psychologischer Ebene ist Conium Maculatum nützlich für Menschen, die mit Gefühlen der Stagnation oder der Angst vor dem Altern und dem körperlichen Verfall zu kämpfen haben. Es hilft bei der Bewältigung der psychologischen Auswirkungen des Alterns und unterstützt ältere Menschen bei der Bewältigung der mentalen und emotionalen Aspekte dieses Lebensabschnitts.

- Körperlich: Die Wirksamkeit von Conium Maculatum erstreckt sich auf die Behandlung verschiedener altersbedingter körperlicher Beschwerden. Es ist hilfreich bei Drüsenproblemen, ausgeprägtem Schwindel und erheblicher Schwäche. Dieses Heilmittel ist von entscheidender Bedeutung für die Bewältigung und Linderung der körperlichen Beschwerden, die mit dem Altern einhergehen.

Cuprum Metallicum

- Seelisch: Cuprum Metallicum wird ausgiebig zur Behandlung von schweren psychischen Symptomen wie tiefer Nervosität, intensiver Unruhe und erhöhter Angst eingesetzt, insbesondere im Zusammenhang mit neuromuskulären Störungen und Muskelkrämpfen. Es konzentriert sich auf die Linderung der tiefgreifenden psychischen Beschwerden und Ängste, die oft mit diesen körperlichen Problemen einhergehen.

- Emotional: Mit diesem Mittel lassen sich tiefgreifende emotionale Zustände wie intensive Furcht oder Angst effektiv bewältigen, insbesondere wenn sie mit körperlichen Beschwerden wie Krampfanfällen oder schweren Muskelkrämpfen verbunden sind. Es hilft dabei, diese starken emotionalen Reaktionen auf körperliche Beschwerden zu stabilisieren und zu mildern.

- Psychologisch: In psychologischer Hinsicht ist Cuprum Metallicum hilfreich für diejenigen, die mit erheblichem Stress oder Ängsten zu kämpfen haben, die aus andauernden Erkrankungen der Muskeln oder des Nervensystems resultieren. Es unterstützt den Einzelnen dabei, mit den psychologischen Auswirkungen und Herausforderungen dieser chronischen Gesundheitsprobleme fertig zu werden.

- Physikalisch: Cuprum Metallicum ist bekannt für die Behandlung extremer Muskelkrämpfe, intensiver Krämpfe und verschiedener krampfartiger Störungen und ist auch sehr wirksam bei der Behandlung von Atemwegserkrankungen wie Asthma mit krampfartigen Symptomen. Es verschafft erhebliche Erleichterung bei den körperlichen Manifestationen dieser Zustände.

Digitalis

- Seelisch: Digitalis wird ausgiebig zur Bewältigung tiefgreifender Ängste und tief verwurzelter Befürchtungen eingesetzt, insbesondere im Zusammenhang mit der Angst vor dem Tod und schweren Herzproblemen. Es ist ein wirksames Mittel gegen den intensiven Stress und die Sorgen, die oft mit Herzerkrankungen verbunden sind, und verschafft Erleichterung in Situationen, in denen die Herzgesundheit ein großes Problem darstellt.

- Emotional: Auf der emotionalen Ebene hilft dieses Mittel deutlich bei schweren Depressionen und Melancholie, besonders wenn diese emotionalen Zustände mit Herzkrankheiten verbunden sind. Es hilft, die mit chronischen Herzkrankheiten verbundenen emotionalen Probleme zu lindern.

- Psychologisch: In psychologischer Hinsicht ist Digitalis von unschätzbarem Wert für Menschen, die aufgrund von Herzproblemen unter erheblichem Stress und Angstzuständen leiden. Es hilft bei der Bewältigung der psychologischen Auswirkungen von Herzproblemen und bietet Unterstützung und Erleichterung.

- Körperlich: Digitalis ist für seine Wirksamkeit bei einer Vielzahl von Herzerkrankungen bekannt, darunter Herzklopfen, Herzrhythmusstörungen und Herzversagen sowie bei niedrigem Pulsschlag. Seine Rolle bei der umfassenden Behandlung verschiedener Herzerkrankungen ist von entscheidender Bedeutung.

Eupatorium Perfoliatum

- Psychisch: Eupatorium Perfoliatum wird zwar nicht in erster Linie bei psychischen Erkrankungen eingesetzt, kann aber psychische Beschwerden lindern, die oft mit starken körperlichen Schmerzen oder grippeähnlichen Symptomen einhergehen, und so dazu beitragen, das allgemeine Unwohlsein und die psychische Belastung im Zusammenhang mit körperlichen Erkrankungen zu verringern.

- Emotionales: Dieses Mittel ist ein wirksames Mittel gegen das emotionale Unbehagen, das oft mit starken körperlichen Beschwerden wie hohem Fieber oder starken Körperschmerzen einhergeht. Es hilft bei der Bewältigung des emotionalen Aufruhrs im Zusammenhang mit akuten körperlichen Erkrankungen.

- Psychologisch: In psychologischer Hinsicht hilft Eupatorium Perfoliatum bei der Linderung von Stress und Sorgen im Zusammenhang mit schweren Grippesymptomen oder körperlichen Schmerzen und bietet Unterstützung bei der Bewältigung der psychologischen Aspekte von Krankheiten.

- Körperlich: Eupatorium Perfoliatum ist bekannt für seine Wirksamkeit bei Grippesymptomen und ist besonders wirksam bei hohem Fieber, starken Körperschmerzen und Schüttelfrost, was es zu einem Mittel der Wahl bei grippeähnlichen Zuständen macht.

Ferrum phosphoricum

- Geistig: Ferrum Phosphoricum wird zwar nicht in erster Linie bei geistigen Beschwerden eingesetzt, kann aber helfen, geistige Müdigkeit zu lindern, die mit körperlicher Schwäche oder Fieber einhergeht. Es ist für diejenigen geeignet, die aufgrund leichter körperlicher Beschwerden einen Mangel an geistiger Vitalität verspüren.

- Emotional: Auf emotionaler Ebene hilft dieses Mittel bei Müdigkeit oder allgemeiner Energielosigkeit, die hauptsächlich mit Erkrankungen wie Anämie oder den frühen Stadien von Fieber zusammenhängen. Es hilft bei der Bewältigung emotionaler Erschöpfung in Verbindung mit körperlicher Schwäche.

- Psychologisch: In psychologischer Hinsicht kann Ferrum Phosphoricum Personen helfen, die sich allgemein unwohl fühlen oder sich im Anfangsstadium einer Krankheit befinden. Es hilft bei der Bewältigung der psychologischen Aspekte des körperlichen Unwohlseins.

- Körperlich: Ferrum Phosphoricum ist vor allem für seine Wirksamkeit in den frühen Stadien von Fieber, Entzündungen und Atemwegserkrankungen bekannt. Ferrum phosphoricum wird auch häufig bei Anämie und körperlicher Schwäche eingesetzt, da es die Kraft und Vitalität des Körpers stärkt und so zur Bewältigung dieser Zustände beiträgt.

Gelsemium

- Geistig: Gelsemium ist besonders wirksam bei geistigen Symptomen wie Schwindel, geistiger Trägheit und Lethargie, die häufig bei Angst oder Vorfreude auftreten. Es wird bei geistiger Umnebelung oder Trägheit aufgrund von Nervosität vor bevorstehenden Ereignissen eingesetzt.

- Emotional: Dieses Mittel ist hilfreich bei emotionalen Zuständen tiefer Besorgnis oder Angst, insbesondere im Zusammenhang mit zukünftigen Ereignissen oder Stress. Es hilft bei der Beruhigung und Stabilisierung der mit Angst verbundenen emotionalen Reaktionen.

- Psychologisch: In psychologischer Hinsicht hilft Gelsemium bei der Bewältigung von überwältigenden Ängsten oder dem Gefühl, durch Angst gelähmt zu sein, insbesondere im Hinblick auf zukünftige Ereignisse. Es unterstützt den Einzelnen bei der Bewältigung der psychologischen Aspekte von Befürchtungen und Stress.

- Physikalisch: Gelsemium ist bekannt für die Behandlung von grippeähnlichen Symptomen, die durch Müdigkeit, Schweregefühl und Muskelschwäche gekennzeichnet sind, und ist auch bei Kopfschmerzen und nervösen Störungen wirksam. Es behandelt die körperlichen Manifestationen von Angst und Stress.

Hepar Sulph

- Seelisch: Hepar Sulph ist hochwirksam bei ausgeprägter Reizbarkeit und akuter Empfindlichkeit, besonders in Situationen, in denen man auf kleine Ärgernisse oder Reize überreagiert. Es zielt auf die erhöhten mentalen Reaktionen auf kleine Reize ab.

- Emotional: In emotionaler Hinsicht ist dieses Mittel von entscheidender Bedeutung für die Bewältigung von erheblicher Sprunghaftigkeit und einer Tendenz zu schneller Wut oder Reizbarkeit, selbst als Reaktion auf scheinbar belanglose Angelegenheiten. Es hilft dabei, diese intensiven emotionalen Reaktionen zu mäßigen.

- Psychologisch: In psychologischer Hinsicht unterstützt Heparsulph Personen, die sich schnell von kleinen Störungen überwältigt oder verärgert fühlen, und hilft bei der Bewältigung dieser unangemessenen psychischen Reaktionen.

- Physikalisch: Heparsulph ist bekannt für seine Wirksamkeit bei der Behandlung von Hautkrankheiten wie Abszessen und Furunkeln, wird aber auch bei Atemwegserkrankungen mit erhöhter Kälteempfindlichkeit und Anfälligkeit für Infektionen eingesetzt.

Hypericum Perforatum

- Psychisch: Hypericum wird wegen seiner Wirksamkeit bei der Linderung von psychischen Problemen, die oft mit Nervenschmerzen verbunden sind, ausgiebig genutzt. Es hilft nicht nur bei den körperlichen Aspekten von Nervenbeschwerden, sondern auch bei der daraus resultierenden geistigen Unruhe und kognitiven Störungen, die durch solche Schmerzen entstehen können.

- Emotional: In emotionaler Hinsicht spielt Hypericum eine entscheidende Rolle bei der Bewältigung des Spektrums emotionaler

Reaktionen, die durch Nervenschmerzen ausgelöst werden, insbesondere wenn diese stechend oder schießend sind. Es sorgt für eine deutliche emotionale Erleichterung und Stabilisierung als Reaktion auf das intensive Unbehagen, das mit einer Nervenschädigung oder -reizung einhergeht.

- Psychologisch: Auf psychologischer Ebene ist Hypericum von entscheidender Bedeutung, um den Menschen bei der Bewältigung des erheblichen Stresses und der psychologischen Auswirkungen von Nervenschmerzen oder -verletzungen zu helfen. Es unterstützt die psychischen Aspekte des Umgangs mit nervenbedingten Erkrankungen und hilft, die psychische Belastung, die oft mit solchen Verletzungen einhergeht, zu lindern.

- Physikalisch: Die physischen Anwendungen von Hypericum sind bemerkenswert vielfältig, insbesondere bei der Behandlung von Verletzungen in nervenreichen Bereichen wie Fingern, Zehen und der Wirbelsäulenregion. Es ist besonders wirksam bei stechenden Schmerzen und Nervenverletzungen, was es zu einem unverzichtbaren Heilmittel im Bereich der Nervenverletzungen und neuropathischen Schmerzen macht.

Ignatia Amara

- Psychisch: Ignatia Amara wird häufig zur Behandlung von psychischen Symptomen wie akutem emotionalem Stress eingesetzt, insbesondere im Zusammenhang mit Trauer oder emotionalem Schock. Es behandelt Symptome wie Stimmungsschwankungen und Überempfindlichkeit gegenüber emotionalen Reizen.

- Emotional: Dieses Mittel ist besonders wirksam bei der Bewältigung tiefgreifender emotionaler Reaktionen, einschließlich akuter Trauer, Angst oder Traurigkeit, oft nach einem emotionalen Trauma oder Verlust.

- Psychologisch: In psychologischer Hinsicht hilft Ignatia Amara bei der Bewältigung der komplexen psychologischen Auswirkungen emotionaler Umwälzungen und bietet Erleichterung bei Stress und geistiger Belastung, die durch intensive emotionale Erfahrungen verursacht werden.

- Physisch: Körperlich ist Ignatia Amara dafür bekannt, dass es bei Symptomen wie nervösen Kopfschmerzen, Krämpfen und anderen stressbedingten körperlichen Erscheinungen hilft.

Kali Bichromicum

- Geistig: Kali Bichromicum wirkt zwar nicht in erster Linie auf die geistige Gesundheit, kann aber bei geistigem Nebel oder trägen kognitiven Funktionen, die oft mit Nebenhöhlenproblemen oder Erkältungen einhergehen, hilfreich sein. Es hilft bei der kognitiven Trägheit, die bei Patienten mit chronischer Sinusitis oder Erkrankungen der oberen Atemwege auftreten kann.

- Emotional: In emotionaler Hinsicht hilft dieses Mittel bei Symptomen wie Reizbarkeit oder gedrückter Stimmung, die mit chronischen Atemwegserkrankungen wie Sinusitis einhergehen können. Es kann helfen, Stimmungsschwankungen zu stabilisieren, die mit anhaltenden Atemwegserkrankungen zusammenhängen.

- Psychologisch: In psychologischer Hinsicht hilft Kali Bichromicum Menschen, die sich aufgrund anhaltender Atemwegserkrankungen psychisch belastet oder überfordert fühlen. Es unterstützt die Bewältigung der psychischen Belastung, die häufig mit chronischen Nasennebenhöhlen- und Atemwegserkrankungen einhergeht.

- Physikalisch: Kali Bichromicum ist bekannt für seine Wirksamkeit bei der Behandlung von Zuständen mit zähem, fadenförmigem Schleimauswurf und ist besonders hilfreich bei Nebenhöhlenentzündungen und hartnäckigen Infektionen der

Atemwege. Es ist speziell für Nebenhöhlen- und Rachenprobleme angezeigt, bei denen der Schleim zäh und hartnäckig ist.

Kali Bichromicum zeichnet sich durch seine Rolle bei der Behandlung von Atemwegserkrankungen aus, insbesondere bei solchen, die durch spezifische Schleimausscheidungen gekennzeichnet sind, sowie durch seine Auswirkungen auf die geistige, emotionale und psychologische Gesundheit.

Lachesis

- Geistig: Lachesis wird häufig zur Behandlung komplexer psychischer Symptome wie intensiver Eifersucht, tief verwurzeltem Misstrauen und übermäßiger Redseligkeit eingesetzt, die oft mit hormonellen Ungleichgewichten oder Kreislaufproblemen zusammenhängen. Sie ist besonders wirksam, wenn diese mentalen Zustände ausgeprägt sind und das tägliche Funktionieren beeinträchtigen.

- Emotional: In emotionaler Hinsicht ist dieses Mittel geeignet, unbeständige emotionale Zustände zu bewältigen, einschließlich erheblicher Reizbarkeit und Stimmungsschwankungen, die häufig bei Zuständen wie dem menopausalen oder prämenstruellen Syndrom beobachtet werden. Es hilft bei der Stabilisierung dieser emotionalen Schwankungen.

- Psychologisch: In psychologischer Hinsicht hilft Lachesis bei der Bewältigung von Gefühlen der Unterdrückung, Paranoia oder extremer emotionaler Belastung, insbesondere im Zusammenhang mit hormonellen oder kreislaufbedingten Zuständen. Es bietet Unterstützung bei der Bewältigung der psychologischen Auswirkungen dieser Gesundheitsprobleme.

- Körperlich: Lachesis ist bekannt für die Behandlung von Kreislaufproblemen und verschiedenen Entzündungen und ist auch sehr wirksam bei der Behandlung von Wechseljahresbeschwerden. Es hilft bei einer Reihe von körperlichen Symptomen, die mit einem hormonellen Ungleichgewicht und Kreislaufstörungen einhergehen.

Lachesis zeichnet sich durch seine weitreichenden Wirkungen bei hormonellen Veränderungen und Kreislaufproblemen aus, mit erheblichen Auswirkungen auf die geistige, emotionale, psychologische und körperliche Gesundheit.

Ledum Palustre

- Seelisch: Ledum Palustre wird zwar nicht in erster Linie bei psychischen Erkrankungen eingesetzt, kann aber die Reizbarkeit oder Unruhe, die oft mit körperlichen Beschwerden einhergehen, insbesondere bei Stichwunden oder Hautreizungen, lindern.

- Emotional: Auf emotionaler Ebene spricht dieses Mittel die Reaktionen auf körperliche Schmerzen an, insbesondere auf Schmerzen im Zusammenhang mit Stichwunden oder Insektenstichen. Es hilft bei der Bewältigung der emotionalen Reaktionen auf solche Verletzungen.

- Psychologisch: In psychologischer Hinsicht hilft Ledum Palustre bei der Bewältigung von Stress oder Unbehagen, die durch kleinere Verletzungen oder Hautkrankheiten entstehen. Es bietet Unterstützung bei der Bewältigung der psychologischen Auswirkungen dieser körperlichen Irritationen.

- Physikalisch: Ledum Palustre ist für die wirksame Behandlung von Stichwunden und Insektenstichen bekannt und wird auch verwendet, wenn sich die betroffene Stelle kalt anfühlt, aber durch Kälteanwendungen gelindert wird. Es ist besonders hilfreich bei der Behandlung der Symptome dieser speziellen Arten von Verletzungen.

Ledum Palustre ist bekannt für seine Anwendung bei der Behandlung von Punktionswunden, Insektenstichen und bestimmten Hautreizungen, was sich auf das körperliche

Wohlbefinden und mögliche Auswirkungen auf den geistigen und emotionalen Zustand auswirkt.

Magnesia Phosphorica

- Geistig: Magnesia Phosphorica ist zwar nicht direkt für Anwendungen im Bereich der geistigen Gesundheit bekannt, kann aber geistige Beschwerden oder Stress, die häufig mit Nervenschmerzen oder Muskelkrämpfen einhergehen, wirksam lindern und so zur Linderung der damit verbundenen kognitiven Störungen beitragen.

- Emotional: Dieses Mittel wirkt auf emotionale Reaktionen wie Verzweiflung oder Reizbarkeit, die bei Menschen, die unter Muskelkrämpfen und Nervenschmerzen leiden, häufig auftreten. Es hilft bei der Stabilisierung der emotionalen Erschütterungen, die durch solche körperlichen Beschwerden verursacht werden.

- Psychologisch: Aus psychologischer Sicht hilft Magnesia Phosphorica bei der Bewältigung von Stress und psychischen Beschwerden, die durch neuromuskuläre Probleme verursacht werden, und bietet Unterstützung bei der Bewältigung der psychischen Aspekte dieser körperlichen Beschwerden.

- Körperlich: Magnesia Phosphorica ist dafür bekannt, Krämpfe, Spasmen und Nervenschmerzen wirksam zu behandeln, und ist besonders nützlich bei intensiven Menstruationskrämpfen und Nervenschmerzen. Es spielt eine entscheidende Rolle bei der Linderung der körperlichen Symptome im Zusammenhang mit diesen neuromuskulären Problemen.

Mercurius Solubilis

- Geistig: Mercurius Solubilis wird in großem Umfang bei komplexen psychischen Symptomen wie tiefgreifender Unruhe und erheblichen Gedächtnisstörungen eingesetzt. Es ist besonders wirksam in Fällen, die mit Infektionen oder entzündlichen Erkrankungen zusammenhängen, da es die kognitiven und psychologischen Aspekte dieser Erkrankungen anspricht.

- Emotional: Dieses Mittel spielt eine entscheidende Rolle bei der Bewältigung von tiefgreifender emotionaler Instabilität und starken Stimmungsschwankungen, die oft mit chronischen Infektionen oder lang anhaltenden Gesundheitsproblemen einhergehen. Es hilft, das emotionale Gleichgewicht wiederherzustellen und krankheitsbedingte Stimmungsschwankungen zu reduzieren.

- Psychologisch: In psychologischer Hinsicht unterstützt Mercurius Solubilis Menschen, die mit dem anhaltenden Stress oder der Angst vor chronischen Gesundheitsproblemen zu kämpfen haben, und bietet Erleichterung bei der psychischen Belastung durch anhaltende Krankheit.

- Körperlich: Mercurius Solubilis ist besonders wirksam bei der Behandlung einer Vielzahl von Infektionen, die durch ausgeprägte Symptome wie übermäßigen Speichelfluss, geschwollene Drüsen und starken Nachtschweiß gekennzeichnet sind.

Dieser erweiterte Einblick in Mercurius Solubilis bietet eine detaillierte Perspektive auf seine Anwendung bei verschiedenen Gesundheitszuständen und konzentriert sich auf seine umfassenden Auswirkungen auf geistige, emotionale, psychologische und körperliche Aspekte, insbesondere im Zusammenhang mit Infektionen und entzündlichen Erkrankungen.

Natrum Muriaticum

- Mental: Natrum Muriaticum ist weit verbreitet für Bedingungen wie Depression, Introvertiertheit und Trauer, vor allem, wenn diese psychischen Zustände sind im Zusammenhang mit früheren emotionalen Trauma oder Herzschmerz. Es hilft bei tief sitzenden psychischen Problemen wie anhaltender Traurigkeit und der Neigung, sich mit vergangenen Missständen zu beschäftigen.

- Emotional: Dieses Mittel ist wirksam bei der Bewältigung emotionaler Zustände, die durch Zurückhaltung und eine Abneigung, Gefühle mitzuteilen, gekennzeichnet sind und häufig bei Personen auftreten, die emotional verletzt wurden. Es hilft, das emotionale Gewicht unterdrückter Emotionen und vergangener emotionaler Wunden zu lindern.

- Psychologisch: In psychologischer Hinsicht hilft Natrum Muriaticum Personen, die mit verinnerlichtem Kummer und psychologischen Narben aus früheren Erfahrungen zu kämpfen haben. Es unterstützt den Prozess der emotionalen Heilung und die psychologische Erholung von emotionalen Traumata.

- Körperlich: Natrum Muriaticum ist bekannt für seine Wirksamkeit bei der Behandlung von Krankheiten wie Kopfschmerzen, Allergien und Hautkrankheiten, die durch emotionalen Stress verschlimmert werden können, und wird auch bei körperlichen Symptomen im Zusammenhang mit Stress und emotionalen Umwälzungen eingesetzt.

Natrum Muriaticum ist besonders bemerkenswert für seine Anwendung bei tiefgreifenden emotionalen Problemen und deren körperlichen Manifestationen, die sich auf die geistige, emotionale, psychologische und körperliche Gesundheit auswirken.

Brechnuss (Nux Vomica)

- Psychisch: Nux Vomica wird vor allem bei psychischen Problemen wie erhöhter Reizbarkeit, chronischer Ungeduld und Stress eingesetzt, die vor allem bei sehr wettbewerbsorientierten oder ehrgeizigen Menschen auftreten. Es zielt auf geistige Erschöpfung und Überanstrengung, die aus intensiven beruflichen oder persönlichen Anforderungen resultieren.

- Emotional: Auf emotionaler Ebene ist dieses Mittel von entscheidender Bedeutung für die Bewältigung von akutem Ärger und Frustration, wie sie häufig bei Menschen auftreten, die zu Perfektionismus oder Workaholismus neigen. Es hilft dabei, diese starken emotionalen Reaktionen zu mildern und das dynamische Gleichgewicht wiederherzustellen.

- Psychologisch: In psychologischer Hinsicht entlastet Nux Vomica Personen, die durch den Stress einer anspruchsvollen Karriere oder eines anspruchsvollen Lebensstils überfordert sind. Es unterstützt die Bewältigung der psychologischen Aspekte von Umgebungen mit hohem Druck und ständigem Leistungsdruck.

- Körperlich: Nux Vomica ist bekannt für seine Wirksamkeit bei Verdauungsbeschwerden wie Verdauungsstörungen, Verstopfung und Symptomen von übermäßigem Genuss, aber auch bei der Behandlung von Kopfschmerzen und Schlafstörungen im Zusammenhang mit Stress.

Die weitreichenden Wirkungen von Nux Vomica machen sie zu einem unverzichtbaren Heilmittel bei Zuständen, die mit Stress, Lebensstil, Verdauungsproblemen und den damit verbundenen mentalen, emotionalen und psychologischen Auswirkungen zusammenhängen.

Phosphor
- Psychisch: Phosphor wird in großem Umfang zur Behandlung von psychischen Symptomen wie tiefgreifenden Ängsten und

ausgeprägter Furchtsamkeit eingesetzt, insbesondere im Hinblick auf die Zukunft oder in sozialen Zusammenhängen. Es spricht die kognitiven Aspekte der Besorgnis an und hilft, die psychische Belastung zu bewältigen, die mit sozialen Interaktionen oder Zukunftsunsicherheiten verbunden ist.

- Emotional: In emotionaler Hinsicht gleicht dieses Mittel eine erhöhte emotionale Sensibilität wirksam aus. Es kommt Menschen zugute, die ein starkes Einfühlungsvermögen und Mitgefühl zeigen, aber aufgrund dieser Eigenschaften verletzlich werden können. Phosphor hilft bei der Bewältigung emotionaler Anfälligkeit und der Stabilisierung von Stimmungsschwankungen.

- Psychologisch: In psychologischer Hinsicht hilft Phosphorus bei der Bewältigung von Stress und emotionaler Überforderung, die oft mit einer hohen Sensibilität für die Emotionen anderer und für Umweltreize einhergehen. Es unterstützt diejenigen, die durch ihre erhöhte Empathie psychisch beeinträchtigt sind.

- Physikalisch: Phosphor ist für seine Wirksamkeit bei Atemwegserkrankungen, Blutungsstörungen und Nervenproblemen bekannt und wird auch bei Magen-Darm-Beschwerden und zur Erhaltung der Knochengesundheit eingesetzt. Sein breites Spektrum an physikalischen Anwendungen macht ihn zu einem vielseitigen Heilmittel für die unterschiedlichsten Beschwerden.

Pulsatilla

- Seelisch: Pulsatilla wird häufig bei mentalen Zuständen eingesetzt, die durch Launenhaftigkeit, Weinerlichkeit und emotionale Empfindlichkeit gekennzeichnet sind, und eignet sich besonders für Personen mit sanften, nachgiebigen Persönlichkeiten. Es spricht die mentalen Aspekte der dynamischen Variabilität und Anfälligkeit an.

- Emotional: Auf emotionaler Ebene kann dieses Mittel effektiv mit wechselhaften Gefühlszuständen umgehen, einschließlich eines ausgeprägten Bedürfnisses nach Trost und Beruhigung. Es ist aufbauend für Personen, die sich mit Trost und Unterstützung emotional besser fühlen.

- Psychologisch: Psychologisch gesehen hilft Pulsatilla bei der Bewältigung von Gefühlen der Verletzlichkeit und Abhängigkeit und bietet Unterstützung in Zeiten der emotionalen Überforderung und Empfindlichkeit.

- Körperlich: Pulsatilla ist bekannt für die Behandlung von schwankenden Symptomen und hilft bei Menstruationsstörungen, Verdauungsproblemen und Erkältungen, die durch dicken, wechselnden Ausfluss gekennzeichnet sind. Ihre Anpassungsfähigkeit an wechselnde körperliche Symptome macht sie zu einem vielseitigen Mittel.

Rhus Toxicodendron

- Seelisch: Rhus Toxicodendron wird häufig bei Symptomen von Unruhe und Angst eingesetzt, insbesondere wenn diese psychischen Zustände mit körperlichen Beschwerden oder Unwohlsein einhergehen. Sie befasst sich mit der psychischen Unruhe und Erregung, die mit Muskel-Skelett-Erkrankungen einhergehen können.

- Emotional: Dieses Mittel hilft bei emotionaler Unruhe und Reizbarkeit, die sich bei körperlichen Erkrankungen oder Schmerzen oft verschlimmern. Es hilft bei der Stabilisierung emotionaler Reaktionen im Zusammenhang mit körperlichen Gesundheitsproblemen.

- Psychologisch: In psychologischer Hinsicht hilft Rhus Toxicodendron bei der Bewältigung von Stress oder Frustration, die häufig mit chronischen Schmerzen oder Mobilitätsproblemen einhergehen, und bietet Unterstützung für die psychologischen Aspekte dieser Erkrankungen.

- Physikalisch: Rhus Toxicodendron ist bekannt für seine Wirksamkeit bei der Behandlung von Erkrankungen des Bewegungsapparats, die mit Gelenkschmerzen, Steifheit und damit verbundenen Hautausschlägen einhergehen, und ist besonders hilfreich bei Symptomen, die sich bei Bewegung bessern, wie sie bei rheumatischen Erkrankungen auftreten.

Sepia

- Geistig: Sepia wird häufig bei geistigen Zuständen wie Gleichgültigkeit, oft gegenüber familiären Verpflichtungen oder täglichen Aufgaben, eingesetzt und ist hilfreich bei leichten Depressionen oder emotionaler Losgelöstheit. Es zielt auf die geistige Müdigkeit und den Mangel an Interesse, die bei hormonellen Ungleichgewichten oder in Stresssituationen auftreten können.

- Emotional: Dieses Mittel hilft bei emotionalen Symptomen wie Reizbarkeit, ausgeprägten Stimmungsschwankungen und Überforderungsgefühlen, die häufig mit hormonellen Veränderungen zusammenhängen. Es hilft dabei, diese emotionalen Schwankungen zu stabilisieren.

- Psychologisch: Psychologisch gesehen hilft Sepia bei der Bewältigung des Stresses und der Belastung durch die Bewältigung vielfältiger Aufgaben, insbesondere bei Frauen, die persönliche, familiäre und berufliche Aufgaben unter einen Hut bringen müssen.

- Körperlich: Sepia ist bekannt für die Behandlung von hormonellen Ungleichgewichten, Menstruationsstörungen und Wechseljahrsbeschwerden und ist auch wirksam bei chronischer Müdigkeit und Erkrankungen des Fortpflanzungssystems. Seine

Anwendung erstreckt sich auf eine Reihe von gynäkologischen und hormonellen Gesundheitsproblemen.

Silicea

- Psychisch: Silicea wird häufig zur Behandlung von Zuständen wie mangelndem Selbstvertrauen, Unentschlossenheit und Nervosität eingesetzt, insbesondere wenn man vor Herausforderungen steht. Es behandelt die mentalen Aspekte der Unsicherheit und des Zögerns, was für Personen, die mit Durchsetzungsvermögen und Entscheidungsfindung zu kämpfen haben, oft von Vorteil ist.

- Emotional: Dieses Mittel hilft effektiv bei emotionaler Zerbrechlichkeit und Sensibilität, die bei Personen, die leicht von Stress oder Konflikten überwältigt werden, häufig auftreten. Es hilft, emotionale Reaktionen auszugleichen und die emotionale Widerstandsfähigkeit zu stärken.

- Psychologisch: In psychologischer Hinsicht unterstützt Silicea Menschen, die mit Gefühlen der Verletzlichkeit und den psychologischen Auswirkungen von Stress zu kämpfen haben, und hilft ihnen, diese psychischen Belastungen zu bewältigen.

- Körperlich: Silicea ist bekannt für seine Wirksamkeit bei der Verbesserung der Gesundheit von Haut, Haaren und Nägeln und ist auch bei Erkrankungen des Bindegewebes und der Knochen von Vorteil. Sie unterstützt den natürlichen Prozess des Körpers, Fremdkörper aus der Haut zu entfernen.

Die umfassende Anwendung von Silicea erstreckt sich auf die Verbesserung der Festigkeit des Bindegewebes, die Verbesserung der Gesundheit von Haut, Haaren und Nägeln und bietet Vorteile für das geistige und emotionale Wohlbefinden.

Staphysagria

- Geistig: Staphysagria wird häufig bei Zuständen eingesetzt, die mit unterdrückten Gefühlen oder ungelöstem Ärger zusammenhängen. Es ist besonders wirksam in Fällen, in denen solche Gefühle verinnerlicht sind, was zu mentaler und emotionaler Belastung führt. Es behandelt die mentalen Auswirkungen von ungelösten emotionalen Problemen.

- Emotional: Dieses Mittel eignet sich gut zur Bewältigung von emotionaler Empfindlichkeit, tief sitzendem Groll und Frustration, die häufig aus dem Gefühl resultieren, Unrecht zu haben oder beleidigt worden zu sein. Es hilft dem Einzelnen, diese emotionalen Belastungen zu verarbeiten und loszulassen.

- Psychologisch: In psychologischer Hinsicht unterstützt Staphysagria den Menschen dabei, mit unterdrücktem Ärger umzugehen und emotionale Wunden zu verarbeiten. Sie unterstützt den psychologischen Heilungsprozess, insbesondere bei Menschen, die ihren emotionalen Schmerz verinnerlicht haben.

- Körperlich: Staphysagria ist bekannt für die Behandlung von Zuständen, die durch unterdrückte Emotionen entstehen, wie Hautausbrüche oder Harnwegsprobleme, und ist auch bei der Genesung nach einem chirurgischen Eingriff oder nach einem körperlichen Trauma hilfreich.

Die Rolle von Staphysagria erstreckt sich auf die Bewältigung der körperlichen Manifestationen unterdrückter Emotionen und die Unterstützung bei der Wiederherstellung sowohl der geistigen als auch der emotionalen Gesundheit, was es zu einem bedeutenden Heilmittel in der ganzheitlichen Pflege macht.

Schwefel

- Geistig: Sulfur fördert die intellektuelle Neugier und hilft bei geistiger Unruhe und tiefer philosophischer Kontemplation. Er kommt Menschen zugute, die zu ständiger geistiger Aktivität neigen, was oft zu geistiger Überreizung und Müdigkeit führt.

- Emotional: Auf der emotionalen Ebene hilft Sulphur, Reizbarkeit und eine Neigung zu übermäßiger Kritik oder Rechthaberei zu mildern. Er hilft dabei, diese emotionalen Tendenzen auszugleichen, verurteilende Haltungen zu reduzieren und eine tolerantere emotionale Einstellung zu fördern.

- Psychologisch: In psychologischer Hinsicht ist Sulphur von entscheidender Bedeutung für die Bewältigung von Stress und Ängsten, die mit ständiger geistiger Aktivität und der Neigung zu übermäßigem Analysieren einhergehen. Er unterstützt den Einzelnen bei der Bewältigung der psychologischen Folgen eines überaktiven mentalen Prozesses.

- Körperlich: Sulfur ist bekannt für seine Wirksamkeit bei verschiedenen körperlichen Beschwerden, insbesondere bei der Behandlung von Hautkrankheiten, chronischen Entzündungen und Kreislaufproblemen. Er ist auch für seine entgiftende Wirkung auf den Körper bekannt, fördert die allgemeine körperliche Gesundheit und hilft bei der systemischen Reinigung.

Die umfassende Anwendung von Schwefel in der Homöopathie macht ihn zu einem grundlegenden Heilmittel, das sich auf ein breites Spektrum geistiger, emotionaler, psychologischer und körperlicher Gesundheitsaspekte auswirkt. Seine Vielseitigkeit und sein breites Wirkungsspektrum unterstreichen seine zentrale Rolle in der homöopathischen Behandlung.

Veratrum Album
- Psychisch: Veratrum Album ist äußerst wirksam bei der Behandlung von akuten psychischen Zuständen wie intensive Angst, Wahnvorstellungen und schwere Verzweiflung. Es ist besonders

nützlich, wenn diese Symptome akut sind, gekennzeichnet durch extreme Intensität und plötzliches Auftreten.

- Emotional: Dieses Mittel ist von entscheidender Bedeutung bei der Bewältigung von tiefem emotionalem Aufruhr. Es hilft bei starken Stimmungsschwankungen, Hysterie und Tendenzen zu tiefer Melancholie oder Verzweiflung und ist daher bei akuten emotionalen Krisen unerlässlich.

- Psychologisch: Psychologisch gesehen hilft das Veratrum Album bei der Bewältigung extremer psychischer Zustände, einschließlich schwerer Angstzustände, Panikattacken und akuter Stressreaktionen. Es bietet erhebliche Unterstützung bei der Bewältigung dieser intensiven psychologischen Symptome.

- Physikalisch: Bekannt für seine Wirksamkeit bei der Behandlung von schweren akuten Zuständen wie starkem Erbrechen, Durchfall und Kollapszuständen, wird Veratrum Album auch in Fällen verwendet, die durch tiefe Schwäche und Dehydrierung gekennzeichnet sind.

Antimonium Tartaricum

- Mental: Antimonium Tartaricum wird häufig zur Behandlung von psychischen Symptomen wie Reizbarkeit und Unzufriedenheit eingesetzt, insbesondere bei Personen, die sich körperlich schwach oder geschwächt fühlen. Es ist wirksam in Fällen, in denen körperliche Beschwerden zu geistiger Reizbarkeit und Unzufriedenheit führen.

- Emotional: Auf emotionaler Ebene ist dieses Mittel nützlich, um Zustände von Unruhe oder Frustration zu bewältigen, besonders bei Personen, die zu Unruhe neigen. Es hilft dabei, emotionale Reaktionen bei Personen zu bewältigen, die leicht beunruhigt oder aufgeregt sind.

- Psychologisch: In psychologischer Hinsicht hilft Antimonium Tartaricum Personen, die mit den geistigen Auswirkungen von körperlicher Schwäche oder Krankheit zu kämpfen haben. Es unterstützt die Bewältigungsmechanismen für den Umgang mit den psychologischen Auswirkungen von Gesundheitsproblemen.

- Körperlich: Antimonium Tartaricum ist bekannt für seine Wirksamkeit bei Atemwegserkrankungen wie Husten mit erheblichem Schleimstau und wird auch bei verschiedenen Verdauungsstörungen eingesetzt. Es ist besonders vorteilhaft bei Atemwegs- und Verdauungssymptomen, bei denen es notwendig ist, Schleim oder andere stauende Substanzen auszuscheiden.

Aurum Metallicum

- Seelisch: Aurum Metallicum wird ausgiebig bei schweren Depressionen und tiefgreifenden Gefühlen der Verzweiflung eingesetzt, insbesondere im Zusammenhang mit einem tiefen Gefühl des persönlichen Versagens oder der Schuld. Es spricht die psychologischen Tiefen des Schmerzes an, wenn eine Person das Gefühl hat, dass sie ihre Erwartungen oder die Erwartungen anderer nicht erfüllt hat.

- Emotional: Dieses Mittel ist entscheidend für die Bewältigung intensiver emotionaler Zustände wie tiefe Traurigkeit und Selbstvorwürfe. Es wird häufig in Fällen gewählt, in denen schwere Gefühle der Wertlosigkeit und in extremen Fällen Selbstmordgedanken bestehen, die in der Regel auf wahrgenommene persönliche Misserfolge oder akute Enttäuschungen zurückzuführen sind.

- Psychologisch: In psychologischer Hinsicht hilft Aurum Metallicum bei der Bewältigung von seelischen Ängsten, die mit hohen persönlichen Ansprüchen und Selbstkritik verbunden sind. Es unterstützt Menschen, die sich selbst unter immensen Druck setzen und mit den psychologischen Folgen des Versagens bei der Erfüllung dieser Standards kämpfen.

- Physikalisch: Aurum Metallicum ist bekannt für seine Wirksamkeit bei Herzproblemen, einschließlich Bluthochdruck und nächtlichem Herzklopfen, und wird auch für die Knochengesundheit verwendet, insbesondere bei tief sitzenden Knochenschmerzen. Seine Anwendung erstreckt sich sowohl auf kardiovaskuläre als auch auf strukturelle körperliche Beschwerden.

Berberis vulgaris

- Psyche: Berberis Vulgaris wird zwar nicht in erster Linie für direkte psychische Wirkungen verwendet, kann aber bei der Linderung psychischer Beschwerden oder Reizbarkeit, die oft mit körperlichen Beschwerden einhergehen, hilfreich sein, insbesondere bei Harn- und Nierenleiden. Sie hilft, die geistige Frustration zu verringern, die chronische körperliche Störungen begleiten kann.

- Emotional: Dieses Mittel spricht emotionale Reaktionen wie Frustration oder Ungeduld an, insbesondere im Zusammenhang mit anhaltenden körperlichen Gesundheitsproblemen. Es hilft bei der Bewältigung emotionaler Reaktionen auf anhaltendes Unbehagen und Schmerzen.

- Psychologisch: In psychologischer Hinsicht ist Berberis Vulgaris wirksam für diejenigen, die den Stress oder die psychische Belastung durch anhaltende Gesundheitsprobleme erleben, insbesondere im Zusammenhang mit dem Harn- und Nierensystem.

- Physikalisch: Berberis Vulgaris ist bekannt für seine Wirksamkeit bei der Behandlung von Nieren- und Harnwegserkrankungen, einschließlich Nierensteinen und Harnwegsbeschwerden, und hilft auch bei Gelenk- und Rückenschmerzen, die oft mit seiner primären Wirkung auf das Nierensystem zusammenhängen.

Calcarea Phosphorica

- Mentale: Calcarea Phosphorica wird häufig bei geistigen Symptomen wie Konzentrationsschwierigkeiten, Müdigkeit und Verwirrung eingesetzt. Es ist besonders vorteilhaft für Menschen, einschließlich Jugendliche, die kognitive Müdigkeit oder Mangel an Fokus, oft im Zusammenhang mit Wachstum oder Entwicklungsphasen.

- Emotional: Dieses Mittel hilft bei emotionalen Zuständen wie Unzufriedenheit und einem starken Wunsch nach Veränderung, die häufig bei Jugendlichen oder in Zeiten bedeutenden Wachstums und Entwicklung auftreten. Es hilft bei der Bewältigung der mit diesen Übergangsphasen verbundenen emotionalen Erschütterungen.

- Psychologisch: In psychologischer Hinsicht hilft Calcarea Phosphorica Personen, die sich durch Lebensübergänge, Wachstumsherausforderungen oder Entwicklungsveränderungen überfordert fühlen, und unterstützt sie bei der Bewältigung dieser psychologischen Aspekte.

- Körperlich: Calcarea Phosphorica ist bekannt für seine Wirksamkeit bei der Behandlung von Knochen- und Zahnproblemen, vor allem in der Wachstumsphase von Kindern, und wird auch bei Gelenkschmerzen und verdauungsspezifischen Problemen eingesetzt. Es spielt eine entscheidende Rolle bei der Unterstützung der körperlichen Entwicklung und der Behandlung von wachstumsbedingten Beschwerden.

Calcarea Sulphurica

- Seelisch: Calcarea Sulphurica wirkt sich zwar nicht direkt auf die geistige Gesundheit aus, kann aber Reizbarkeit oder Unruhe lindern, die oft mit chronischen körperlichen Beschwerden einhergehen, insbesondere mit Hautkrankheiten. Es hilft bei der

Verringerung des psychischen Unbehagens, das mit anhaltenden körperlichen Problemen einhergeht.

- Emotionales: Dieses Mittel spricht emotionale Reaktionen wie Frustration oder Unbehagen an, die durch Hautkrankheiten oder anhaltende Infektionen entstehen. Es hilft bei der Bewältigung des emotionalen Stresses im Zusammenhang mit diesen körperlichen Beschwerden.

- Psychologisch: In psychologischer Hinsicht hilft Calcarea Sulphurica denjenigen, die mit dem Stress und den psychologischen Auswirkungen von andauernden körperlichen Beschwerden zu kämpfen haben, insbesondere bei Hauterkrankungen.

- Physisch: Calcarea Sulphurica ist für die wirksame Behandlung verschiedener Hautkrankheiten bekannt, darunter Abszesse, Pickel und Wunden, die nur langsam heilen. Calcarea Sulphurica ist hilfreich bei eitrigen Ausscheidungen und unterstützt den Heilungsprozess und die Wiederherstellung der Hautgesundheit.

Carcinosin

- Seelisch: Carcinosin wird häufig bei tief sitzenden Ängsten eingesetzt, insbesondere wenn diese mit der persönlichen oder familiären Gesundheitsgeschichte zusammenhängen. Es hilft bei psychischem Stress und Sorgen, die bei Personen mit einer bedeutenden familiären Krankheitsgeschichte auftreten können.

- Emotional: Dieses Mittel ist wirksam bei der Bewältigung von emotionaler Tiefe und Sensibilität, die häufig bei Menschen mit einer starken familiären Vorbelastung durch chronische Krankheiten, einschließlich Krebs, auftreten. Es hilft dabei, emotionale Reaktionen auszugleichen, die mit genetischen Veranlagungen zusammenhängen.

- Psychologisch: In psychologischer Hinsicht hilft Carcinosin bei der Bewältigung von Stress und Besorgnis, die mit genetischen

Veranlagungen oder einer familiären Vorbelastung mit schweren Krankheiten einhergehen. Es unterstützt den Einzelnen bei der Bewältigung der psychologischen Aspekte solcher gesundheitlichen Probleme.

- Physikalisch: Carcinosin ist bekannt für seine Anwendung in Fällen mit einer starken familiären Vorbelastung durch Krebs, wird aber auch bei verschiedenen Erkrankungen eingesetzt, die auf der individuellen Symptomatik und konstitutionellen Faktoren beruhen. Es wird insbesondere dann in Betracht gezogen, wenn es in der Familie eine signifikante medizinische Vorgeschichte von Krebs gibt.

Die umfassende Anwendung von Carcinosin unterstreicht seine Rolle bei der Behandlung von Personen mit einer bedeutenden familiären Gesundheitsgeschichte, die sich auf die geistige, emotionale, psychologische und körperliche Gesundheit auswirkt, insbesondere im Zusammenhang mit familiären Krankheitsveranlagungen.

Caulophyllum

- Psychisch: Caulophyllum ist zwar nicht in erster Linie auf psychische Symptome ausgerichtet, kann aber bei der Linderung von psychischem Stress unterstützend wirken, insbesondere im Zusammenhang mit Menstruationsbeschwerden oder dem Geburtsvorgang. Es hilft, die psychischen Aspekte der gynäkologischen Gesundheit, wie Stress oder Sorgen, zu bewältigen.

- Emotional: Auf emotionaler Ebene hilft dieses Mittel, die Schwankungen zu bewältigen, die oft mit Menstruationszyklen oder Geburten einhergehen. Es hilft bei der Stabilisierung emotionaler Reaktionen und bei der Bewältigung von Stimmungsschwankungen im Zusammenhang mit hormonellen Veränderungen.

- Psychologisch: In psychologischer Hinsicht hilft Caulophyllum bei der Bewältigung von Stress und Ängsten, vor allem im Zusammenhang mit der gynäkologischen Gesundheit oder der Geburt eines Kindes. Es unterstützt Frauen, die mit den psychologischen Auswirkungen von Menstruationsstörungen oder Geburtsschwierigkeiten zu kämpfen haben.

- Physikalisch: Bekannt für die Behandlung von Menstruationsbeschwerden, Schwierigkeiten bei der Geburt und Gelenkschmerzen, insbesondere in den kleinen Gelenken. Es ist wirksam bei der Linderung von Menstruationsbeschwerden, unregelmäßigen Zyklen und hilft bei Problemen im Zusammenhang mit der Geburt.

Chelidonium Majus

- Psychisch: Chelidonium Majus wird zwar nicht in erster Linie für die psychische Gesundheit verwendet, kann aber wirksam sein, um Reizbarkeit oder Stimmungsschwankungen zu lindern, die oft mit Leberproblemen einhergehen. Es spricht die mentalen und emotionalen Störungen an, die durch eine Leberfunktionsstörung entstehen können.

- Emotional: In emotionaler Hinsicht ist dieses Mittel hilfreich bei der Bewältigung von Störungen, die von Leber- oder Verdauungsproblemen herrühren können. Es hilft bei der Stabilisierung von emotionalen Reaktionen im Zusammenhang mit körperlichen Gesundheitsproblemen.

- Psychologisch: In psychologischer Hinsicht hilft Chelidonium Majus bei der Bewältigung von Stress oder Beschwerden, die durch chronische Erkrankungen der Leber oder der Gallenblase verursacht werden, und bietet Unterstützung bei der Bewältigung der psychologischen Aspekte dieser Gesundheitsprobleme.

- Körperlich: Bekannt für die Behandlung von Leber- und Gallenblasenerkrankungen, wird Chelidonium Majus auch bei verschiedenen Verdauungsproblemen und Erkrankungen, die speziell die rechte Körperseite betreffen, eingesetzt. Seine Rolle bei der Verbesserung der Leberfunktion und der Behandlung damit verbundener Gesundheitsprobleme ist bedeutend.

Cinchona Officinalis (China)

- Geistig: Cinchona Officinalis ist hochwirksam bei geistiger Müdigkeit und kognitiver Schwäche, insbesondere nach erheblichem Flüssigkeitsverlust oder bei anhaltender chronischer Krankheit. Es ist besonders vorteilhaft für die Verbesserung der geistigen Klarheit und die Verringerung der Müdigkeit im Zusammenhang mit körperlicher Schwächung.

- Emotionales: Dieses Mittel ist von entscheidender Bedeutung für die Bewältigung von emotionaler Empfindlichkeit und Reizbarkeit, die bei körperlicher Schwäche oder nach der Genesung von einer Krankheit verstärkt auftreten können. Es hilft, emotionale Schwankungen während der Rekonvaleszenz zu stabilisieren.

- Psychologisch: In psychologischer Hinsicht unterstützt Cinchona Officinalis Menschen, die sich aufgrund körperlicher Schwäche psychisch ausgelaugt oder überfordert fühlen, und hilft bei der Wiederherstellung der psychischen Belastbarkeit nach einer Krankheit.

- Körperlich: Bekannt für seine Wirksamkeit bei der Behandlung von Zuständen, die durch den Verlust von Körperflüssigkeiten verursacht werden, wie Blutungen, schwerer Durchfall oder starkes Schwitzen, ist China auch für seine therapeutischen Eigenschaften bei der Bekämpfung von Schwäche und Müdigkeit bekannt. Es ist ein wichtiges Mittel zur Verjüngung des Körpers nach einem Flüssigkeitsverlust oder bei chronischer Entkräftung.

Crotalus Horridus

- Geistig: Crotalus Horridus wird vor allem zur Behandlung von geistiger Verwirrung und Desorientierung eingesetzt, insbesondere bei schweren Krankheiten oder toxischen Zuständen. Es hilft bei kognitiven Beeinträchtigungen, die im Zusammenhang mit schwerwiegenden gesundheitlichen Problemen auftreten, einschließlich Enzephalopathie und schweren systemischen Infektionen.

- Emotional: Dieses Mittel hilft bei der Bewältigung emotionaler Instabilität und ausgeprägter Stimmungsschwankungen, die häufig bei Menschen mit schweren oder lebensbedrohlichen Gesundheitszuständen zu beobachten sind. Es hilft, emotionale Schwankungen unter diesen stressigen Umständen zu stabilisieren.

- Psychologisch: In psychologischer Hinsicht ist Crotalus Horridus hilfreich bei der Bewältigung von Stress, Angst und Furcht, die mit schweren Gesundheitszuständen, einschließlich septischer Zustände und lebensbedrohlicher Infektionen, einhergehen.

- Physisch: Crotalus Horridus ist für seine Wirksamkeit bei der Behandlung von hämorrhagischen Zuständen, Blutkrankheiten und schweren Infektionen bekannt und wird in Fällen von Septikämie und anderen schmerzhaften Gesundheitskrisen eingesetzt. Es ist von entscheidender Bedeutung bei der Behandlung von körperlichen Symptomen im Zusammenhang mit Blutvergiftungen und systemischen Erkrankungen.

Cuprum Metallicum

- Geistig: Cuprum Metallicum wird ausgiebig zur Behandlung von geistiger Starre und Symptomen im Zusammenhang mit neurologischen Erkrankungen, einschließlich krampfartigen Zuständen, eingesetzt. Es hilft bei geistiger Anspannung und kognitiven Problemen, die durch neuromuskuläre Erkrankungen entstehen können.

- Emotionales: Dieses Mittel ist wirksam bei der Bewältigung intensiver emotionaler Reaktionen wie Furcht oder Angst, die oft durch körperliche Symptome wie Krämpfe oder Spasmen ausgelöst werden. Es hilft bei der Stabilisierung emotionaler Reaktionen auf solche körperlichen Zustände.

- Psychologisch: In psychologischer Hinsicht hilft Cuprum Metallicum bei der Bewältigung von Stress oder Traumata, die mit krampfartigen Störungen oder Muskelkrämpfen einhergehen. Es bietet Unterstützung bei der Bewältigung der psychologischen Auswirkungen dieser Zustände.

- Körperlich: Anerkannt für seine Wirksamkeit bei der Behandlung von Muskelkrämpfen, Krämpfen und verschiedenen krampfartigen Störungen, wird Cuprum Metallicum auch bei Atemwegserkrankungen wie Asthma und Bronchitis mit ausgeprägten krampfartigen Symptomen eingesetzt.

Digitalis Purpurea

- Psychisch: Digitalis Purpurea ist zwar nicht in erster Linie für seine psychischen Wirkungen bekannt, kann aber bei der Verringerung von Angstzuständen, insbesondere im Zusammenhang mit Herzerkrankungen, wirksam sein. Dieses Mittel kann dabei helfen, die mentalen Sorgen und Ängste zu lindern, die oft mit Herzproblemen einhergehen.

- Emotional: Dieses Mittel spricht emotionale Reaktionen an, die mit der Angst vor Herzkrankheiten, Herzklopfen oder anderen herzbezogenen Ängsten verbunden sind. Es hilft bei der Stabilisierung von emotionalen Reaktionen, die mit der Sorge um die Herzgesundheit verbunden sind.

- Psychologisch: In psychologischer Hinsicht ist Digitalis Purpurea hilfreich bei der Bewältigung von Stress oder Ängsten, die durch die Sorge um die Gesundheit des Herzens entstehen können, einschließlich Erkrankungen wie Herzrhythmusstörungen oder Herzversagen.

- Körperlich: Digitalis Purpurea ist für seine Wirksamkeit bei der Behandlung verschiedener Herzerkrankungen bekannt und wird hauptsächlich bei spezifischen Symptomen wie Herzrhythmusstörungen, Herzversagen und Herzklopfen eingesetzt. Es spielt eine entscheidende Rolle bei der Behandlung der körperlichen Symptome dieser Herzkrankheiten.

Sonnenhut (Echinacea Angustifolia)

- Geistige Gesundheit: Echinacea Angustifolia zielt zwar nicht direkt auf die geistige Gesundheit ab, kann aber indirekt das geistige Wohlbefinden unterstützen, indem es die allgemeine körperliche Gesundheit verbessert. Diese Unterstützung kann zu mehr geistiger Klarheit und weniger Stress im Zusammenhang mit gesundheitlichen Problemen führen.

- Emotional: Dieses Heilmittel stärkt die emotionale Belastbarkeit, was besonders für Menschen mit geschwächtem Immunsystem oder Menschen, die zu häufigen Infektionen neigen, von Vorteil ist. Es hilft, ein Gefühl der emotionalen Stärke und Stabilität zu fördern.

- Psychologisch: In psychologischer Hinsicht hilft Echinacea Angustifolia bei der Bewältigung von Stress, der mit anhaltenden Gesundheitsproblemen oder der Anfälligkeit für Krankheiten verbunden ist. Es hilft dem Einzelnen, mit den psychologischen Aspekten der Erhaltung der Gesundheit fertig zu werden.

- Körperlich: Echinacea Angustifolia ist für seine Wirksamkeit bei der Stärkung des Immunsystems bekannt und wird häufig zur Behandlung wiederkehrender Infektionen, zur Unterstützung der Wundheilung und zur Förderung der allgemeinen Gesundheit eingesetzt. Es ist ein wichtiges Mittel zur Stärkung der natürlichen Abwehrmechanismen des Körpers.

Das folgende Mittel für eine detaillierte Analyse ist Graphites. Hier finden Sie eine ausführliche Übersicht:

Graphites

- Seelisch: Graphite werden häufig bei leichten Depressionen oder Unentschlossenheit eingesetzt, insbesondere wenn diese psychischen Zustände mit Hauterkrankungen oder Stoffwechselstörungen einhergehen.

- Emotional: Dieses Mittel hilft bei emotionaler Empfindlichkeit und einem Hang zur Melancholie, vor allem bei Menschen, die mit chronischen Hautproblemen oder Gewichtsproblemen zu kämpfen haben.

- Psychologisch: In psychologischer Hinsicht kann Graphites bei der Bewältigung von Stress oder Ängsten helfen, die mit anhaltenden Gesundheitsproblemen wie Hauterkrankungen oder Stoffwechselstörungen verbunden sind.

- Körperlich: Graphites ist für seine Wirksamkeit bei der Behandlung von Hautkrankheiten wie Ekzemen, Schuppenflechte und trockener Haut bekannt und wird auch bei Stoffwechselproblemen wie Fettleibigkeit und Verstopfung eingesetzt.

Graphite sind besonders bekannt für ihre Anwendung bei Haut- und Stoffwechselproblemen, die sich auf die geistige, emotionale, psychologische und körperliche Gesundheit auswirken.

Hamamelis Virginiana

- Geistig: Hamamelis Virginiana ist zwar nicht in erster Linie auf die geistige Gesundheit ausgerichtet, kann aber bei der Verringerung von Reizbarkeit oder Unbehagen im Zusammenhang mit Kreislaufproblemen unterstützend wirken. Dies kann indirekt den psychischen Stress lindern, der mit körperlichen Erkrankungen der Venen verbunden ist.

- Emotional: Dieses Mittel hilft bei der Bewältigung von emotionalem Stress im Zusammenhang mit Venenleiden. Es kommt Personen zugute, die aufgrund von körperlichen Beschwerden wie Krampfadern oder Hämorrhoiden emotionale Reaktionen erleben.

- Psychologisch: In psychologischer Hinsicht hilft Hamamelis Virginiana denjenigen, die mit dem Stress oder der psychischen Belastung durch Venenleiden zu kämpfen haben, und bietet Unterstützung bei der Bewältigung der psychologischen Auswirkungen dieser Erkrankungen.

- Körperlich: Hamamelis Virginiana ist für seine Wirksamkeit bei der Behandlung von Venenleiden bekannt und wird häufig bei Beschwerden wie Krampfadern, Hämorrhoiden und Blutergüssen eingesetzt. Es lindert die Symptome von venösen Stauungen und Blutungen und ist damit ein wichtiges Mittel zur Behandlung von Venenproblemen.

Die folgenden Materia Medica könnten Sie auch interessieren

"Kent's New Repertory" von James Tyler Kent ist ein Eckpfeiler der homöopathischen Literatur. Kents akribische Arbeit bietet ein umfassendes Repertorium, das als Leitfaden für die Symptomatologie und die Auswahl der Mittel dient. Mit seinem systematischen Ansatz und seinen Querverweisen hilft dieses Repertorium dem Praktiker, die am besten geeigneten Mittel für verschiedene Erkrankungen zu finden.

Boericke's Materia Medica von William Boericke

"Boericke's Materia Medica" von William Boericke ist ein klassisches Werk, das Heilmittel in einem prägnanten und zugänglichen Format präsentiert. Boerickes Erkenntnisse liefern charakteristische Symptome und Schlüsselwörter für jedes Mittel, die ein schnelles Nachschlagen und Verstehen ermöglichen. Diese Materia Medica ist ein wertvolles Hilfsmittel sowohl für Anfänger als auch für erfahrene Praktiker.

Herings Leitsymptome unserer Materia Medica von Konstantin Hering

"Herings Leitsymptome unserer Materia Medica" von Konstantin Hering ist ein bahnbrechender Beitrag zur homöopathischen Literatur. Herings Betonung der Richtung der Heilung und des Symptomverlaufs führt den Praktiker zum Verständnis der dynamischen Natur der Heilung. Dieses Werk bietet eine tiefgreifende Erforschung der Heilmittel und ihrer Wirkungen im Laufe der Zeit.

Synoptischer Schlüssel zur Materia Medica von Cyrus Maxwell Boger

Der "Synoptic Key to Materia Medica" von Cyrus Maxwell Boger wird für die Synthese von Schlüsselbegriffen und Merkmalen verehrt. Bogers einzigartiger Ansatz hilft bei der Unterscheidung zwischen eng verwandten Heilmitteln. Dieses Werk vereinfacht die

Unterscheidung von Heilmitteln und ist damit eine unschätzbare Hilfe bei der genauen Verschreibung.

"Leaders in Homeopathic Therapeutics" von E.B. Nash ist ein praktischer Leitfaden für Therapeutika, der Einblicke in die Auswahl der Mittel für bestimmte Erkrankungen bietet. Nashs klinische Erfahrung spiegelt sich in der Erörterung von Indikationen, Modalitäten und Fallbeispielen wider. Dieses Werk gibt Praktikern handlungsrelevante Informationen für eine effektive Behandlung an die Hand.

Allen's Keynotes and Characteristics von Henry Clay Allen

"Allen's Keynotes and Characteristics" von Henry Clay Allen stellt charakteristische Symptome und Grundzüge von Heilmitteln vor. Allens prägnante und aufschlussreiche Beschreibungen helfen dem Praktiker, die Essenz jeder Behandlung schnell zu erkennen. Dieses Werk ist ein wertvolles Nachschlagewerk für das Verständnis von Heilmittelprofilen.

Vermeulen's Concordant Materia Medica von Frans Vermeulen

"Vermeulen's Concordant Materia Medica" von Frans Vermeulen bietet eine neue Perspektive auf Heilmittel und stellt Verbindungen zwischen Materia Medica-Quellen her. Vermeulens akribische Forschung hebt die Beziehungen zwischen den Heilmitteln hervor und erweitert unser Verständnis für ihre Zusammenhänge.

Murphys Klinische Materia Medica von Robin Murphy

"Murphy's Clinical Materia Medica" von Robin Murphy ist ein modernes Kompendium, das die traditionelle Symptomatologie mit zeitgenössischen Erkenntnissen verbindet. Murphys Werk überbrückt die Kluft zwischen klassischen und modernen Ansätzen und bietet einen umfassenden Überblick über die Indikationen der Heilmittel.

Phatak's Materia Medica von S.R. Phatak

"Phatak's Materia Medica" von S.R. Phatak ist für seinen praktischen Ansatz bekannt und bietet Einblicke in häufige und seltene Heilmittel. Phataks Werk enthält klinische Erfahrungen und Fallbeispiele, was es zu einem wertvollen Leitfaden für die tägliche Praxis macht.

Die Zwölf Gewebsheilmittel von Schüssler von Boericke und Dewey

"Die zwölf Gewebsheilmittel von Schüssler" von Boericke und Dewey befassen sich mit den Gewebesalzen und geben Einblicke in ihre therapeutische Anwendung. Dieses Werk bietet eine einzigartige Perspektive auf Heilmittel, die zelluläre Ungleichgewichte angehen.

Eine Studie über Materia Medica von N. M. Choudhuri

"A Study on Materia Medica" von N. M. Choudhuri ist eine umfassende Erforschung von Heilmitteln, die ihre psychologischen und emotionalen Aspekte hervorhebt. Choudhuris Arbeit bereichert unser Verständnis von Heilmitteln über den physischen Bereich hinaus.

Enzyklopädie der reinen Materia Medica von Timothy Field Allen

Die "Encyclopedia of Pure Materia Medica" von Timothy Field Allen ist ein monumentales Werk, das erschöpfende Details über Heilmittel enthält. Allens akribischer Ansatz bietet einen tiefen Einblick in die Quellen der Heilmittel und ihre Auswirkungen auf verschiedene Dimensionen der Gesundheit.

Diese Präsentationen geben einen Einblick in die Beiträge und einzigartigen Perspektiven, die jedes dieser Materia Medica-Bücher bietet, und versorgen den Praktiker mit einer Fülle von Wissen für eine effektive homöopathische Praxis

Zum Schluss:

Der Abschluss des Kapitels über die Materia Medica ermöglicht es uns, die umfangreichen Erkenntnisse, die wir über die Arzneisubstanzen und ihre therapeutischen Anwendungen gewonnen haben, zu konsolidieren. Dieses Kapitel ist eine wichtige

Grundlage für das Verständnis der pharmakologischen Eigenschaften und des historischen Kontextes verschiedener Mittel, die aus pflanzlichen, mineralischen und tierischen Quellen stammen.

Während unserer Erkundung der Materia Medica haben wir uns mit den grundlegenden Prinzipien befasst, die der Auswahl und Anwendung verschiedener Heilmittel zugrunde liegen. Die Bedeutung von Prüfungen, Experimenten und systematischen Beobachtungen hat den empirischen Charakter dieser Studie unterstrichen. Diese Praktiken sind nicht nur wichtig, um die Wirkungen von Substanzen zu belegen, sondern auch, um unser Verständnis für ihre Nuancen in verschiedenen klinischen Szenarien zu verfeinern.

Historische Dimensionen haben unserem Verständnis der Materia Medica Tiefe verliehen. Die Reise hat den anhaltenden Einfluss der traditionellen Heilmittel auf die moderne medizinische Praxis offenbart. Indem wir die Entwicklung der Materia Medica über Kulturen und Epochen hinweg nachverfolgt haben, konnten wir die Anpassungsfähigkeit dieser Heilmittel sowie ihre Einbindung in das heutige Gesundheitswesen erkennen. Diese historische Kontextualisierung hilft uns dabei, die dynamische Natur der medizinischen Substanzen zu verstehen.

Ein Eckpfeiler der Materia Medica ist die akribische Beobachtung und Dokumentation. Praktiker und Forscher haben die mit verschiedenen Substanzen verbundenen Symptome, Reaktionen und Ergebnisse akribisch aufgezeichnet. Diese empirischen Belege sind von zentraler Bedeutung, um die Feinheiten des therapeutischen Potenzials der einzelnen Mittel zu enträtseln. Diese dokumentierten Erfahrungen bilden einen wertvollen Wissensfundus, der in die klinische Entscheidungsfindung einfließt.

Beim Übergang von diesem Kapitel müssen wir die symbiotische Beziehung zwischen Tradition und Fortschritt anerkennen. Die

Materia Medica ist zwar in historischer Weisheit verwurzelt, aber nicht statisch. Die Überschneidung von traditionellem Verständnis und moderner wissenschaftlicher Forschung hat Licht auf die molekularen Mechanismen geworfen, die die Wechselwirkungen zwischen medizinischen Wirkstoffen und dem menschlichen Körper bestimmen. Diese Integration bereichert unsere Erfahrung und ebnet den Weg für eine evidenzbasierte Integration in moderne medizinische Paradigmen.

Abschließend lädt das Kapitel über Materia Medica zu einer lebenslangen Entdeckungsreise ein. Die hier gelegten Grundlagen geben uns das Rüstzeug, um Heilmittel mit Bedacht auszuwählen und dabei ihre historische Bedeutung, empirische Beweise und neue wissenschaftliche Erkenntnisse zu berücksichtigen. Das Kapitel fasst die Essenz der Heilkunst zusammen - eine harmonische Verschmelzung von alter Weisheit, strenger Beobachtung und wissenschaftlicher Untersuchung. Auf unserem Weg begleiten uns diese Erkenntnisse, bereichern unsere Praxis und fördern unser Engagement für das Wohlbefinden der Menschen, die wir betreuen.

Kapitel 3: Eine Untersuchung über die Gesundheit von Männern und Frauen

In diesem bahnbrechenden Kapitel begeben wir uns auf eine umfassende Erkundungsreise und beleuchten den oft übersehenen und wichtigen Bereich der Gesundheit von Frauen und Männern. Wir tauchen tief in das komplizierte Geflecht medizinischer Probleme ein, mit denen Menschen aller Geschlechter konfrontiert sind, und wollen so ein noch gründlicheres und umfassenderes Verständnis für die verschiedenen gesundheitlichen Herausforderungen vermitteln, die Frauen und Männer gleichermaßen betreffen.

Die Bedeutung der geschlechtsspezifischen Gesundheitsfürsorge kann gar nicht hoch genug eingeschätzt werden, da Frauen und Männer im Laufe ihres Lebens deutliche physiologische, hormonelle und genetische Unterschiede erfahren. Frauengesundheitsprobleme umfassen ein breites Spektrum an Erkrankungen, das von reproduktiven Problemen wie Menstruationsstörungen, polyzystischem Ovarialsyndrom (PCOS) und Endometriose bis hin zu schwangerschaftsbedingten Komplikationen und Wechseljahrsbeschwerden reicht. Darüber hinaus befassen wir uns mit den Feinheiten der Brustgesundheit, gynäkologischen Krebserkrankungen und Autoimmunerkrankungen, von denen Frauen unverhältnismäßig stark betroffen sind.

Auch die Gesundheit des Mannes wird nicht vernachlässigt, wobei Themen wie Prostatagesundheit, männliche Unfruchtbarkeit und Hodenerkrankungen behandelt werden. Wir befassen uns auch mit der kardiovaskulären Gesundheit, der psychischen Gesundheit und den Auswirkungen hormoneller Veränderungen und bieten so einen umfassenden Einblick in die besonderen Herausforderungen, denen Männer in den verschiedenen Lebensabschnitten begegnen.

Auf den Seiten dieses Kapitels finden Sie eine breite Palette von Gesundheitszuständen, die Menschen aller Geschlechter betreffen und die alle sorgfältig recherchiert und dargestellt werden. Unser Ziel ist es, die Leser in die Lage zu versetzen, fundierte Entscheidungen über ihre Gesundheit zu treffen, indem wir sie mit einem noch umfassenderen Angebot an Behandlungsmöglichkeiten ausstatten. Obwohl die Schulmedizin eine wichtige Rolle in der Gesundheitsfürsorge spielt, erkennen wir auch den Wert der Erforschung homöopathischer und alternativer Heilmittel an, da sie praktikable und ergänzende Ansätze für die Behandlung verschiedener Erkrankungen sowohl für Frauen als auch für Männer bieten können.

Durch einen evidenzbasierten Ansatz bemühen wir uns, Mythen zu zerstreuen, Missverständnisse zu entlarven und eine unvoreingenommene Sichtweise der Wirksamkeit verschiedener Behandlungen für alle zu präsentieren. Unser Engagement für Genauigkeit und Gründlichkeit stellt sicher, dass die Leserinnen und Leser eine Fülle von Wissen finden, und fördert ein Umfeld, in dem Menschen aller Geschlechter aktiv an ihren Gesundheitsentscheidungen teilnehmen können.

Darüber hinaus dürfen wir bei der Lektüre dieses Kapitels die gesellschaftlichen und kulturellen Faktoren nicht aus den Augen verlieren, die die Gesundheitsergebnisse beeinflussen. Der Umgang mit Ungleichheiten, der Zugang zur Gesundheitsversorgung und das Verständnis der Auswirkungen von Geschlechternormen auf das Gesundheitsverhalten sind allesamt wichtige Aspekte unserer Erforschung der Gesundheit und des Wohlbefindens aller Menschen.

Abschließend sei gesagt, dass dieses umfangreiche und informative Kapitel ein Wegweiser sein soll, der den Weg zu einer besseren Gesundheit und einem besseren Wohlbefinden für alle Menschen, unabhängig vom Geschlecht, aufzeigt. Indem wir eine ganzheitliche und integrative Perspektive einnehmen, stellen wir uns eine Zukunft vor, in der Menschen aller Geschlechter ihren

Gesundheitsweg mit Kraft, Wissen und Mitgefühl beschreiten können.

Die besten Seiten einer Frau. Zur Feier der Weiblichkeit.

Einfühlungsvermögen: Einer der bewundernswertesten Wesenszüge einer Frau ist ihr tiefes Einfühlungsvermögen. Sie hat die angeborene Fähigkeit, die Gefühle anderer zu verstehen und zu teilen, was sie zu einer mitfühlenden und fürsorglichen Person im Leben der Menschen macht. Ihre Fähigkeit zur Empathie ermöglicht es ihr, sich mit anderen auf einer tiefen emotionalen Ebene zu verbinden und ihnen in Zeiten der Not Trost und Unterstützung zu spenden.

Widerstandsfähigkeit: Eine bemerkenswerte Eigenschaft einer Frau ist ihre Widerstandsfähigkeit. Sie stellt sich den Herausforderungen des Lebens mit unerschütterlicher Stärke und Entschlossenheit. Egal, welche Hindernisse sich ihr in den Weg stellen, sie fängt sich mutig wieder, lernt aus den Erfahrungen und nutzt sie, um stärker und selbstbewusster zu werden.

Pflegend: Die fürsorgliche Natur einer Frau ist ein schöner Aspekt ihres Charakters. Ob als Mutter, Betreuerin oder Freundin, sie bietet den Menschen um sie herum unerschütterliche Fürsorge und Unterstützung. Ihr Pflegeinstinkt schafft eine sichere und liebevolle Umgebung, in der sich die Menschen wertgeschätzt und geschätzt fühlen.

Intelligenz: Die Intelligenz einer Frau ist ein großer Vorteil. Sie verfügt über ein breites Spektrum an intellektuellen Fähigkeiten und zeichnet sich in verschiedenen Wissensgebieten aus. Ihre Wissbegierde treibt sie dazu, neue Ideen zu erforschen und zu Fortschritten in Wissenschaft, Kunst, Technologie und mehr beizutragen.

Emotionale Intelligenz: Die emotionale Intelligenz einer Frau ist wirklich bewundernswert. Sie besitzt ein ausgeprägtes Verständnis für Emotionen, sowohl bei sich selbst als auch bei anderen. Dadurch ist sie in der Lage, effektiv zu kommunizieren, komplexe soziale

Situationen mit Finesse zu meistern und solide und bedeutungsvolle Beziehungen aufzubauen.

Kreativität: Die Phantasie einer Frau kennt keine Grenzen. Sie bringt einzigartige Perspektiven und innovative Ideen in den Vordergrund. Ob durch Kunst, Problemlösung oder fantasievolles Denken - ihre Kreativität bereichert die Welt und inspiriert ihre Mitmenschen.

Befähigung: Sich selbst und andere zu befähigen ist ein grundlegender Aspekt des Charakters einer Frau. Sie ist eine Quelle der Inspiration, setzt sich für Gleichberechtigung und Gerechtigkeit ein und ermutigt diejenigen, die Unterstützung brauchen. Ihr Streben nach positivem Wandel hinterlässt einen nachhaltigen Einfluss auf ihre Gemeinschaft und darüber hinaus.

Anpassungsfähigkeit: Die Anpassungsfähigkeit einer Frau ist lobenswert. Sie gedeiht in unterschiedlichen Umgebungen und nimmt Veränderungen mit Anmut an. Ihre Fähigkeit, sich auf neue Umstände einzustellen und offen für andere Perspektiven zu sein, ermöglicht es ihr, kontinuierlich zu wachsen und sich weiterzuentwickeln.

Intuition: Die Intuition einer Frau ist ein wertvolles Gut bei der Entscheidungsfindung und der Bewältigung komplexer Lebenssituationen. Sie verfügt über einen ausgeprägten Sinn für Einsicht, der sie dazu anleitet, durchdachte und aufschlussreiche Entscheidungen zu treffen.

Führungsqualitäten: Viele Frauen sind natürliche Führungspersönlichkeiten. Ihr ausgeprägtes Organisationstalent und ihre Fähigkeit, andere zu motivieren und zu inspirieren, machen sie zu einflussreichen Führungskräften. Sie legen großen Wert auf Teamarbeit und Zusammenarbeit und fördern ein integratives und unterstützendes Umfeld.

Geduld: Die Geduld und das Verständnis einer Frau schaffen eine harmonische Interaktionsatmosphäre. Sie geht

Herausforderungen und Konflikte ruhig an und sucht eher nach Weisheit und Lösungen als nach Eile.

Diplomatie: Frauen zeichnen sich oft durch ihre Diplomatie aus, indem sie Konflikte und Verhandlungen mit Einfühlungsvermögen und Taktgefühl meistern. Sie legen Wert auf eine offene Kommunikation und streben in jeder Situation nach Lösungen, bei denen beide Seiten gewinnen.

Vielfalt respektieren: Die Akzeptanz von Vielfalt ist ein zentraler Wert für Frauen. Sie schätzen unterschiedliche Kulturen, Hintergründe und Perspektiven und fördern ein integratives Umfeld, in dem sich jeder wertgeschätzt und respektiert fühlt.

Bescheidenheit: Trotz ihrer Erfolge bleiben viele Frauen bescheiden und bodenständig. Sie schätzen kollektive Anstrengungen und Teamarbeit und wissen, dass individuelle Erfolge oft das Ergebnis der Unterstützung durch andere sind.

Mut: Der Mut und die Unerschrockenheit einer Frau sind lobenswert. Sie setzt sich für ihre Überzeugungen und Prinzipien ein, auch wenn sie mit Herausforderungen oder Widerständen konfrontiert wird. Ihre Entschlossenheit, positive Veränderungen herbeizuführen, ist wirklich inspirierend.

Ehrgeiz: Von Ehrgeiz getrieben, verfolgen Frauen ihre Ziele leidenschaftlich und leidenschaftlich. Sie streben ständig nach persönlichem Wachstum und Spitzenleistungen in ihrem Leben.

Soziales Bewusstsein: Frauen haben ein ausgeprägtes Gespür für soziale Belange und engagieren sich aktiv in gesellschaftlichen Initiativen. Sie nutzen ihre Stimme, um sich für Dinge einzusetzen, die ihnen am Herzen liegen, und arbeiten daran, die Gesellschaft positiv zu beeinflussen.

Großzügigkeit: Die Großzügigkeit von Frauen kennt keine Grenzen. Selbstlos stellen sie ihre Zeit, ihre Ressourcen und ihr Mitgefühl zur Verfügung, um anderen in Not zu helfen, und verändern damit das Leben derer, mit denen sie in Berührung kommen, entscheidend.

Sinn für Gemeinschaft: Frauen fördern ein starkes Gefühl der Gemeinschaft und der Unterstützung, wo immer sie sind. Sie bauen sinnvolle Beziehungen auf und schaffen Netzwerke gegenseitiger Unterstützung und Ermutigung.

Sinn für Humor: Der Sinn für Humor von Frauen bringt Freude und Lachen in ihr Umfeld. Ihre Fähigkeit, in verschiedenen Situationen Humor zu finden, schafft eine positive und angenehme Atmosphäre in ihren Interaktionen.

Neugierde: Die unstillbare Neugier der Frauen treibt sie an, die Welt um sie herum zu erforschen und nach Wissen zu suchen. Sie gehen mit Enthusiasmus an das Lernen heran und erweitern ständig ihre Horizonte.

Aufgeschlossenheit: Frauen sind offen für neue Ideen und Perspektiven, sie begrüßen die Vielfalt und schätzen die Erkenntnisse anderer. Ihre Aufgeschlossenheit fördert den Geist der Zusammenarbeit und des gegenseitigen Verständnisses.

Dankbarkeit: Frauen bringen Dankbarkeit und Wertschätzung für die positiven Aspekte des Lebens zum Ausdruck. Sie erkennen und schätzen die Segnungen, die sie erhalten, und fördern so ein Gefühl der Zufriedenheit und Achtsamkeit.

Integrität: Geleitet von starken moralischen und ethischen Grundsätzen bewahren Frauen Integrität in allen Aspekten ihres Lebens. Durch ihre Ehrlichkeit und Authentizität gewinnen sie das Vertrauen und den Respekt ihrer Mitmenschen.

Spiritualität: Frauen erforschen und finden Trost in ihren spirituellen Überzeugungen und bereichern ihr Leben mit einem Sinn für Sinn und inneren Frieden.

Diese Attribute verdeutlichen die vielfältigen und bewundernswerten Eigenschaften von Frauen, die sie zu wirklich bemerkenswerten und inspirierenden Persönlichkeiten machen.

Hier sind einige Überlegungen, die sich speziell mit der Gesundheit von Frauen befassen

Haftungsausschluss: Die bereitgestellten Informationen dienen ausschließlich der Unterhaltung. Sie sind in keiner Weise als medizinischer Rat zu verstehen.

Wenn Sie eines dieser Symptome verspüren, suchen Sie bitte einen zugelassenen, qualifizierten Arzt auf.

Einige häufige Gesundheitsprobleme betreffen die Belange von Frauen.

Menstruationsstörungen:

Unter Menstruationsstörungen versteht man eine Reihe von Erkrankungen, die den Menstruationszyklus einer Frau beeinträchtigen. Dazu können unregelmäßige Perioden, starke Blutungen (Menorrhagie), verlängerte Perioden (Menometrorrhagie) oder das Ausbleiben der Menstruation (Amenorrhoe) gehören. Diese Störungen können durch verschiedene Faktoren verursacht werden, z. B. durch ein hormonelles Ungleichgewicht, Schilddrüsenprobleme, das polyzystische Ovarialsyndrom (PCOS) oder Anomalien der Gebärmutter. Sie können das körperliche und seelische Wohlbefinden einer Frau beeinträchtigen, und zu den Behandlungsmöglichkeiten gehören hormonelle Medikamente, Änderungen der Lebensweise oder chirurgische Eingriffe.

Polyzystisches Ovarialsyndrom (PCOS):

PCOS ist eine hormonelle Störung, die die Eierstöcke betrifft. Sie ist gekennzeichnet durch vergrößerte Eierstöcke mit kleinen Zysten. Bei Frauen mit PCOS kann es zu unregelmäßigen oder ausbleibenden Perioden, übermäßigem Haarwuchs (Hirsutismus), Akne, Gewichtszunahme und Fruchtbarkeitsproblemen kommen. PCOS wird durch ein hormonelles Ungleichgewicht verursacht, insbesondere durch einen erhöhten Spiegel an Androgenen (männlichen Hormonen) und Insulinresistenz. Die Behandlung konzentriert sich auf die Bewältigung der Symptome und kann Änderungen der Lebensweise, hormonelle Verhütungsmittel und Medikamente zur Regulierung des Menstruationszyklus und zur Kontrolle anderer Symptome umfassen.

Endometriose:

Endometriose ist eine Erkrankung, bei der Gewebe, das der Gebärmutterschleimhaut ähnelt, außerhalb der Gebärmutter wächst. Dies kann zu Schmerzen, insbesondere während der Menstruation, Beckenbeschwerden, starken oder unregelmäßigen Regelblutungen und Fruchtbarkeitsproblemen führen. Das verdrängte Gewebe kann an anderen Organen im Beckenbereich haften, Verwachsungen bilden und Entzündungen verursachen. Die genaue Ursache der Endometriose ist nicht bekannt, man vermutet jedoch, dass hormonelle, genetische und immunologische Faktoren eine Rolle spielen. Die Behandlungsmöglichkeiten reichen von schmerzlindernden Medikamenten über Hormontherapien bis hin zur chirurgischen Entfernung des Endometriumgewebes in schweren Fällen.

Vorwölbungen:

Uterusmyome sind nicht krebsartige Wucherungen, die sich in oder um die Gebärmutter herum entwickeln. Sie bestehen aus Muskel- und Bindegewebe. Fibrome können in Größe und Anzahl variieren und Symptome wie starke oder verlängerte Menstruationsblutungen, Druck im Becken, häufiges Wasserlassen und Schmerzen beim Geschlechtsverkehr verursachen. Die genaue Ursache von Myomen ist unklar, aber hormonelle Faktoren beeinflussen sie. Zu den Behandlungsmöglichkeiten gehören Medikamente zur Linderung der Symptome, Hormontherapien zur Schrumpfung der Myome oder eine operative Entfernung der Myome.

Vaginale Infektionen:

Vaginalinfektionen werden durch eine Überwucherung von Bakterien, Pilzen oder Viren im Vaginalbereich verursacht. Häufige Arten von Vaginalinfektionen sind Hefepilzinfektionen (verursacht durch eine Überwucherung mit Candida), bakterielle Vaginose (verursacht durch ein Ungleichgewicht der Vaginalbakterien) und sexuell übertragbare Infektionen (STIs) wie Chlamydien, Gonorrhoe oder Trichomoniasis. Zu den Symptomen gehören abnormaler Scheidenausfluss, Juckreiz, Brennen und Beschwerden beim Wasserlassen oder Geschlechtsverkehr. Die Behandlung hängt von der jeweiligen Infektion ab und kann mit antimykotischen oder antibiotischen Medikamenten erfolgen.

Beckenentzündungskrankheit (PID):

PID ist eine Infektion der weiblichen Fortpflanzungsorgane, die in der Regel durch sexuell übertragbare Bakterien wie Chlamydien oder Gonorrhö verursacht wird. Sie kann auch durch andere bakterielle Infektionsquellen verursacht werden. PID kann zu Entzündungen, Narbenbildung und Schäden an den Eileitern, der Gebärmutter und den Eierstöcken führen. Zu den Symptomen gehören Beckenschmerzen, abnormer Scheidenausfluss, schmerzhaftes Wasserlassen und Fieber. Eine rasche Behandlung mit Antibiotika ist wichtig, um Komplikationen zu vermeiden und die Fruchtbarkeit zu erhalten.

Prolaps der Beckenorgane:

Zu einem Beckenorganprolaps kommt es, wenn die Beckenorgane wie Gebärmutter, Blase oder Enddarm aus ihrer normalen Position herabsinken und sich in den Vaginalkanal vorwölben. Dies kann durch eine Schwächung der Beckenbodenmuskulatur und der Bänder aufgrund von Faktoren wie Geburt, Alterung, Übergewicht oder chronischem Husten verursacht werden. Die Symptome können von einem Druckgefühl im Beckenbereich und Unbehagen bis hin zu Harninkontinenz und

Schwierigkeiten bei der Blasen- oder Darmentleerung reichen. Zu den Behandlungsmöglichkeiten gehören Beckenbodentraining, Pessare (stützende Vorrichtungen) oder chirurgische Eingriffe.

Harninkontinenz:

Unter Harninkontinenz versteht man den unwillkürlichen Verlust der Blasenkontrolle, der zum Auslaufen von Urin führt. Eine geschwächte Beckenbodenmuskulatur, Nervenschäden, hormonelle Veränderungen oder bestimmte Erkrankungen können die Ursache sein. Zu den Arten der Harninkontinenz gehören Stressinkontinenz (Harnverlust bei körperlicher Anstrengung oder Husten), Dranginkontinenz (plötzlicher starker Harndrang) und Überlaufinkontinenz (Unfähigkeit, die Blase zu entleeren). Zu den Behandlungsmöglichkeiten gehören je nach Ursache Änderungen der Lebensweise, Beckenbodentraining, Medikamente oder chirurgische Eingriffe.

Morgendliche Übelkeit:

Unter morgendlicher Übelkeit versteht man Übelkeit und Erbrechen, die in der Regel in der Frühschwangerschaft auftreten, manche Frauen können aber auch während der gesamten Schwangerschaft davon betroffen sein. Die genaue Ursache ist nicht bekannt, aber es wird angenommen, dass hormonelle Veränderungen und eine erhöhte Empfindlichkeit gegenüber bestimmten Gerüchen und Geschmäckern zu ihrer Entstehung beitragen. Die Symptome bessern sich in der Regel mit fortschreitender Schwangerschaft, doch in schweren Fällen können Medikamente und eine Änderung der Lebensweise helfen, die Symptome in den Griff zu bekommen.

Gesundheit der Brüste:

Die Brustgesundheit umfasst verschiedene Beschwerden im Zusammenhang mit dem Brustgewebe, darunter Brustschmerzen (Mastalgie), Knoten oder Massen in der Brust, Ausfluss aus der Brustwarze oder Anomalien der Brust. Auch wenn

Brustveränderungen ein normaler Teil der hormonellen Schwankungen sein können, können bestimmte Symptome eine ärztliche Untersuchung rechtfertigen, um Brustkrebs oder andere Erkrankungen auszuschließen. Regelmäßige Selbstuntersuchungen der Brust, klinische Brustuntersuchungen und Mammographien sind wichtig, um die Gesundheit der Brust zu überwachen und Anomalien zu erkennen.

Postpartale Depression:

Eine postpartale Depression ist eine Stimmungsstörung, die bei einigen Frauen nach der Geburt auftritt. Sie ist gekennzeichnet durch Gefühle von Traurigkeit, Angst, Erschöpfung und Reizbarkeit, die das tägliche Leben und die Bindung an das Neugeborene beeinträchtigen können. Es wird angenommen, dass die postpartale Depression durch hormonelle Veränderungen, emotionalen Stress und andere Faktoren verursacht wird. Die Behandlung kann eine Therapie, Selbsthilfegruppen, Medikamente und ein stabiles Unterstützungssystem umfassen, um der frischgebackenen Mutter zu helfen, diese schwierige Zeit zu überstehen.

Hormonelle Ungleichgewichte: Ein hormonelles Ungleichgewicht kann durch verschiedene Faktoren wie Stress, bestimmte Krankheiten, Medikamente oder den Lebensstil verursacht werden. Diese Ungleichgewichte können sich in einer Vielzahl von Symptomen äußern, darunter unregelmäßige Perioden, Stimmungsschwankungen, Müdigkeit, Gewichtsveränderungen, Akne und Veränderungen der Libido. Die Behandlung hängt von der jeweiligen Hormonstörung ab und kann Änderungen des Lebensstils, eine Hormontherapie oder die Beseitigung der zugrunde liegenden Ursache umfassen.

Eierstockzysten:

Eierstockzysten sind mit Flüssigkeit gefüllte Blasen, die sich an oder in den Eierstöcken bilden können. Sie sind in der Regel gutartig und bilden sich oft von selbst zurück, ohne Symptome zu verursachen. Größere Zysten oder solche, die bestehen bleiben, können jedoch zu Schmerzen oder Beschwerden im Beckenbereich, Blähungen und Veränderungen des Menstruationsverhaltens führen. Die Behandlungsmöglichkeiten reichen von abwartender Beobachtung bis hin zu medikamentöser oder chirurgischer Behandlung, je nach Größe, Art und Symptomen der Zyste.

Vulvodynie:

Vulvodynie ist eine chronische Erkrankung, die durch anhaltende Schmerzen oder Unwohlsein im Vulvabereich gekennzeichnet ist. Die genaue Ursache ist unbekannt, aber Faktoren wie Nervenreizungen, Muskelkrämpfe, hormonelle Veränderungen und frühere vaginale Infektionen oder Traumata können zu ihrer Entstehung beitragen. Zu den Symptomen können Brennen, Stechen oder Rauheit in der Vulvaregion gehören. Die Behandlung umfasst häufig einen multidisziplinären Ansatz, der topische Medikamente, Physiotherapie, Beratung und Änderungen des Lebensstils einschließt, um die Symptome zu kontrollieren und die Lebensqualität zu verbessern.

Beckenbodenbeschwerden:

Unter Beckenbeschwerden versteht man eine Reihe von Symptomen wie Schmerzen, Druck oder Unbehagen in der Beckenregion. Sie können verschiedene Ursachen haben, z. B. Menstruationsstörungen, entzündliche Beckenerkrankungen, Endometriose, Myome, Harnwegsinfektionen oder Probleme des Bewegungsapparats. Die Behandlung hängt von der zugrundeliegenden Ursache ab und kann Medikamente, Änderungen der Lebensweise, Physiotherapie oder chirurgische Eingriffe umfassen.

Uterusmyome:

Uterusmyome sind nicht krebsartige Wucherungen, die sich in der Gebärmutter entwickeln. Sie können in Größe und Lage innerhalb der Gebärmutter variieren und Symptome wie starke oder verlängerte Menstruationsblutungen, Druck im Becken, häufiges Wasserlassen und Schmerzen beim Geschlechtsverkehr verursachen. Die genaue Ursache von Myomen ist nicht bekannt, aber es wird angenommen, dass hormonelle Faktoren, Genetik und die Familiengeschichte eine Rolle spielen. Die Behandlungsmöglichkeiten reichen von abwartender Beobachtung bis hin zu medikamentösen oder chirurgischen Eingriffen, je nach Schwere der Symptome und dem Wunsch nach Erhalt der Fruchtbarkeit.

Hormonelle Akne:

Hormonelle Akne bezeichnet Ausbrüche, die durch hormonelle Schwankungen, typischerweise in der Pubertät, während des Menstruationszyklus oder bei hormonellen Störungen, verursacht werden. Erhöhte Androgene (männliche Hormone) können die übermäßige Ölproduktion der Haut anregen, was zu verstopften Poren und Akne führt. Zu den Behandlungsmöglichkeiten für hormonell bedingte Akne gehören topische Medikamente, orale Verhütungsmittel, Antiandrogene oder rezeptpflichtige Aknebehandlungen.

Prämenstruelles Syndrom (PMS):

Unter PMS versteht man körperliche und emotionale Symptome, die in den Tagen oder Wochen vor der Menstruation auftreten. Zu den häufigen Symptomen gehören Stimmungsschwankungen, Reizbarkeit, Blähungen, Brustspannen, Müdigkeit und Heißhungerattacken. Die genaue Ursache ist zwar unklar, aber man nimmt an, dass hormonelle Veränderungen, Serotoninschwankungen und die Empfindlichkeit gegenüber Progesteron und Östrogen dazu beitragen. Änderungen des

Lebensstils, Ernährungsumstellung, Bewegung und Medikamente können helfen, die PMS-Symptome in den Griff zu bekommen.

Prämenstruelle dysphorische Störung (PMDD):

PMDD ist eine schwere Form des prämenstruellen Syndroms, die durch starke Stimmungsschwankungen, Reizbarkeit, Depressionen, Angstzustände und andere emotionale Symptome gekennzeichnet ist. Diese Symptome beeinträchtigen das tägliche Leben und die Beziehungen erheblich. Die genaue Ursache von PMDD ist nicht bekannt, es wird jedoch angenommen, dass hormonelle Veränderungen und ein Ungleichgewicht der Neurotransmitter eine Rolle spielen. Zu den Behandlungsmöglichkeiten gehören Änderungen des Lebensstils, Beratung, Medikamente oder Hormontherapien.

Zervizitis:

Zervizitis ist eine Entzündung des Gebärmutterhalses, die in der Regel durch eine Infektion verursacht wird, z. B. durch eine sexuell übertragbare Infektion (STI) oder andere bakterielle oder virale Infektionen. Zu den Symptomen können Scheidenausfluss, Schmerzen beim Geschlechtsverkehr, Beckenbeschwerden und anormale Blutungen gehören. Die Behandlung besteht darin, die zugrunde liegende Krankheit zu erkennen und mit Antibiotika, antiviralen Medikamenten oder anderen geeigneten Therapien zu behandeln.

Ausbleibende Menstruation (Amenorrhoe):

Unter Amenorrhoe versteht man das Ausbleiben der Menstruationsblutung. Sie kann durch verschiedene Faktoren ausgelöst werden, z. B. durch ein hormonelles Ungleichgewicht, Schwangerschaft, Stillen, extreme Gewichtsab- oder -zunahme, übermäßige körperliche Betätigung, bestimmte Erkrankungen oder Medikamente. Die Behandlung hängt von der zugrundeliegenden Ursache ab und kann Änderungen des Lebensstils,

Hormontherapien oder die Behandlung der spezifischen Situation, die die Amenorrhoe verursacht, umfassen.

Vaginismus:

Vaginismus ist ein Zustand, der durch unwillkürliche Muskelkrämpfe in der Beckenbodenmuskulatur gekennzeichnet ist, die eine vaginale Penetration erschweren oder unmöglich machen. Dies kann durch körperliche oder emotionale Faktoren wie Furcht, Angst, Traumata oder bestimmte Krankheiten verursacht werden. Die Behandlung kann Physiotherapie, Beratung, schrittweise Desensibilisierung oder Dilatatoren umfassen, um die Beckenbodenmuskulatur zu entspannen und die Krankheit zu überwinden.

Scheidentrockenheit:

Unter vaginaler Trockenheit versteht man einen Mangel an Feuchtigkeit und Lubrikation im Vaginalbereich, der häufig durch hormonelle Veränderungen, die Wechseljahre, bestimmte Medikamente oder medizinische Erkrankungen verursacht wird. Dies kann zu Unbehagen, Juckreiz, Schmerzen beim Geschlechtsverkehr und einem erhöhten Risiko für vaginale Infektionen führen. Zu den Behandlungsmöglichkeiten gehören rezeptfreie oder verschreibungspflichtige Gleitmittel, eine Hormontherapie oder die Behebung der zugrunde liegenden Ursache.

Beckenentzündungskrankheit (PID):

PID ist eine Infektion der weiblichen Fortpflanzungsorgane, die in der Regel durch sexuell übertragbare Bakterien verursacht wird. Sie kann zu Entzündungen, Narbenbildung und Schäden an den Eileitern, der Gebärmutter und den Eierstöcken führen. Zu den Symptomen können Beckenschmerzen, abnormaler Scheidenausfluss, schmerzhaftes Wasserlassen und Fieber gehören. Eine rasche Behandlung mit Antibiotika ist wichtig, um Komplikationen zu vermeiden und die Fruchtbarkeit zu erhalten.

Prämenstruelles Brustspannen:

Prämenstruelle Brustspannen sind Beschwerden, Empfindlichkeit oder Schmerzen in der Brust, die in den Tagen vor der Menstruation auftreten. Sie wird durch hormonelle Veränderungen beeinflusst, insbesondere durch Schwankungen des Östrogen- und Progesteronspiegels. Stützende BHs, rezeptfreie Schmerzmittel, Ernährungsumstellung und Hormontherapien können helfen, die Symptome zu lindern.

Ovarielles Überstimulationssyndrom (OHSS):

OHSS kann als Folge von Fruchtbarkeitsbehandlungen auftreten, insbesondere bei der In-vitro-Fertilisation (IVF). Es ist gekennzeichnet durch eine übermäßige Reaktion der Eierstöcke auf Fruchtbarkeitsmedikamente, die zu vergrößerten Eierstöcken, Flüssigkeitsansammlungen im Bauchraum und potenziell schweren Komplikationen führt. Zu den Symptomen können Blähungen, Übelkeit, Erbrechen und Kurzatmigkeit gehören. Zur Vorbeugung und Behandlung von OHSS sind eine engmaschige Überwachung und medizinische Behandlung erforderlich.

Gebärmutterblutung:

Uterusblutungen sind anormale Blutungen aus der Gebärmutter, die aus verschiedenen Gründen auftreten können, z. B. aufgrund eines hormonellen Ungleichgewichts, von Uterusmyomen, Polypen, bestimmten Medikamenten oder einer Grunderkrankung. Die Behandlung hängt von der Ursache ab und kann Hormontherapien, Medikamente zur Kontrolle der Blutung oder chirurgische Eingriffe umfassen.

Juckreiz und Ausfluss aus der Scheide:

Juckreiz und Ausfluss aus der Scheide können durch verschiedene Faktoren verursacht werden, z. B. durch Hefepilzinfektionen, bakterielle Vaginose, sexuell übertragbare Infektionen (STIs) oder allergische Reaktionen. Zu den Symptomen gehören Juckreiz, Reizungen, abnormaler Ausfluss und Unbehagen.

Die Behandlungsmöglichkeiten reichen von antimykotischen oder antibiotischen Medikamenten zur Behandlung bestimmter Infektionen bis hin zu Änderungen der Lebensweise und topischen Behandlungen zur Linderung der Symptome.

Menopause:

Als Menopause bezeichnet man den natürlichen Übergang im Leben einer Frau, wenn sie keine Regelblutung mehr hat und nicht mehr fruchtbar ist. Es handelt sich in der Regel um einen allmählichen Prozess, der auf das Altern und hormonelle Veränderungen, insbesondere einen Rückgang des Östrogenspiegels, zurückzuführen ist. Zu den Symptomen können Hitzewallungen, nächtliche Schweißausbrüche, Stimmungsschwankungen, Scheidentrockenheit und Schlafstörungen gehören. Eine Hormontherapie, die Anpassung des Lebensstils und die Bewältigung der Symptome können Frauen helfen, den Übergang in die Wechseljahre zu bewältigen.

Fragen des Stillens:

Stillprobleme können verschiedene Probleme umfassen, die Frauen während des Stillens ihres Kindes erleben können. Dazu können wunde Brustwarzen, Verstopfung, geringe Milchmenge, Mastitis (Brustentzündung) oder Schwierigkeiten beim Anlegen oder Füttern gehören. Die Unterstützung durch Stillberaterinnen, die richtige Positionierung und Anlegetechnik, die Steuerung des Milchvorrats und die Behebung der zugrundeliegenden Probleme können dazu beitragen, Stillprobleme zu überwinden und erfolgreiches Stillen zu fördern.

Dies sind einige dieser Störungen mit homöopathischen Vorschlägen für die jeweiligen Beschwerden. Noch einmal: Dies ist in keiner Weise als medizinischer Rat zu verstehen. Dies dient nur der Unterhaltung. Wenn Sie von einer dieser medizinischen Herausforderungen betroffen sind, wenden Sie sich bitte an einen zugelassenen Arzt.

Menstruationsbeschwerden:

- Pulsatilla: Wird bei unregelmäßigen Menstruationszyklen, verspäteten oder spärlichen Perioden und Stimmungsschwankungen eingesetzt. Es kann für Personen geeignet sein, die weinerlich und anhänglich sind und Trost suchen.

- Sepia: Wird bei starken oder verlängerten Perioden, Reizbarkeit, Müdigkeit und Gleichgültigkeit gegenüber geliebten Menschen eingesetzt. Es kann für Frauen geeignet sein, die hormonelle Ungleichgewichte und Stimmungsschwankungen erleben.

- Lachesis: Wird bei starken Menstruationsschmerzen, besonders auf der linken Seite, eingesetzt. Es kann für Frauen geeignet sein, die Hitzewallungen, Eifersucht und eine gesprächige Natur erleben.

Polyzystisches Ovarsyndrom (PCOS):

- Thuja occidentalis: Wird bei hormonellem Ungleichgewicht, Akne, übermäßigem Haarwuchs (Hirsutismus) und unregelmäßiger Periode eingesetzt. Sie eignet sich für kühle Menschen, die zu Warzen und Heißhunger auf Süßigkeiten neigen.

- Cyclamen europaeum: Wird bei unregelmäßigen Perioden, PCOS-bedingten Symptomen und Stimmungsschwankungen eingesetzt. Es kann für Frauen geeignet sein, die unter Depressionen, Kopfschmerzen und Schwindelgefühlen bei Menstruationsunregelmäßigkeiten leiden.

- Apis mellifica: Wird bei Eierstockzysten, damit verbundenen Schmerzen und Schwellungen eingesetzt. Es eignet sich für Personen, die unter stechenden Schmerzen und Schwellungen leiden und sich mit kalten Anwendungen besser fühlen.

Endometriose:

- Belladonna: Wird bei starken Menstruationskrämpfen, starken Beckenschmerzen und Entzündungen eingesetzt. Es kann für

Personen geeignet sein, die plötzliche, pochende Schmerzen haben, die bei Berührung oder ruckartigen Bewegungen schlimmer sind.

- Calcarea carbonica: Wird bei endometriosebedingten Beckenschmerzen, starken Blutungen und Müdigkeit eingesetzt. Es kann für Personen geeignet sein, die verlängerte, übermäßige und geronnene Blutungen zusammen mit Frösteln und Gewichtszunahme erleben.

- Colocynthis: Wird bei starken Unterleibsschmerzen im Zusammenhang mit Endometriose eingesetzt, vor allem, wenn sich die Schmerzen durch doppeltes Bücken oder Druck besser anfühlen. Es kann für Personen geeignet sein, die schneidende kolikartige Schmerzen haben.

Fibroide:

- Thlaspi bursa-pastoris: Wird bei starken Blutungen, verlängerten Perioden und Uterusmyomen eingesetzt. Es kann für Personen geeignet sein, die dunkle, geronnene Blutungen haben, die bei Bewegung schlimmer sind und von Müdigkeit begleitet werden.

- Ustilago maydis: Wird bei großen Myomen, unregelmäßigen Blutungen und Gebärmuttertumoren eingesetzt. Es kann für Personen geeignet sein, die starke, lang anhaltende und schmerzlose Blutungen mit dunklen Gerinnseln haben.

- Aurum muriaticum natronatum: Wird bei Myomen verwendet, die von Depressionen, Angst und Hoffnungslosigkeit begleitet werden. Es kann für Personen, die Erfahrung Schwere und Druck in der Beckenregion geeignet sein.

Vaginale Infektionen:

- Candida albicans: Zur Behandlung von Hefepilzinfektionen, einschließlich Symptomen wie Juckreiz, Brennen und dickem Ausfluss. Es kann für Personen geeignet sein, die starken Juckreiz und Ausfluss haben, der weiß und wie Hüttenkäse ist.

- Borax: Wird bei Scheideninfektionen mit weißem, wässrigem Ausfluss und erhöhter Berührungsempfindlichkeit eingesetzt. Es kann für Personen geeignet sein, die ein Gefühl haben, als ob warmes Wasser durch die Scheide fließt.

- Pulsatilla: Bei Vaginalinfektionen mit dickem, gelblich-grünem Ausfluss und der Tendenz, sich an der frischen Luft besser zu fühlen. Es kann für Personen geeignet sein, die wechselhafte Symptome und Anhaftung erleben.

Entzündliche Beckenerkrankung (PID):

- Sepia: Wird bei PID mit Beckenschmerzen, vaginalem Ausfluss und hormonellem Ungleichgewicht eingesetzt. Es kann für Personen geeignet sein, die ein ziehendes Gefühl im Becken verspüren und ein allgemeines Gefühl der Müdigkeit haben.

- Belladonna: Wird bei akuten, schweren Fällen von PID mit starken Beckenschmerzen, Fieber und Rötung eingesetzt. Es kann für Personen geeignet sein, die plötzliche pochende Schmerzen verspüren und ein gerötetes Gesicht haben.

- Apis mellifica: Wird bei PID mit brennenden, stechenden Schmerzen im Beckenbereich und Schwellungen eingesetzt. Es kann für Personen geeignet sein, die scharfe, starke Schmerzen haben, die sich bei Berührung verschlimmern und durch kalte Anwendungen gebessert werden.

Gebärmutterhalskrebs:

- Carcinosinum: Wird zur konstitutionellen Unterstützung und als Ergänzung zur konventionellen Behandlung von Gebärmutterhalskrebs eingesetzt. Es kann für Personen geeignet sein, die eine individuelle Behandlung auf der Grundlage ihrer einzigartigen Symptome und Merkmale benötigen.

- Thuja occidentalis: Wird bei Dysplasie des Gebärmutterhalses und als Ergänzung zur konventionellen Behandlung eingesetzt. Es kann für Personen geeignet sein, die Warzen oder andere abnorme Wucherungen haben.

Beckenorganvorfall:

- Sepia: Wird bei einem Beckenorganprolaps mit Schwere- und Druckgefühl im Becken eingesetzt. Es kann für Personen geeignet sein, bei denen sich die Symptome im Stehen verschlimmern und die sich in Ruhe besser fühlen.

- Bellis perennis: Wird bei einem Beckenorganprolaps mit Druck- und Wundheitsgefühlen eingesetzt. Es kann für Personen geeignet sein, die nach einer Geburt oder einer Operation Schmerzen und Wundsein im Beckenbereich haben.

- Staphysagria: Wird bei einem Beckenorganvorfall nach einer Geburt oder einem sexuellen Trauma eingesetzt. Es kann für Personen geeignet sein, die ein Gefühl der Schwäche und Rauheit im Beckenbereich erleben.

Sexuelle Dysfunktion:

- Lycopodium clavatum: Wird bei geringer Libido, erektiler Dysfunktion und Leistungsangst eingesetzt. Es kann für Personen geeignet sein, die einen Mangel an Selbstvertrauen, Verdauungsprobleme und Blähungen erleben.

- Argentum nitricum: Wird bei Leistungsangst, vorzeitiger Ejakulation und Angst vor sexueller Intimität eingesetzt. Es kann für Personen geeignet sein, die vor sexuellen Begegnungen ängstlich und nervös sind.

- Phosphorsäure: Wird bei sexueller Erschöpfung, Libidoverlust und körperlicher Schwäche eingesetzt. Es kann für Personen geeignet sein, die unter Müdigkeit, Gleichgültigkeit und emotionaler Erschöpfung leiden.

Harninkontinenz:

- Causticum: Wird bei Belastungsharninkontinenz eingesetzt, insbesondere bei Husten oder Niesen. Es kann für Personen geeignet sein, die aufgrund einer geschwächten Blasenkontrolle Urinverluste haben.

Vulvodynie:

Kreosotum: Wird bei Vulvodynie mit Brennen, Juckreiz und Wundsein in der Vulvaregion eingesetzt. Es kann für Personen geeignet sein, die eine erhöhte Empfindlichkeit gegenüber Berührung und Hitze haben.

Staphysagria: Wird bei Vulvodynie im Zusammenhang mit einem früheren Trauma oder einer Operation angewendet. Es kann für Personen geeignet sein, die ein Gefühl der Rauheit erleben, als ob der Bereich verletzt oder geschnitten wurde.

Graphite: Wird bei Vulvodynie mit Rauheit, Juckreiz und Rissen in der Haut eingesetzt. Es kann für Personen geeignet sein, die unter dickem, klebrigem Ausfluss und Verstopfung leiden.

Schmerzen im Beckenbereich:

Bellis perennis: Wird bei Schmerzen im Beckenbereich eingesetzt, insbesondere nach Geburten oder Operationen. Es kann für Personen geeignet sein, die Schmerzen, gequetschte Empfindungen und Schwierigkeiten beim Gehen haben.

Magnesia phosphorica: Wird bei scharfen, stechenden Schmerzen im Beckenbereich eingesetzt, die durch Wärme und Druck gelindert werden. Es kann für Personen geeignet sein, die krampfartige Schmerzen und Spasmen erleben.

Chamomilla: Wird bei Beckenschmerzen mit extremer Empfindlichkeit, Reizbarkeit und Unruhe eingesetzt. Es kann für Personen geeignet sein, die unerträgliche Schmerzen haben, die durch Tragen oder Schaukeln gelindert werden.

Uterusfibroide:

Thlaspi bursa-pastoris: Wird bei Gebärmuttermyomen mit starken Blutungen und verlängerten Perioden verwendet. Es kann für Personen geeignet sein, die dunkle, geronnene Blutungen haben und sich schwach und müde fühlen.

Sabina: Wird bei Uterusmyomen mit starken, hellroten Blutungen und Schmerzen, die in den Rücken ausstrahlen, eingesetzt. Es kann für Personen geeignet sein, deren Schmerzen sich bei Bewegung verschlimmern und die sich in Ruhe besser fühlen.

Silicea: Wird bei Uterusmyomen mit einem Druck- und Härtegefühl im Unterleib eingesetzt. Es kann für Personen geeignet sein, die unter leichter Müdigkeit, mangelnder Ausdauer und Kälteempfindlichkeit leiden.

Hormonelle Akne:

Natrum muriaticum: Wird bei hormonell bedingter Akne mit fettiger Haut, insbesondere auf der Stirn und der Nase, eingesetzt. Es kann für Personen geeignet sein, bei denen sich die Akne durch Stress verschlimmert und die sich an der frischen Luft besser fühlen.

Pulsatilla: Wird bei hormonell bedingter Akne mit roten, entzündeten Ausbrüchen und der Tendenz, den Ort zu wechseln, eingesetzt. Es kann für Personen geeignet sein, die Akne in Verbindung mit Menstruationsschwankungen und Weinerlichkeit erleben.

Schwefel: Wird bei Akne mit tief sitzenden, juckenden Ausbrüchen und einer Tendenz zur Verschlimmerung bei Hitze eingesetzt. Es eignet sich für Personen, bei denen sich die Akne durch Waschen verschlimmert und durch trockene, warme Bedingungen verbessert.

Prämenstruelles Syndrom (PMS):

Lycopodium clavatum: Wird bei PMS mit Blähungen, Reizbarkeit und Heißhunger auf Zucker eingesetzt. Es kann für Personen geeignet sein, die Verdauungsprobleme, Mangel an Selbstvertrauen und Stimmungsschwankungen erleben.

Sepia: Wird bei PMS mit Stimmungsschwankungen, Müdigkeit und einem Gefühl der Gleichgültigkeit eingesetzt. Es kann für Personen geeignet sein, die sich überwältigt fühlen, reizbar sind und hormonelle Ungleichgewichte erleben.

Nux vomica: Wird bei PMS mit Reizbarkeit, Wut und Verdauungsproblemen eingesetzt. Es kann für Personen geeignet sein, die unter starkem Verlangen, Lärmempfindlichkeit und Schlafstörungen leiden.

Dysfunktion der Eierstöcke:

Pulsatilla: Wird bei Störungen der Eierstöcke mit unregelmäßigen oder ausbleibenden Perioden eingesetzt. Es kann für Personen geeignet sein, die Weinerlichkeit, Anhänglichkeit und ein Verlangen nach Trost erleben.

Sepia: Wird bei hormonellen Ungleichgewichten und Eierstockfehlfunktionen mit einem Gefühl der Gleichgültigkeit, Müdigkeit und geringer Libido eingesetzt. Es kann für Personen geeignet sein, die sich bei intensiver Bewegung besser und bei hormonellen Veränderungen schlechter fühlen.

Lilium tigrinum: Wird bei Eierstockfunktionsstörungen mit Depressionen, Angstzuständen und Reizbarkeit eingesetzt. Es kann für Personen geeignet sein, die ein Gefühl von Gewicht oder Druck im Becken verspüren.

Gebärmuttervorfall:

Sepia: Wird hypothetisch bei Gebärmuttersenkung mit einem schweren, hängenden Gefühl im Becken eingesetzt. Es kann für Personen geeignet sein, die unter Blasenschwäche, Reizbarkeit und Erschöpfung leiden.

- Bellis perennis: Hypothetisch eingesetzt bei Gebärmuttersenkung mit Schmerzen und Druckgefühl im Becken.

Es kann für Personen geeignet sein, die nach einer Geburt oder Verletzung Beschwerden haben.

- Murex purpurea: Wird hypothetisch bei Gebärmuttersenkung mit Senkungsgefühl und intensivem sexuellen Verlangen eingesetzt. Es kann für Personen geeignet sein, die Schmerzen im Becken und Empfindlichkeit im Vaginalbereich haben.

Prämenstruelle Dysphorische Störung (PMDD):

- Ignatia amara: Hypothetisch verwendet für PMDD mit Stimmungsschwankungen, Weinerlichkeit und emotionaler Empfindlichkeit. Es kann für Personen geeignet sein, die ein Gefühl der Trauer, wechselnde Stimmungen und Seufzen erleben.

- Natrum muriaticum: Hypothetisch angewendet bei PMDD mit Depressionen, Entzugserscheinungen und Heißhunger auf Salz. Es kann für Personen geeignet sein, die Traurigkeit Selbstisolation erleben und sich schlechter fühlen mit Trost.

- Aurum metallicum: Hypothetisch verwendet für PMDD mit intensiver Traurigkeit, Gefühle der Wertlosigkeit, und selbstzerstörerische Gedanken. Es kann für Personen, die ein Gefühl der Hoffnungslosigkeit und den Wunsch zu entkommen Erfahrung geeignet sein.

Zervizitis:

- Sepia: Hypothetisch angewendet bei Gebärmutterhalsentzündung mit vaginalem Ausfluss, Reizung und einem ziehenden Gefühl im Beckenbereich. Es kann für Personen geeignet sein, die ein Gefühl der Gleichgültigkeit, Müdigkeit und hormonelle Ungleichgewichte erleben.

- Kreosotum: Hypothetisch angewendet bei Zervizitis mit ätzendem, anstößigem Ausfluss und brennenden Empfindungen. Es kann für Personen geeignet sein, die eine erhöhte Empfindlichkeit gegenüber Berührungen haben und sich nachts schlechter fühlen.

- Mercurius corrosivus: Hypothetisch angewendet bei Zervizitis mit starkem Brennen, stechenden Schmerzen und eitrigem Ausfluss.

Es kann für Personen geeignet sein, die vermehrten Speichelfluss und Schweißausbrüche haben.

Amenorrhoe (Ausbleibende Menstruation):

- Pulsatilla: Hypothetisch verwendet für Amenorrhoe mit unregelmäßigen oder ausbleibenden Perioden aufgrund von hormonellen Ungleichgewichten. Es kann für Personen geeignet sein, die unter Weinerlichkeit, Stimmungsschwankungen und dem Wunsch nach Trost leiden.

- Natrum muriaticum: Hypothetisch angewendet bei Amenorrhoe in Verbindung mit Trauer, Traurigkeit und der Neigung, sich zu isolieren. Es kann für Personen geeignet sein, die sich durch Trost schlechter fühlen und ein starkes Bedürfnis nach Privatsphäre haben.

- Cyclamen europaeum: Hypothetisch verwendet für Amenorrhoe mit unregelmäßigen Perioden und hormonellen Ungleichgewichten. Es kann für Personen geeignet sein, die Kopfschmerzen, Schwindel und Stimmungsschwankungen mit Menstruationsunregelmäßigkeiten erleben.

Vaginismus:

- Lycopodium clavatum: Hypothetisch angewendet bei Vaginismus mit unwillkürlicher Kontraktion der Vaginalmuskeln. Es kann für Personen geeignet sein, die unter Angstzuständen, Leistungsproblemen und Verdauungsproblemen leiden.

- Belladonna: Hypothetisch angewendet bei Vaginismus mit starken Schmerzen, Rötung und Empfindlichkeit im Vaginalbereich. Es kann für Personen geeignet sein, die plötzliche pochende Schmerzen erleben und ein gerötetes Gesicht haben.

- Staphysagria: Wird hypothetisch bei Vaginismus eingesetzt, der auf ein früheres Trauma oder sexuellen Missbrauch zurückzuführen ist. Es kann für Personen geeignet sein, die ein Gefühl der Rauheit erleben, als ob der Bereich verletzt oder verletzt worden ist.

Vaginale Trockenheit:

- Sepia: Hypothetisch verwendet für vaginale Trockenheit mit einem Gefühl der Gleichgültigkeit, Müdigkeit und geringe Libido. Es kann für Personen geeignet sein, die Trockenheit zusammen mit hormonellen Ungleichgewichten und Stimmungsschwankungen erleben.

- Lycopodium clavatum: Hypothetisch verwendet für vaginale Trockenheit mit Juckreiz und Brennen. Es kann für Personen geeignet sein, die Trockenheit in der Vagina, sowie andere trockene Bereiche wie die Haut und Schleimhäute erleben.

- Natrum muriaticum: Hypothetisch angewendet bei Scheidentrockenheit in Verbindung mit Trauer, Traurigkeit und der Tendenz, sich zu isolieren. Es kann für Personen geeignet sein, die sich durch Trost schlechter fühlen und ein starkes Bedürfnis nach Privatsphäre haben.

Entzündliche Beckenerkrankung (PID):

- Kreosotum: Hypothetisch verwendet für PID mit offensivem vaginalem Ausfluss und brennenden Empfindungen. Es kann für Personen geeignet sein, die eine erhöhte Berührungsempfindlichkeit und Zärtlichkeit in der Beckenregion verspüren.

- Merc solubilis: Hypothetisch angewendet bei PID mit reichlichem, gelb-grünem Ausfluss und brennenden Schmerzen. Es kann für Personen geeignet sein, die vermehrten Speichelfluss, schlechten Atem und Schwitzen haben.

- Hepar sulphuris calcareum: Wird hypothetisch bei PID mit stechenden, splitterartigen Schmerzen und übel riechendem Ausfluss eingesetzt. Es kann für Personen geeignet sein, die sich extrem berührungsempfindlich fühlen und zur Abszessbildung neigen.

Prämenstruelle Brustempfindlichkeit:

- Conium maculatum: Hypothetisch angewendet bei Brustspannen vor der Periode, insbesondere wenn Knoten vorhanden sind. Es kann für Personen geeignet sein, die geschwollene, harte Brüste haben, die empfindlich auf Berührung reagieren.

- Belladonna: Hypothetisch angewendet bei starken Brustschmerzen und Entzündungen vor der Periode. Es kann für Personen geeignet sein, die pochende Schmerzen, Rötungen und Empfindlichkeit in den Brüsten haben.

- Bryonia alba: Hypothetisch angewendet bei Brustspannen, das sich durch Bewegung und Berührung verschlimmert. Es kann für Personen geeignet sein, die stechende Schmerzen in den Brüsten haben und Erleichterung durch festen Druck verspüren.

Ovarielles Überstimulationssyndrom (OHSS):

- Apis mellifica: Wird hypothetisch bei OHSS mit Blähungen, Unterleibsbeschwerden und Flüssigkeitseinlagerungen eingesetzt. Es kann für Personen geeignet sein, die geschwollene, empfindliche Eierstöcke haben und mit hervorragenden Anwendungen Linderung verspüren.

- Colchicum: Wird hypothetisch bei OHSS mit Übelkeit, Erbrechen und Unterleibsschmerzen eingesetzt. Es kann für Personen geeignet sein, die eine Abneigung gegen Essen, Schwäche und übermäßigen Speichelfluss haben.

- Veratrum album: Wird hypothetisch bei OHSS mit starkem Durchfall, kalten Schweißausbrüchen und Schwäche eingesetzt. Es kann für Personen geeignet sein, die unter starkem Durst, Kälte und Ohnmacht leiden.

Uterusblutung:

- Trillium Pendulum: Hypothetisch eingesetzt bei Uterusblutungen mit hellrotem Blut und übermäßigem Blutfluss. Es kann für Personen geeignet sein, die ein Gefühl von Schwere und Ziehen im Becken haben.

- Sabina: Hypothetisch angewendet bei Gebärmutterblutungen mit hellrotem Blut, die mit starken Schmerzen einhergehen. Es kann für Personen geeignet sein, die Schmerzen haben, die bis in den Rücken ausstrahlen und sich bei Bewegung verschlimmern.

- China officinalis: Wird hypothetisch bei Gebärmutterblutungen mit Schwäche, Müdigkeit und blassem Teint eingesetzt. Es kann für Personen, die Erfahrung profuse Blutungen mit einem Gefühl der Leere geeignet sein.

Eierstockkrebs:

- Carcinosinum: Hypothetisch angewendet zur konstitutionellen Unterstützung und als Ergänzung zur konventionellen Behandlung von Eierstockkrebs. Es kann für Personen geeignet sein, die eine individuelle Behandlung auf der Grundlage ihrer einzigartigen Symptome und Merkmale benötigen.

- Conium maculatum: Hypothetisch verwendet für Eierstockkrebs mit anspruchsvollen knotigen Tumoren und Schwellungen. Es kann für Personen geeignet sein, die unter Schwäche, Schwindel und einer Neigung zu Schweißausbrüchen leiden.

- Lachesis: Hypothetisch eingesetzt bei Eierstockkrebs mit linksseitigen Symptomen und starken Schmerzen. Es kann für Personen geeignet sein, die Hitzewallungen, Eifersucht und eine redselige Natur haben.

Ovarielles Überstimulationssyndrom (OHSS):

- Apis mellifica: Wird hypothetisch bei OHSS mit Blähungen, Unterleibsbeschwerden und Flüssigkeitsansammlungen eingesetzt. Es kann für Personen geeignet sein, die geschwollene, empfindliche Eierstöcke haben und mit hervorragenden Anwendungen Linderung verspüren.

- Colchicum: Wird hypothetisch bei OHSS mit Übelkeit, Erbrechen und Unterleibsschmerzen eingesetzt. Es kann für Personen geeignet sein, die eine Abneigung gegen Essen, Schwäche und übermäßigen Speichelfluss haben.

- Veratrum album: Wird hypothetisch bei OHSS mit starkem Durchfall, kalten Schweißausbrüchen und Schwäche eingesetzt. Es kann für Personen geeignet sein, die unter starkem Durst, Kälte und Ohnmacht leiden.

Uterusblutung:

- Trillium Pendulum: Hypothetisch eingesetzt bei Uterusblutungen mit hellrotem Blut und übermäßigem Blutfluss. Es kann für Personen geeignet sein, die ein Gefühl von Schwere und Ziehen im Becken haben.

- Sabina: Hypothetisch angewendet bei Gebärmutterblutungen mit hellrotem Blut, die mit starken Schmerzen einhergehen. Es kann für Personen geeignet sein, die Schmerzen haben, die bis in den Rücken ausstrahlen und sich bei Bewegung verschlimmern.

- China officinalis: Wird hypothetisch bei Gebärmutterblutungen mit Schwäche, Müdigkeit und blassem Teint eingesetzt. Es kann für Personen, die Erfahrung profuse Blutungen mit einem Gefühl der Leere geeignet sein.

Juckreiz und Ausfluss aus der Scheide:

- Sepia: Hypothetisch angewendet bei vaginalem Juckreiz und Ausfluss mit einem ziehenden Gefühl im Beckenbereich. Es kann für Personen geeignet sein, die ein Gefühl der Gleichgültigkeit, Müdigkeit und hormonelle Ungleichgewichte erleben.

- Kreosotum: Hypothetisch angewendet bei vaginalem Juckreiz und Ausfluss mit brennenden Empfindungen. Es kann für Personen geeignet sein, die eine erhöhte Berührungsempfindlichkeit und Zärtlichkeit im Vaginalbereich verspüren.

- Borax: Hypothetisch angewendet bei vaginalem Juckreiz und Ausfluss, der sich durch Berührung verschlimmert und durch Ängste ausgelöst wird. Es kann für Personen geeignet sein, die ein Gefühl haben, als ob warmes Wasser durch die Scheide fließt.

Vaginale Hefepilzinfektion:

- Candida albicans: Hypothetisch verwendet für vaginale Hefe-Infektion mit Juckreiz, Brennen und dicken Ausfluss. Es kann für Personen, die intensive Juckreiz und Freisetzung, die weiß und Hüttenkäse-ähnlich ist Erfahrung geeignet sein.

- Borax: Hypothetisch verwendet für vaginale Hefe-Infektion mit weißen, wässrigen Ausfluss und erhöhte Empfindlichkeit gegenüber Berührung. Es kann für Personen geeignet sein, die ein Gefühl haben, als ob warmes Wasser durch die Vagina fließt.

- Pulsatilla: Hypothetisch angewendet bei vaginaler Hefepilzinfektion mit dickem, gelblich-grünem Ausfluss und der Tendenz, sich an der frischen Luft besser zu fühlen. Es kann für Personen geeignet sein, die wechselnde Symptome und Anhaftungen haben.

Wechseljahrsbeschwerden:

- Lachesis: Hypothetisch angewendet bei Hitzewallungen, Stimmungsschwankungen und anderen Wechseljahrsbeschwerden. Es kann für Personen geeignet sein, die intensive Hitzeschwingungen erleben und gesprächig sind.

- Sepia: Hypothetisch angewendet bei hormonellem Ungleichgewicht, vaginaler Trockenheit, geringer Libido und Stimmungsschwankungen in den Wechseljahren. Es kann für Personen geeignet sein, die sich überwältigt fühlen, reizbar sind und ein Gefühl der Gleichgültigkeit gegenüber geliebten Menschen verspüren.

- Sanguinaria canadensis: Hypothetisch verwendet für Hitzewallungen, Kopfschmerzen und Migräne während der Menopause. Es kann für Personen geeignet sein, die Gesichtsrötungen, Hitze und pulsierende Kopfschmerzen haben.

Fragen zum Stillen:

- Ricinus communis: Hypothetisch verwendet bei unzureichender Milchversorgung und rissigen oder wunden

Brustwarzen. Es kann für Personen geeignet sein, die unter Trockenheit und brennenden Gefühlen leiden.

- Bryonia alba: Hypothetisch angewendet bei schmerzhaften und geschwollenen Brüsten während der Stillzeit. Es kann für Personen geeignet sein, die stechende Schmerzen in den Brüsten haben und Erleichterung durch festen Druck verspüren.

- Urtica urens: Hypothetisch angewendet bei geringer Milchmenge und brennenden oder stechenden Brustschmerzen. Es kann für Personen geeignet sein, die ein Hitzegefühl und erhöhte Empfindlichkeit verspüren.

Die besten Eigenschaften des Mannes: Ein Loblied auf die Männlichkeit

Selbstvertrauen ist ein Markenzeichen der Männlichkeit, eine ruhige Gewissheit über die eigenen Fähigkeiten und Entscheidungen, die oft zu Respekt von Gleichaltrigen und Vertrauen in sich selbst führt. Dabei geht es nicht um Arroganz, sondern vielmehr um eine beständige, selbstbewusste Art, die einem Mann hilft, die Herausforderungen des Lebens zu meistern. Dieses Selbstvertrauen ermöglicht es einem Mann, für seine Überzeugungen einzutreten, Verantwortung zu übernehmen und für sein Umfeld eine Stütze zu sein. Es zeigt sich in der Art und Weise, wie er sich trägt, wie er spricht und welche Entscheidungen er trifft - in jedem Fall spiegelt es eine Selbstsicherheit wider, die sowohl bewundernswert als auch inspirierend ist.

Führung ist oft eine Rolle, die Männern von Natur aus zukommt und sich aus gesellschaftlichen Erwartungen und persönlichen Neigungen ergibt. Eine große Führungspersönlichkeit kann andere inspirieren, anleiten und unterstützen. Bei der Führung von Männern geht es nicht nur darum, das Sagen zu haben, sondern auch darum, Verantwortung zu übernehmen, andere zu fördern und ein positives Beispiel zu geben. Es geht um Visionen, Entscheidungsfindung und die Fähigkeit, ein Team auf ein gemeinsames Ziel hinzuführen und dabei die Beiträge jedes einzelnen Mitglieds zu respektieren und zu schätzen.

Widerstandsfähigkeit angesichts von Widrigkeiten ist eine weitere Eigenschaft, die oft mit Männlichkeit in Verbindung gebracht wird. Diese Widerstandsfähigkeit ist die innere Stärke, die es einem Mann ermöglicht, sich von einem Misserfolg oder einer Notlage zu erholen, ohne den Mut zu verlieren. Es geht darum, sich Herausforderungen zu stellen und gestärkt aus ihnen hervorzugehen. Diese Eigenschaft ist von wesentlicher Bedeutung, denn sie bedeutet, dass ein Mann nicht vor schwierigen Situationen zurückschreckt, sondern aus ihnen lernt und einen robusten Charakter an den Tag legt, der ihm hilft, durchzuhalten.

Mitgefühl ist vielleicht nicht die erste Eigenschaft, die Männern zugeschrieben wird, aber es ist unbestreitbar eine herausragende Eigenschaft. Mitgefühl ist die Empathie und das Verständnis, das ein Mann anderen entgegenbringt. Es ist eine nährende Art von Stärke, eine Bereitschaft, sich in andere hineinzuversetzen und mit Freundlichkeit zu handeln. Ein mitfühlender Mann baut tiefe Verbindungen zu anderen auf und schafft ein Gefühl des Vertrauens und der Sicherheit für die Menschen in seinem Leben.

Integrität ist der moralische Kompass, der einen Mann durch das Leben führt. Es geht um Ehrlichkeit, Fairness und Beständigkeit in den eigenen Überzeugungen und Handlungen. Ein Mann mit Integrität wird zu seinen Prinzipien stehen, auch wenn es nicht bequem oder vorteilhaft ist. Dieses Festhalten an einem persönlichen ethischen Kodex verschafft ihm den Respekt der anderen und ein Gefühl der Selbstachtung, das unersetzlich ist.

Verantwortung wird oft mit Männlichkeit in Verbindung gebracht und umfasst sowohl persönliche Pflichten als auch Verantwortung gegenüber anderen. Ein verantwortungsbewusster Mann kümmert sich um seine Bedürfnisse und um diejenigen, die von ihm abhängig sind. Er ist sich der Bedeutung seiner Rolle in der Familie, am Arbeitsplatz und in der Gesellschaft bewusst und ist bestrebt, seine Verpflichtungen nach besten Kräften zu erfüllen.

Intellektuelle Neugier ist eine Eigenschaft, die einen Mann antreibt, die Welt um ihn herum zu erforschen, zu hinterfragen und zu verstehen. Ein intellektuell neugieriger Mann wird immer lernen und danach streben, sein Wissen zu erweitern und seine Ansichten zu hinterfragen. Diese Liebe zum Lernen trägt zu einem vielseitigen und aufschlussreichen Charakter bei.

Humor ist eine Eigenschaft, die der Persönlichkeit eines Mannes Glanz verleiht. Ein guter Sinn für Humor kann Spannungen abbauen, Menschen zusammenführen und schwierige Situationen entschärfen. Ein Mann, der über sich selbst lachen kann und Freude an den Absurditäten des Lebens findet, kann oft mit einem leichteren Herzen und einer positiveren Einstellung durchs Leben gehen.

Engagement ist eine tief verwurzelte Eigenschaft, die die Zuverlässigkeit und Hingabe eines Mannes zeigt. Ob es sich nun um eine Beziehung, eine Sache oder ein Ziel handelt, diese Eigenschaft zeigt die Fähigkeit eines Mannes, standhaft und unerschütterlich zu sein. Es geht um eine langfristige Hingabe, die flüchtige Wünsche und Herausforderungen überdauert.

Beschützerinstinkt bei einem Mann kann ein tiefgreifender Charakterzug sein. Es ist eine Eigenschaft, die sich nicht in dem Wunsch nach Kontrolle äußert, sondern in dem Drang, die Sicherheit und das Wohlergehen von geliebten Menschen zu gewährleisten. Ein beschützender Mann bietet denjenigen, die ihm anvertraut sind, Sicherheit, Unterstützung und Schutz vor körperlichen und emotionalen Schäden.

Kreativität ist nicht geschlechtsgebunden und eine hervorragende Eigenschaft für einen Mann. Kreativität fördert Innovation und Problemlösung. Ein kreativer Mann geht Herausforderungen auf einzigartige Weise an und trägt persönlich und beruflich originelle Ideen und Lösungen bei.

Mut wird oft mit Männlichkeit assoziiert; es ist die Fähigkeit, sich Ängsten, Unsicherheiten und Einschüchterungen zu stellen, ohne sich abschrecken zu lassen. Einem mutigen Mann fehlt es nicht an Angst, aber er stellt sich ihr, sei es in Form von körperlichen Herausforderungen, dem Einstehen für seine Überzeugungen oder dem Treffen schwieriger Entscheidungen.

Geduld ist eine Tugend, die für einen Mann sehr wertvoll ist. Es ist die Fähigkeit, schwierige Umstände mit Beharrlichkeit und Gelassenheit zu ertragen. Ein geduldiger Mann kann mit Stress und Frustration umgehen, ohne überwältigt zu werden oder impulsiv zu handeln, was eine durchdachte Entscheidungsfindung und eine ruhige Präsenz für seine Umgebung ermöglicht.

Die Großzügigkeit eines Menschen bereichert nicht nur das Leben anderer, sondern auch sein eigenes. Es geht nicht nur darum, materiell zu geben, sondern auch darum, mit Zeit, Aufmerksamkeit und Geist großzügig zu sein. Ein hilfsbereiter Mensch teilt, was er hat, sei es Wissen, Ressourcen oder eine helfende Hand, und er tut dies, ohne eine Gegenleistung zu erwarten.

Disziplin ist eine Eigenschaft, die einen Mann dazu befähigt, seine Ziele zu erreichen. Sie besteht darin, sich selbst zu trainieren, konsequent und zielgerichtet zu sein und seine Begierden und Verhaltensweisen zu kontrollieren. Ein disziplinierter Mensch kann sich Ziele setzen und fleißig arbeiten und trotz Ablenkungen oder Versuchungen seine Richtung beibehalten.

Anpassungsfähigkeit ist eine Eigenschaft, die in der schnelllebigen, sich ständig verändernden modernen Welt besonders wertvoll ist. Ein anpassungsfähiger Mensch kann sich mit Leichtigkeit und Anmut an veränderte Umstände, Rollen oder Umgebungen anpassen. Diese Flexibilität des Geistes und der Herangehensweise ermöglicht es ihm, Hindernisse zu überwinden und seine Strategien nach Bedarf anzupassen.

Loyalität ist eine Eigenschaft, die tiefe und dauerhafte Beziehungen begünstigt. Ein loyaler Mann steht seinen Freunden, seiner Familie und seinen Partnern zur Seite und bietet ihnen Unterstützung und Treue. Diese Loyalität schafft starke Bindungen und einen guten Ruf für Zuverlässigkeit und Vertrauenswürdigkeit.

Der Ehrgeiz eines Mannes ist die treibende Kraft für sein persönliches und berufliches Wachstum. Ein ehrgeiziger Mann hat seine Ziele fest im Blick und arbeitet unermüdlich daran, sie zu erreichen. Dieser Ehrgeiz ist nicht egoistisch, sondern kann zu Fortschritten und Beiträgen führen, die der Gesellschaft zugute kommen.

Sachlichkeit ist eine Eigenschaft, die einem Mann im täglichen Leben gute Dienste leistet. Ein praktisch veranlagter Mensch kann Probleme und Situationen vernünftig angehen, praktikable Lösungen finden und Entscheidungen auf der Grundlage realistischer Überlegungen treffen.

Empathie ist die Fähigkeit, die Gefühle eines anderen zu verstehen und zu teilen, und bei einem Mann kann sie Barrieren abbauen und Verbindungen fördern. Ein einfühlsamer Mann kann eine echte und tiefgreifende Unterstützung bieten, die in Zeiten der Not Trost und Verständnis spendet.

Hier ist eine Liste von Gesundheitsthemen, die Männer häufig betreffen:

Haftungsausschluss: Diese Informationen dienen ausschließlich der Unterhaltung. Die folgende Liste homöopathischer Heilmittel dient der Unterhaltung und sollte nicht als medizinischer Ratschlag verstanden werden. Es ist unerlässlich, einen zertifizierten und lizenzierten Arzt zu konsultieren, bevor Sie mit den unten aufgeführten Informationen fortfahren, insbesondere wenn Sie eines der genannten Symptome oder Gesundheitszustände haben.

Vorzeitige Ejakulation:

Ein vorzeitiger Samenerguss tritt auf, wenn die Ejakulation während der sexuellen Aktivität zu schnell erfolgt, was zu unbefriedigenden sexuellen Erfahrungen führt. Es handelt sich um eines der häufigsten sexuellen Probleme bei Männern. Zur Behandlung können Verhaltenstechniken, örtliche Betäubungsmittel und Medikamente eingesetzt werden.

Prostatavergrößerung (Benigne Prostatahyperplasie - BPH):

Die gutartige Prostatahyperplasie (BPH) ist eine nicht krebsartige Vergrößerung der Prostata, die bei älteren Männern häufig auftritt. Sie kann zu Schwierigkeiten beim Wasserlassen führen, z. B. häufiges Wasserlassen, schwacher Urinstrahl oder Schwierigkeiten beim Starten und Stoppen des Wasserlassens. Zu den Behandlungsmöglichkeiten gehören Medikamente, minimalinvasive Verfahren und Operationen.

Prostatakrebs:

Prostatakrebs ist die Entwicklung von Krebszellen in der Prostata. Er ist weltweit die zweithäufigste Krebserkrankung bei Männern. Die Behandlungsmöglichkeiten hängen vom Stadium und der Aggressivität des Krebses ab und umfassen Operation, Strahlentherapie, Hormontherapie, Chemotherapie und Immuntherapie.

Hodenkrebs:

Hodenkrebs ist das Wachstum von Krebszellen in den Hoden. Am häufigsten sind jüngere Männer betroffen. Die Behandlung umfasst die chirurgische Entfernung des befallenen Hodens, gefolgt von weiteren Behandlungen wie Strahlen- oder Chemotherapie, falls erforderlich.

Männliche Unfruchtbarkeit:

Männliche Unfruchtbarkeit bezeichnet die Unfähigkeit, ein Kind zu zeugen, aufgrund von Faktoren, die die Spermienproduktion, -beweglichkeit oder -funktion beeinträchtigen. Zu den Ursachen können hormonelle Ungleichgewichte, Hodenverletzungen, Infektionen oder genetische Faktoren gehören. Die Behandlungsmöglichkeiten hängen von der zugrunde liegenden Ursache ab und können Medikamente, chirurgische Eingriffe oder assistierte Reproduktionstechnologien wie die In-vitro-Fertilisation (IVF) umfassen.

Prostatitis:

Bei der Prostatitis handelt es sich um eine Entzündung der Prostata, die zu Problemen beim Wasserlassen und Schmerzen im Beckenbereich führt. Sie kann akut oder chronisch sein, und die Behandlung hängt von der Art und der zugrunde liegenden Ursache ab. Antibiotika, Alpha-Blocker und Schmerzmittel sind gängige Behandlungsmethoden.

Andropause (männliche Menopause):

Die Andropause bezeichnet einen altersbedingten Rückgang des Testosteronspiegels, der zu verschiedenen Symptomen wie Müdigkeit, verminderter Muskelmasse, Stimmungsschwankungen und vermindertem sexuellen Verlangen führt. Zur Behandlung der Symptome kann eine Hormonersatztherapie in Betracht gezogen werden.

Niedriger Testosteronspiegel (Hypogonadismus):

Unter Hypogonadismus versteht man die unzureichende Produktion von Testosteron. Er kann durch medizinische Erkrankungen, Verletzungen oder genetische Faktoren verursacht werden. Zu den Behandlungsmöglichkeiten gehört eine Testosteronersatztherapie in Form von Gelen, Pflastern, Injektionen oder Pellets.

Kahlheit bei Männern (androgenetische Alopezie):

Kahlheit bei Männern ist eine genetisch bedingte Form des Haarausfalls, die in der Regel den Haaransatz und den Scheitelbereich betrifft. Zu den Behandlungsmöglichkeiten gehören Medikamente wie Minoxidil und Finasterid, chirurgische Haartransplantationen und Low-Level-Lasertherapie.

Männliche Brustvergrößerung (Gynäkomastie):

Gynäkomastie ist die Vergrößerung des Brustgewebes bei Männern, die oft auf ein hormonelles Ungleichgewicht zurückzuführen ist. In den meisten Fällen bildet sich die Gynäkomastie von selbst zurück. Bei schweren oder anhaltenden Fällen kann ein chirurgischer Eingriff erwogen werden.

Depressionen:

Eine Depression ist eine Stimmungsstörung, die durch anhaltende Traurigkeit, Interessenverlust, Schlaf- und Appetitstörungen und Gefühle der Hoffnungslosigkeit gekennzeichnet ist. Sie kann Männer jeden Alters betreffen, und die Behandlung kann eine Therapie, Medikamente oder eine Kombination aus beidem umfassen.

Angstzustände:

Angststörungen sind mit übermäßigen Sorgen, Ängsten und Nervosität verbunden, die das tägliche Leben erheblich beeinträchtigen können. Zu den Behandlungsmöglichkeiten gehören Therapie, Medikamente und stressreduzierende Techniken.

Herz-Kreislauf-Erkrankungen:

Herz-Kreislauf-Erkrankungen umfassen eine Gruppe von Erkrankungen, die das Herz und die Blutgefäße betreffen. Zu den häufigsten Herz-Kreislauf-Erkrankungen bei Männern gehören koronare Herzkrankheiten, Herzinfarkte und Schlaganfälle. Lebensstiländerungen, Medikamente und medizinische Verfahren helfen bei der Behandlung dieser Erkrankungen.

Hypertonie (Bluthochdruck):

Bluthochdruck ist ein dauerhaft erhöhter Blutdruck, ein bedeutender Risikofaktor für Herzkrankheiten und Schlaganfälle. Zur Behandlung von Bluthochdruck werden in der Regel Lebensstiländerungen und Medikamente eingesetzt.

Diabetes:

Diabetes ist eine chronische Erkrankung, die durch hohe Blutzuckerwerte gekennzeichnet ist. Wenn sie nicht gut behandelt wird, kann sie zu verschiedenen Komplikationen führen. Die Behandlung umfasst die Überwachung des Blutzuckerspiegels, Änderungen der Lebensweise und Medikamente.

Chronisch obstruktive Lungenerkrankung (COPD):

Zu COPD gehören chronische Bronchitis und Emphysem, fortschreitende Lungenkrankheiten, die häufig durch Rauchen verursacht werden. Raucherentwöhnung, Inhalatoren und Sauerstofftherapie werden bei der Behandlung von COPD eingesetzt.

Schlafapnoe:

Bei der Schlafapnoe handelt es sich um eine Schlafstörung, bei der die Atmung während des Schlafs wiederholt aussetzt und einsetzt, was zu schlechter Schlafqualität und Tagesmüdigkeit führt. Die CPAP-Therapie (Continuous Positive Airway Pressure) und eine Änderung der Lebensweise sind gängige Behandlungsmethoden.

Alkoholkonsumstörung:

Bei einer Alkoholabhängigkeitserkrankung handelt es sich um ein Trinkverhalten, das zu erheblichen Belastungen oder Beeinträchtigungen im täglichen Leben führt. Die Behandlung kann Beratungen, Selbsthilfegruppen und Medikamente umfassen.

Drogenmissbrauch und -abhängigkeit:

Drogenmissbrauch und -abhängigkeit beziehen sich auf den Missbrauch von Drogen, der zu physischer und psychischer Abhängigkeit führt. Die Behandlung kann eine Entgiftung, Beratung und Selbsthilfegruppen umfassen.

Fettleibigkeit:

Fettleibigkeit ist ein übermäßiges Körpergewicht, das das Risiko für verschiedene Gesundheitsstörungen erhöht. Eine Änderung des Lebensstils, der Ernährung und der sportlichen Betätigung sind wesentliche Bestandteile der Adipositasbehandlung.

Osteoporose:

Osteoporose ist durch geschwächte Knochen gekennzeichnet, die das Risiko von Knochenbrüchen erhöhen. Zur Behandlung der Osteoporose werden eine angemessene Kalzium- und

Vitamin-D-Zufuhr, gewichtsbelastende Übungen und Medikamente eingesetzt.

Chronische Nierenerkrankung:

Bei einer chronischen Nierenerkrankung handelt es sich um eine langfristige Nierenschädigung, bei der die Fähigkeit, Abfallstoffe und Flüssigkeiten aus dem Blut zu filtern, eingeschränkt ist. Die Behandlung umfasst Änderungen der Lebensweise, Medikamente und in schweren Fällen Dialyse oder Nierentransplantation.

Anämie:

Anämie ist ein Mangel an roten Blutkörperchen oder Hämoglobin, der zu Müdigkeit und Schwäche führt. Die Behandlung kann die Einnahme von Eisenpräparaten und die Behebung der zugrunde liegenden Ursache umfassen.

Leistenhernie:

Ein Leistenbruch liegt vor, wenn ein Teil des Darms oder des Bauchgewebes durch eine geschwächte Stelle in der Bauchwand, meist in der Nähe der Leiste, herausragt. Er kann eine sichtbare Vorwölbung und Beschwerden verursachen, vor allem beim Heben oder Belasten. Die häufigste Behandlungsmethode bei Leistenbrüchen ist die Operation, um die geschwächte Bauchwand zu reparieren und das eingedrungene Gewebe wieder in seine richtige Position zu bringen.

Varikozele:

Varikozelen sind vergrößerte Venen im Hodensack, ähnlich wie Krampfadern an den Beinen. Sie können die Spermienproduktion und die männliche Fruchtbarkeit beeinträchtigen, indem sie die Hodentemperatur erhöhen und den Blutfluss beeinträchtigen. Die Behandlungsmöglichkeiten hängen von der Schwere der Symptome und den Fruchtbarkeitsbedenken ab und können eine chirurgische Reparatur oder eine Embolisierung umfassen, um den Blutfluss von den betroffenen Venen wegzuleiten.

Obstruktive Schlafapnoe:

Obstruktive Schlafapnoe ist eine Schlafstörung, bei der die Atemwege während des Schlafs blockiert werden oder kollabieren, was zu einer unterbrochenen Atmung und einer verminderten Sauerstoffaufnahme führt. Dies kann zu fragmentiertem Schlaf und übermäßiger Tagesmüdigkeit führen. Die häufigste Behandlung ist die CPAP-Therapie (Continuous Positive Airway Pressure), bei der ein Gerät über eine Maske Luftdruck abgibt, um die Atemwege offen zu halten.

Hodentorsion:

Eine Hodentorsion ist ein medizinischer Notfall, bei dem sich der Samenstrang verdreht und die Blutzufuhr zum Hoden unterbrochen wird. Sie äußert sich durch plötzliche und starke Hodenschmerzen, Schwellungen und möglicherweise Übelkeit. Ein sofortiger chirurgischer Eingriff ist notwendig, um die Verdrehung zu lösen und die Blutzufuhr wiederherzustellen, damit der Hoden nicht dauerhaft geschädigt wird.

Nebenhodenentzündung (Epididymitis):

Epididymitis ist eine Entzündung des Nebenhodens, der Röhre im hinteren Teil des Hodens, in der die Spermien gespeichert und transportiert werden. Sie kann durch Infektionen, sexuell übertragbare Krankheiten oder Harnwegsinfektionen verursacht werden. Zu den Symptomen gehören Schmerzen, Schwellungen und Unbehagen im Hodensack. Weitere Symptome können Rötung, Wärme, Zärtlichkeit und ein Knoten im betroffenen Bereich sein. Eine sofortige ärztliche Behandlung ist wichtig, um die zugrunde liegende Ursache festzustellen und eine angemessene Behandlung durchzuführen, einschließlich Antibiotika, Schmerzlinderung und Ruhe, um die Symptome zu lindern und Komplikationen zu vermeiden.

Balanitis:

Bei der Balanitis handelt es sich um eine Entzündung der Eichel, die in der Regel durch eine Infektion oder mangelnde Hygiene verursacht wird. Zu den Symptomen gehören Rötung, Wundsein, Juckreiz und Ausfluss. Schmerzen oder Beschwerden beim Wasserlassen, Schwellungen, ein unangenehmer Geruch und Schwierigkeiten beim Zurückziehen der Vorhaut können ebenfalls auftreten. Richtige Hygienepraktiken, einschließlich der sanften Reinigung des Penis und der Vermeidung von Reizstoffen, können helfen, Balanitis zu verhindern. Die Behandlung kann topische oder orale Medikamente zur Behandlung von Infektionen sowie unterstützende Maßnahmen zur Linderung der Symptome und Förderung der Heilung umfassen.

Pilzinfektionen (z. B. Sommerekzem):

Pilzinfektionen, wie z. B. das Jock-Itch, werden durch eine Pilzüberwucherung in warmen und feuchten Körperregionen verursacht und betreffen in der Regel die Leistengegend. Diese Infektionen führen zu Rötungen, Juckreiz und einem Ausschlag im betroffenen Bereich. Weitere Symptome können ein brennendes Gefühl, schuppende oder sich abschälende Haut, ein ausgeprägtes ringförmiges Entzündungsmuster und das Auftreten von Blasen oder Geschwüren sein. Richtige Hygiene, das Trockenhalten der betroffenen Stelle und antimykotische Behandlungen werden in der Regel eingesetzt, um Pilzinfektionen wirksam zu behandeln.

Harnwegsinfektionen (UTIs):

Harnwegsinfektionen (UTIs) betreffen das Harnsystem, einschließlich der Blase und der Harnröhre. Sie können zu schmerzhaftem Wasserlassen, häufigem Harndrang und einem Gefühl der unvollständigen Blasenentleerung führen. Harnwegsinfekte können durch Bakterien verursacht werden, die in die Harnwege eindringen. Die Behandlung umfasst Antibiotika, um die Infektion zu beseitigen und Komplikationen zu verhindern.

Schmerzen in der Leistengegend:

Leistenschmerzen sind Beschwerden oder Schmerzen in dieser Region, die häufig durch Muskelzerrungen, Leistenbrüche oder durch Schmerzen aus anderen Bereichen verursacht werden. Die Behandlung hängt von der zugrundeliegenden Ursache ab und kann Ruhe, Physiotherapie oder eine Operation bei Leistenbrüchen umfassen.

Sportverletzungen:

Männer können von verschiedenen Sportverletzungen betroffen sein, darunter Zerrungen, Verstauchungen, Knochenbrüche und Gelenkverletzungen. Richtiges Aufwärmen, Dehnen und Konditionieren können helfen, Sportverletzungen zu vermeiden. Die Behandlung hängt von der Art und Schwere der Verletzung ab und kann Ruhe, Physiotherapie oder einen chirurgischen Eingriff umfassen.

Hypertrophe Kardiomyopathie:

Bei der hypertrophen Kardiomyopathie handelt es sich um eine genetisch bedingte Herzerkrankung, bei der sich der Herzmuskel verdickt, was zu einer Herzinsuffizienz führen kann. Die Behandlung konzentriert sich auf die Bewältigung der Symptome und die Verringerung des Risikos von Komplikationen. Sie kann Medikamente, Änderungen der Lebensweise und in schweren Fällen auch chirurgische Eingriffe umfassen.

Dickdarmkrebs:

Dickdarmkrebs ist die Entwicklung von Krebszellen im Dick- oder Enddarm. Regelmäßige Vorsorgeuntersuchungen und Früherkennung sind entscheidend für eine erfolgreiche Behandlung. Zu den Behandlungsmöglichkeiten gehören Operation, Strahlentherapie, Chemotherapie und gezielte Therapie, je nach Stadium und Ausmaß des Krebses.

Angstzustände:

Zu Angststörungen gehören übermäßige Sorgen, Ängste und Nervosität, die das tägliche Leben erheblich beeinträchtigen können. Zu den Behandlungsmöglichkeiten gehören Therapie, Medikamente und stressreduzierende Techniken.

Rheumatoide Arthritis:

Rheumatoide Arthritis ist eine Autoimmunerkrankung, die zu Gelenkschmerzen, Steifheit und Entzündungen führt. Eine frühzeitige Diagnose und Behandlung sind entscheidend, um die Symptome in den Griff zu bekommen und Gelenkschäden zu verhindern. Die Behandlung kann Medikamente, Physiotherapie und eine Änderung der Lebensweise umfassen.

Chronisches Müdigkeitssyndrom (CFS):

Das chronische Müdigkeitssyndrom ist durch schwere Müdigkeit gekennzeichnet, die über einen längeren Zeitraum anhält und das tägliche Funktionieren beeinträchtigt. Es gibt kein spezifisches Heilmittel für CFS, und die Behandlung konzentriert sich auf die Bewältigung der Symptome, einschließlich Änderungen des Lebensstils, Ruhe und pausierende Aktivitäten.

Schuppenflechte:

Psoriasis ist eine chronische Hauterkrankung, die sich durch rote, schuppige Hautstellen auszeichnet. Zu den Behandlungsmöglichkeiten gehören topische Cremes, Phototherapie und systemische Medikamente.

Azoospermie (keine Spermien im Sperma):

Unter Azoospermie versteht man einen Zustand, bei dem keine Spermien im Samen vorhanden sind. Sie kann durch ein hormonelles Ungleichgewicht, genetische Faktoren, eine Obstruktion im Reproduktionstrakt oder Hodenanomalien verursacht werden und zu männlicher Unfruchtbarkeit führen.

Vaginaler Ausfluss (bei Männern):

Vaginaler Ausfluss bei Männern bezieht sich auf die abnorme Freisetzung von Flüssigkeit aus der Harnröhre. Er kann durch Infektionen, Entzündungen der Harnröhre oder sexuell übertragbare Krankheiten verursacht werden.

Brustkrebs (bei Männern):

Brustkrebs bei Männern ist die Entwicklung von Krebszellen im Brustgewebe. Er ist bei Männern relativ selten, kann aber auftreten und sich als Knoten oder Schwellung im Brustgewebe zeigen.

Unfruchtbarkeit (männlicher Faktor):

Männliche Unfruchtbarkeit ist die Unfähigkeit, eine Schwangerschaft zu erreichen, die auf Probleme mit der Spermienproduktion, -funktion oder -abgabe zurückzuführen ist. Sie kann durch hormonelle Ungleichgewichte, genetische Faktoren, Infektionen oder Lebensstilentscheidungen verursacht werden.

Gynäkomastie (vergrößerte männliche Brüste):

Gynäkomastie ist die Vergrößerung des männlichen Brustgewebes, die zu einem geschwollenen Aussehen führt. Sie kann durch ein hormonelles Ungleichgewicht, Fettleibigkeit, bestimmte Medikamente oder zugrundeliegende Erkrankungen entstehen.

Urininkontinenz:

Harninkontinenz ist der unwillkürliche Verlust von Urin, der zum Auslaufen aus der Blase führt. Schwache Blasenmuskeln, Nervenschäden oder eine vergrößerte Prostata können die Ursache sein.

Hämorrhoiden (Hämorrhoiden):

Hämorrhoiden, auch bekannt als Hämorrhoiden, sind geschwollene und entzündete Venen im unteren Rektum und am Anus. Sie können Schmerzen, Juckreiz und Blutungen beim Stuhlgang verursachen.

Krampfadern (Varizen):

Krampfadern sind vergrößerte, geschwollene und verdrehte Venen, meist in den Beinen. Sie entstehen durch geschwächte Venenwände und schlecht funktionierende Venenklappen.

Haarausfall (männliche Glatzenbildung):

Die männliche Glatze ist eine häufige Form des Haarausfalls bei Männern, die durch eine zurückweichende Haarlinie und dünner werdendes Haar auf dem Scheitel gekennzeichnet ist. Genetische Faktoren und hormonelle Veränderungen sind in der Regel die Ursache.

Gicht:

Gicht ist eine Form der Arthritis, die sich durch plötzliche, heftige Anfälle von Schmerzen, Rötung und Zärtlichkeit in den Gelenken auszeichnet und in der Regel den großen Zeh betrifft. Sie wird durch eine Ansammlung von Harnsäurekristallen in den Gelenken verursacht.

Leberzirrhose:

Leberzirrhose ist eine Vernarbung der Leber im Spätstadium, die durch viele Formen von Lebererkrankungen und -zuständen wie Hepatitis und chronischen Alkoholismus verursacht wird. Sie führt zu einer eingeschränkten Leberfunktion und verschiedenen Komplikationen.

Parkinson-Krankheit:

Die Parkinson-Krankheit ist eine fortschreitende Störung des Nervensystems, die sich auf die Bewegung auswirkt und zu Zittern, Steifheit und Schwierigkeiten beim Gehen und bei der Koordination führt. Ursache ist der Verlust von Dopamin produzierenden Gehirnzellen.

Autismus-Spektrum-Störung (ASD):

Die Autismus-Spektrum-Störung ist eine Entwicklungsstörung, die die Kommunikation, das Verhalten und die soziale Interaktion beeinträchtigt. Es handelt sich um ein breites Spektrum von Erkrankungen, und die Symptome können sehr unterschiedlich sein.

Erektile Dysfunktion (ED):

Erektile Dysfunktion ist die Unfähigkeit, eine für sexuelle Aktivitäten ausreichende Erektion zu erreichen oder aufrechtzuerhalten. Sie kann durch physische oder psychische Faktoren wie Gefäßprobleme, hormonelle Störungen oder Stress verursacht werden.

Gutartige Prostatahyperplasie (BPH):

Bei der gutartigen Prostatahyperplasie handelt es sich um eine Vergrößerung der Prostata, die in der Regel mit zunehmendem Alter auftritt. Sie kann zu Harnwegsbeschwerden wie häufigem Wasserlassen und schwachem Urinfluss führen.

Zwangsneurosen (OCD):

Die Zwangsstörung ist eine psychische Erkrankung, die durch Zwangsgedanken und zwanghaftes Verhalten gekennzeichnet ist. Die Betroffenen führen möglicherweise wiederholte Handlungen aus, um Ängste oder aufdringliche Gedanken zu lindern.

Alopecia Areata:

Alopecia areata ist eine Autoimmunerkrankung, die plötzlichen Haarausfall in kleinen, runden Flecken auf der Kopfhaut oder anderen Körperbereichen verursacht.

Laryngitis:

Laryngitis ist eine Entzündung des Kehlkopfs (Stimmlippens), die zu Heiserkeit oder Stimmverlust führt. Sie kann durch Infektionen, Stimmbelastung oder Reizstoffe verursacht werden.

Gastritis:

Bei der Gastritis handelt es sich um eine Entzündung der Magenschleimhaut, die zu Symptomen wie Übelkeit, Verdauungsstörungen und Unterleibsschmerzen führt.

Sinusitis:

Sinusitis ist eine Entzündung der Nebenhöhlen, der luftgefüllten Räume im Schädel. Sie kann Nasenverstopfung, Gesichtsschmerzen und Kopfschmerzen verursachen.

Ohrinfektionen (Otitis Media):

Otitis media ist eine Entzündung des Mittelohrs, die oft durch bakterielle oder virale Infektionen verursacht wird. Sie kann zu Ohrenschmerzen, Flüssigkeitsansammlungen und vorübergehendem Hörverlust führen.

Nasenpolypen:

Nasenpolypen sind nicht krebsartige Wucherungen, die sich in der Nasenschleimhaut oder den Nebenhöhlen bilden und zu verstopfter Nase und Atembeschwerden führen.

Anämie:

Von Anämie spricht man, wenn dem Körper nicht genügend gesunde rote Blutkörperchen zur Verfügung stehen, um ausreichend Sauerstoff in das Gewebe zu transportieren. Dies kann zu Müdigkeit, Schwäche und blasser Haut führen.

Fettlebererkrankung (nicht-alkoholisch):

Bei der nicht-alkoholischen Fettlebererkrankung handelt es sich um die Ansammlung von Fett in der Leber, ohne dass Alkohol konsumiert wird. Sie kann zu Leberentzündungen und Narbenbildung führen.

Hypothyreose:

Bei der Hypothyreose handelt es sich um eine Schilddrüsenunterfunktion, die zu einer verminderten Produktion von Schilddrüsenhormonen führt und Symptome wie Müdigkeit, Gewichtszunahme und Kälteempfindlichkeit hervorruft.

Prostatakrebs:

Prostatakrebs ist die Entwicklung von Krebszellen in der Prostata. Er ist eine der häufigsten Krebsarten bei Männern.

Polyzystisches Ovarialsyndrom (PCOS) bei Männern (Stein-Leventhal-Syndrom):

PCOS bei Männern ist eine seltene Erkrankung, die durch ein hormonelles Ungleichgewicht gekennzeichnet ist, das zu Symptomen wie unregelmäßigen Perioden, Gewichtszunahme und Unfruchtbarkeit führen kann.

Prostatitis (chronische nicht-bakterielle):

Eine chronische nichtbakterielle Prostatitis ist eine Entzündung der Prostata ohne bakterielle Infektion. Sie kann Symptome beim Wasserlassen und Beschwerden in der Beckenregion verursachen.

Chlamydien-Infektion (genitale Chlamydien):

Die Chlamydieninfektion ist eine häufige sexuell übertragbare Infektion, die durch das Bakterium Chlamydia trachomatis verursacht wird. Sie kann zu genitalen und urinalen Symptomen führen, bleibt aber oft symptomlos.

Haftungsausschluss. Was folgt, dient nur der Unterhaltung. Es werden keinerlei medizinische Ratschläge erteilt. Wenn Sie eines dieser Symptome verspüren, suchen Sie bitte einen zugelassenen, qualifizierten Arzt auf.

Erektile Dysfunktion (Impotenz):

- Agnus castus: Dieses Mittel ist nützlich für Männer mit geringem sexuellen Verlangen, vorzeitiger Ejakulation und erektiler Dysfunktion aufgrund von Depressionen, Angstzuständen oder übermäßiger sexueller Aktivität.

- Lycopodium clavatum: Wird bei Impotenz eingesetzt, die mit Gefühlen der Unzulänglichkeit und Leistungsangst einhergeht. Männer, die Lycopodium benötigen, können Schwierigkeiten haben, eine Erektion zu bekommen, aber wenn sie einmal erreicht ist, kann sie während des Geschlechtsverkehrs verloren gehen.

- Selenium metallicum: Dieses Mittel wird bei Erektionsstörungen verschrieben, die mit übermäßiger sexueller Aktivität, Erschöpfung und Schwäche einhergehen.

- Acidum phosphoricum: Männer, die aufgrund von Trauer, Traurigkeit oder geistiger Erschöpfung an sexueller Kraft verlieren, können von diesem Mittel profitieren.

- Aurum metallicum: Dieses Mittel wird bei Impotenz bei Männern mit Gefühlen von Wertlosigkeit, starkem Stress und Depression eingesetzt.

Vorzeitige Ejakulation:

- Staphysagria: Dieses Mittel ist hilfreich für Männer, die einen vorzeitigen Samenerguss bei unterdrückten Emotionen, insbesondere Wut oder Groll, erleben.

- Graphites: Männer, die Graphites benötigen, können aufgrund von Angst, Schüchternheit und Empfindlichkeit eine vorzeitige Ejakulation erleben.

- Gelsemium sempervirens: Verordnet für Männer mit vorzeitiger Ejakulation aufgrund von Leistungsangst und Angst vor öffentlichen Auftritten oder Lampenfieber.

- Avena sativa: Dieses Mittel ist hilfreich bei vorzeitigem Samenerguss in Verbindung mit sexueller Erschöpfung und nervöser Schwäche.

- Titanium metallicum: Wird bei vorzeitiger Ejakulation mit übermäßiger Empfindlichkeit und Reizbarkeit eingesetzt.

Leistenhernie:

- Nux vomica: Dieses Mittel wird bei Leistenbrüchen eingesetzt, die durch Überlastung, Überanstrengung oder eine sitzende Lebensweise verursacht werden.

- Bryonia alba: Verordnet bei Leistenbrüchen, die sich durch Bewegung verschlimmern und durch Ruhe gelindert werden.

- Colocynthis: Wird bei Leistenbrüchen mit krampfartigen und stechenden Schmerzen eingesetzt.

- Rhus Toxicodendron: Dieses Mittel ist hilfreich bei Leistenbrüchen, die durch Überanstrengung verursacht werden und durch Bewegung gelindert werden.

- Belladonna: Verschrieben für plötzliche und intensive Leistenbruch mit Rötung und Hitze.

Andropause (männliche Menopause):

- Lycopodium clavatum: Wird bei Andropause mit körperlicher und geistiger Erschöpfung, verminderter Libido und Leistungsangst eingesetzt.

- Phosphoricum acidum: Dieses Mittel ist hilfreich bei Andropause mit emotionaler Erschöpfung, Gleichgültigkeit und Apathie.

- Agnus castus: Verordnet bei Andropause mit vermindertem sexuellen Verlangen, vorzeitigem Samenerguss und Erektionsstörungen.

- Selenium metallicum: Wird bei Andropause mit Schwäche, Müdigkeit und sexueller Debilität eingesetzt.

- Acidum phosphoricum: Dieses Mittel ist hilfreich bei Andropause mit geistiger und körperlicher Erschöpfung, einschließlich Fällen von sexueller Schwäche.

Menopause bei Männern (Andropause):

- Lycopodium clavatum: Verordnet bei Andropause mit körperlicher und geistiger Erschöpfung, verminderter Libido und Leistungsangst.

- Phosphoricum acidum: Verwendet für Andropause mit emotionaler Erschöpfung, Gleichgültigkeit und Apathie.

- Agnus castus: Dieses Mittel ist hilfreich bei Andropause mit vermindertem sexuellem Verlangen, vorzeitigem Samenerguss und Erektionsstörung.

- Selenium metallicum: Wird bei Andropause mit Schwäche, Müdigkeit und sexueller Debilität eingesetzt.

- Acidum phosphoricum: Verordnet bei Andropause mit geistiger und körperlicher Erschöpfung, einschließlich Fällen von sexueller Schwäche.

Oligospermie (niedrige Spermienzahl):

- Agnus castus: Wird bei Oligospermie mit vermindertem sexuellem Verlangen, vorzeitigem Samenerguss und erektiler Dysfunktion eingesetzt.

- Lycopodium clavatum: Verschrieben für Oligospermie begleitet von hormonellen Ungleichgewichten, erektiler Dysfunktion und vorzeitiger Ejakulation.

- Selenium metallicum: Dieses Mittel ist hilfreich bei sexueller Schwäche, Erschöpfung und Oligospermie.

- Acidum phosphoricum: Wird bei geistiger und körperlicher Erschöpfung eingesetzt, einschließlich Fällen von Oligospermie.

- Aurum metallicum: Wird bei Depressionen, Angstzuständen und Oligospermie im Zusammenhang mit emotionalem Stress verschrieben.

Azoospermie (keine Spermien im Sperma):

- Lycopodium clavatum: Dieses Mittel hilft bei Azoospermie in Verbindung mit hormonellen Ungleichgewichten, erektiler Dysfunktion und vorzeitigem Samenerguss.

- Selenium metallicum: Wird bei sexueller Schwäche, Erschöpfung und Azoospermie eingesetzt.

- Acidum phosphoricum: Wird bei geistiger und körperlicher Erschöpfung verschrieben, auch bei Azoospermie.

- Aurum metallicum: Dieses Mittel ist hilfreich bei Depressionen, Angstzuständen und Azoospermie im Zusammenhang mit emotionalem Stress.

- Conium maculatum: Wird bei Azoospermie verschrieben, wenn die Drüsen geschwollen, verhärtet und hart sind.

Prostatavergrößerung (BPH):

- Sabal serrulata: Dieses Mittel ist hilfreich bei einer Prostatavergrößerung mit Schwierigkeiten beim Wasserlassen und häufigem Wasserlassen, besonders nachts.

- Chimaphila umbellata: Wird bei einer Prostatavergrößerung mit Schwierigkeiten beim Wasserlassen und brennenden Schmerzen beim Wasserlassen eingesetzt.

- Conium maculatum: Verordnet bei Prostatavergrößerung mit unterbrochenem und schwachem Urinfluss.

- Pulsatilla pratensis: Wird bei einer Prostatavergrößerung mit häufigem Harndrang und Schwierigkeiten beim Wasserlassen eingesetzt.

- Thuja occidentalis: Dieses Mittel ist hilfreich bei Prostatavergrößerung mit Harnträufeln und Schwierigkeiten beim Entleeren der Blase.

Hodenkrebs und Prostatakrebs:

- Conium maculatum: Dieses Mittel ist bei Hoden- und Prostatakrebs angezeigt, wenn die Drüsen geschwollen, verhärtet und hart sind. Es kann auch bei Schwierigkeiten beim Wasserlassen helfen.

- Carcinosinum: Wird bei krebsbedingten Symptomen und zur Unterstützung bei Krebserkrankungen eingesetzt.

- Thuja occidentalis: Wird bei krebsbedingten Symptomen, Hautproblemen und hormonellen Ungleichgewichten verschrieben.

- Hydrastis canadensis: Nützlich bei Krebssymptomen und zur allgemeinen Unterstützung des Immunsystems.

- Scrophularia nodosa: Wird bei geschwollenen Drüsen und krebsbedingten Symptomen eingesetzt.

Männliche Unfruchtbarkeit:

- Agnus castus: Dieses Mittel ist hilfreich bei geringer Libido und sexueller Schwäche in Fällen männlicher Unfruchtbarkeit.

- Lycopodium clavatum: Verordnet bei männlicher Unfruchtbarkeit in Verbindung mit hormonellem Ungleichgewicht, erektiler Dysfunktion und vorzeitiger Ejakulation.

- Selenium metallicum: Wird bei sexueller Schwäche, Erschöpfung und männlicher Unfruchtbarkeit eingesetzt.

- Acidum phosphoricum: Dieses Mittel ist hilfreich bei geistiger und körperlicher Erschöpfung, einschließlich Fällen von männlicher Unfruchtbarkeit.

- Aurum metallicum: Verordnet bei Depressionen, Angstzuständen und männlichen Fruchtbarkeitsproblemen im Zusammenhang mit emotionalem Stress.

Depressionen und Angstzustände:

- Ignatia amara: Wird bei Menschen eingesetzt, die unter tiefer Trauer, Traurigkeit und Stimmungsschwankungen leiden. Ignatia ist hilfreich bei emotionaler Sensibilität und Unterdrückung von Gefühlen.

- Natrum muriaticum: Dieses Mittel ist hilfreich für Menschen, die ihre Gefühle verinnerlichen, insbesondere Trauer und Enttäuschung. Es wird bei Personen eingesetzt, die zurückhaltend oder distanziert erscheinen, aber einen tiefen emotionalen Aufruhr erleben.

- Arsenicum album: Verschrieben für Angst und Unruhe mit Angst vor dem Tod, gesundheitliche Bedenken, und der Wunsch nach Beruhigung und Gesellschaft.

- Pulsatilla pratensis: Wird bei emotionaler Instabilität, Weinerlichkeit und Stimmungsschwankungen eingesetzt, insbesondere bei hormonellen Veränderungen.

- Gelsemium sempervirens: Dieses Mittel hilft bei Angstzuständen und Erwartungsängsten, insbesondere vor wichtigen Ereignissen oder Auftritten.

Herz-Kreislauf-Erkrankungen:

- Crataegus oxyacantha: Verordnet bei Herzschwäche und Herz-Kreislauf-Erkrankungen, einschließlich unregelmäßigem Herzschlag und Bluthochdruck.

- Digitalis purpurea: Wird bei Herzproblemen mit schwachem Puls, unregelmäßigem Herzschlag und Symptomen von Herzversagen eingesetzt.

- Baryta carbonica: Dieses Mittel ist hilfreich bei hohem Blutdruck bei älteren Menschen mit einem schwachen und vergrößerten Herzen.

- Naja triptans: Wohltuend bei Herzproblemen, Herzklopfen und Brustschmerzen.

- Aurum metallicum: Wird bei Depressionen, Angstzuständen und Herzproblemen im Zusammenhang mit emotionalem Stress verschrieben.

Hypertonie (Bluthochdruck):

- Baryta muriatic: Dieses Mittel wird bei hohem Blutdruck bei jungen Menschen eingesetzt, der in erster Linie auf Stress oder emotionale Empfindlichkeit zurückzuführen ist.

- Glonoinum: Wird bei Bluthochdruck mit plötzlichen und starken Kopfschmerzen und Herzklopfen verschrieben.

- Rauwolfia serpentina: Wird bei Bluthochdruck mit Schwindel, Erröten und Klopfen im Kopf eingesetzt.

-

Viscum album: Dieses Mittel ist hilfreich bei Bluthochdruck bei älteren Menschen, die zu Ohnmacht neigen.

- Syzygium jambolanum: Wird bei Diabetes mit übermäßigem Durst, häufigem Wasserlassen und Schwäche eingesetzt.

- Uranium nitricum: Verordnet bei Diabetes mit gesteigertem Appetit, übermäßigem Durst und Abmagerung.

- Phosphoricum acidum: Dieses Mittel ist hilfreich bei Diabetes mit körperlicher und geistiger Erschöpfung, besonders nach Trauer oder emotionalem Schock.

- Natrum sulphuricum: Wird bei Diabetes mit Wassereinlagerungen, Blähungen und leberbezogenen Symptomen eingesetzt.

- Abroma Augusta: Wird bei Diabetes mit gesteigertem Appetit, Gewichtsverlust und Schwäche verschrieben.

Chronisch obstruktive Lungenerkrankung (COPD):

- Arsenicum album: Wird bei COPD mit Angstzuständen, Unruhe und Atembeschwerden, insbesondere nachts, eingesetzt.

- Antimonium tartaricum: Dieses Mittel ist hilfreich bei COPD mit übermäßiger Schleimproduktion, Schwierigkeiten beim Abhusten von Schleim und Rasselgeräuschen in der Brust.

- Blatta orientalis: Verordnet bei COPD mit Husten, Atemnot und Engegefühl in der Brust.

- Sambucus nigra: Wird bei COPD mit plötzlichen und schweren Atembeschwerden eingesetzt, insbesondere bei Kindern und Säuglingen.

- Lobelia inflata: Dieses Mittel ist hilfreich bei COPD mit Kurzatmigkeit und Erstickungsgefühlen.

Schlafapnoe:

- Opium: Wird bei Schlafapnoe mit starkem Schnarchen und Schläfrigkeit während des Tages eingesetzt.

- Sambucus nigra: Verordnet bei Schlafapnoe bei Kindern und Säuglingen mit Atembeschwerden im Schlaf.

- Chamomilla: Dieses Mittel hilft bei Schlafapnoe mit Unruhe, Reizbarkeit und Einschlafschwierigkeiten.

- Nux vomica: Wird bei Schlafapnoe im Zusammenhang mit Verdauungsproblemen, Alkohol- oder Koffeinkonsum eingesetzt.

- Coffea cruda: Dieses Mittel ist hilfreich bei Schlafapnoe mit Schlafstörungen und einem überaktiven Geist.

Varikozele:

- Arnica montana: Verordnet bei Varikozele mit Wundsein, gequetschtem Gefühl und Unbehagen im betroffenen Bereich.

- Hamamelis virginiana: Wird bei Varikozele mit Völlegefühl, Schmerzen und Zärtlichkeit im Hodensack eingesetzt.

- Pulsatilla pratensis: Dieses Mittel ist hilfreich bei Varikozele mit Schwellung, Schweregefühl und Linderung bei Kälteanwendungen.

- Lycopodium clavatum: Wird bei Varikozele mit rechtsseitigen Symptomen, Schwellungen und Verdauungsproblemen eingesetzt.

- Aurum metallicum: Verschrieben für Varikozele mit Depression, Angst und emotionalem Stress.

Schmerzen in der Leistengegend:

- Nux vomica: Bei Leistenschmerzen, die durch Überlastung, Überanstrengung oder sitzende Lebensweise verursacht werden.

- Bryonia alba: Verordnet bei Leistenschmerzen, die sich durch Bewegung verschlimmern und durch Ruhe gelindert werden.

- Colocynthis: Dieses Mittel ist hilfreich bei Leistenschmerzen mit krampfartigen und stechenden Schmerzen.

- Rhus Toxicodendron: Wird bei Leistenschmerzen verwendet, die durch Überanstrengung verursacht werden und durch Bewegung gelindert werden.

- Belladonna: Dieses Mittel ist hilfreich bei plötzlichen und intensiven Leistenschmerzen mit Rötung und Hitze.

Sportverletzungen:

- Arnica Montana: Verordnet bei Sportverletzungen mit Blutergüssen, Schmerzen und Verletzungen der Weichteile.

- Rhus Toxicodendron: Wird bei Sportverletzungen mit Steifheit, Schmerzen und Verschlimmerung durch Ruhe verwendet.

- Bryonia alba: Dieses Mittel hilft bei Sportverletzungen mit stechenden und stechenden Schmerzen, die sich durch Bewegung verschlimmern.

- Ruta graveolens: Wird bei Sportverletzungen mit Sehnen, Bändern und geprellten Knochen eingesetzt.

- Calcarea phosphorica: Verordnet bei Sportverletzungen mit langsamer Heilung, Knochenbrüchen und Knochenschmerzen.

Hypertrophe Kardiomyopathie:

- Crataegus oxyacantha: Wird bei Herzschwäche und Herz-Kreislauf-Erkrankungen,   einschließlich   hypertropher Kardiomyopathie, eingesetzt.

- Digitalis purpurea: Dieses Mittel ist hilfreich bei hypertropher Kardiomyopathie mit unregelmäßigem Herzschlag und Herzklopfen.

- Baryta carbonica: Wird bei Bluthochdruck bei älteren Menschen mit einem schwachen und vergrößerten Herzen verschrieben.

- Naja Triptane: Nützlich bei Herzproblemen, Herzklopfen und Brustschmerzen.

- Aurum metallicum: Dieses Mittel wird bei Depressionen, Angstzuständen und Herzproblemen im Zusammenhang mit emotionalem Stress eingesetzt.

Dickdarmkrebs:

- Conium maculatum: Dieses Mittel ist bei Dickdarmkrebs angezeigt, wenn Schwellungen, Verhärtungen und Verhärtungen der Drüsen vorliegen. Es kann auch bei Schwierigkeiten beim Wasserlassen helfen.

- Carcinosinum: Wird bei krebsbedingten Symptomen und zur Unterstützung bei Krebserkrankungen eingesetzt.

- Thuja occidentalis: Wird bei krebsbedingten Symptomen, Hautproblemen und hormonellen Ungleichgewichten verschrieben.

- Hydrastis canadensis: Nützlich bei Krebssymptomen und zur allgemeinen Unterstützung des Immunsystems.

- Scrophularia nodosa: Wird bei geschwollenen Drüsen und krebsbedingten Symptomen eingesetzt.

Bakterielle Prostatitis:

- Apis mellifica: Verordnet bei bakterieller Prostatitis mit Entzündung, Brennen und stechenden Schmerzen beim Wasserlassen.

- Clematis erecta: Dieses Mittel ist hilfreich bei Prostatitis mit häufigem Harndrang und Schwierigkeiten beim Wasserlassen.

- Mercurius ätzende Mittel: Wird bei bakterieller Prostatitis mit starkem Brennen und schmerzhaftem Wasserlassen eingesetzt.

- Pulsatilla pratensis: Wird bei Prostatitis mit Völlegefühl, Schweregefühl und Unbehagen im Beckenbereich verschrieben.

- Rhododendron chrysanthum: Nützlich bei Prostatitis mit Schmerzen, Wundsein und ausstrahlenden Schmerzen im Rücken und in den Hüften.

Nebenhodenentzündung (Epididymitis):

- Apis mellifica: Dieses Mittel wird bei Nebenhodenentzündung mit Schwellung, Rötung und stechenden Schmerzen im Hodensack eingesetzt.

- Clematis recta: Verordnet bei Nebenhodenentzündung mit schmerzhafter Schwellung und ziehendem Schmerz in den Hoden.

- Mercurius ätzende Mittel: Wird bei Nebenhodenentzündung mit starkem Brennen, stechenden Schmerzen und Schwierigkeiten beim Wasserlassen eingesetzt.

- Pulsatilla pratensis: Dieses Mittel ist hilfreich bei Nebenhodenentzündungen mit Völlegefühl, Schweregefühl und Erleichterung bei Kälteanwendungen.

- Rhododendron chrysanthum: Wohltuend bei Nebenhodenentzündung mit Schmerzen, Wundsein und ziehenden Schmerzen in den Hoden.

Balanitis:

- Calendula officinalis: Verordnet bei Balanitis mit Entzündungen, Rötungen und Schmerzen an der Eichel.

- Cantharis vesicatoria: Wird bei Balanitis mit brennenden, brennenden Schmerzen und schmerzhaftem Wasserlassen eingesetzt.

- Graphite: Dieses Mittel hilft bei Balanitis mit rissiger, trockener Haut und klebrigem Ausfluss.

- Mezereum: Wird bei Balanitis mit Juckreiz, Brennen und krustigen Ausbrüchen an der Eichel verwendet.

- Sepia officinalis: Verordnet bei Balanitis mit Rötung, Juckreiz und brennenden Empfindungen.

Pilzinfektionen (z. B. Sommerekzem):

- Schwefel: Wird bei Pilzinfektionen mit Rötung, Juckreiz und Brennen eingesetzt.

- Sepia officinalis: Verordnet bei Pilzinfektionen mit feuchtem, übel riechendem Ausfluss und Juckreiz.

- Thuja occidentalis: Dieses Mittel ist hilfreich bei Pilzinfektionen mit Warzen oder Wucherungen auf der Haut.

- Graphite: Wird bei Pilzinfektionen mit rauer, roter und rissiger Haut verwendet.

- Natrum muriaticum: Verordnet bei Pilzinfektionen mit Juckreiz und Hautausschlägen, die sich durch Hitze verschlimmern.

Harnwegsinfektionen (UTIs):

- Cantharis vesicatoria: Dieses Mittel wird bei Harnwegsinfektionen mit stark brennenden Schmerzen beim Wasserlassen und häufigem Harndrang eingesetzt.

- Apis mellifica: Verordnet bei Harnwegsinfektionen mit stechenden, brennenden Schmerzen und dünnem, milchigem Urin.

- Staphysagria: Wird bei Harnwegsinfekten eingesetzt, die durch Reizungen nach dem Geschlechtsverkehr oder durch unterdrückte Gefühle verursacht werden.

- Sarsaparilla officinalis: Dieses Mittel hilft bei Harnwegsinfektionen mit brennenden Schmerzen am Ende des Wasserlassens und Nierenkoliken.

- Pulsatilla pratensis: Verordnet bei Harnwegsinfektionen mit leichten, wechselnden Symptomen und dem Wunsch nach frischer Luft.

Hydrozele:

- Apis mellifica: Wird bei Hydrozele mit Schwellung, Wundsein und schmerzhaftem Schmerz im Hodensack angewendet.

- Arnica montana: Verordnet bei Hydrozele mit Wundsein, Druckgefühl und Unbehagen im betroffenen Bereich.

- Pulsatilla pratensis: Dieses Mittel ist hilfreich bei Hydrozele mit Schwellung, Schweregefühl und Erleichterung bei Kälteanwendungen.

- Rhododendron chrysanthum: Wird bei Hydrozele mit Schmerzen, Wundsein und ziehenden Schmerzen in den Hoden eingesetzt.

- Silicea: Verordnet bei Hydrozele mit Schwellung und Verhärtung im Hodensack.

Brustkrebs (bei Männern):

- Conium maculatum: Verschrieben bei Brustkrebs bei Männern, wenn Schwellungen, Verhärtungen und Verhärtungen der Drüsen auftreten.

- Carcinosinum: Wird bei krebsbedingten Symptomen und zur Unterstützung bei Krebserkrankungen eingesetzt.

- Thuja occidentalis: Dieses Mittel hilft bei krebsbedingten Symptomen, Hautproblemen und hormonellen Ungleichgewichten.

- Hydrastis canadensis: Wird bei Krebssymptomen und zur allgemeinen Unterstützung des Immunsystems eingesetzt.

- Scrophularia nodosa: Wird bei geschwollenen Drüsen und krebsbedingten Symptomen verschrieben.

Unfruchtbarkeit (männlicher Faktor):

- Agnus castus: Wird bei geringer Libido und sexueller Schwäche in Fällen männlicher Unfruchtbarkeit eingesetzt.

- Lycopodium clavatum: Verschrieben für männliche Unfruchtbarkeit begleitet von hormonellen Ungleichgewichten, erektile Dysfunktion und vorzeitige Ejakulation.

- Selenium metallicum: Dieses Mittel ist hilfreich bei sexueller Schwäche, Erschöpfung und männlicher Unfruchtbarkeit.

- Acidum phosphoricum: Wird bei geistiger und körperlicher Erschöpfung, einschließlich Fällen männlicher Unfruchtbarkeit, eingesetzt.

- Aurum metallicum: Verordnet bei Depressionen, Angstzuständen und männlichen Fruchtbarkeitsstörungen im Zusammenhang mit emotionalem Stress.

Gynäkomastie (vergrößerte männliche Brüste):

- Conium maculatum: Dieses Mittel wird bei Gynäkomastie mit geschwollenen, schmerzhaften Brüsten eingesetzt.

- Thuja occidentalis: Verordnet bei Gynäkomastie mit harten, knotigen oder knotigen Wucherungen in den Brüsten.

- Graphite: Wird bei Gynäkomastie mit vergrößerten Brüsten und trockener, rissiger Haut eingesetzt.

- Rhus Toxicodendron: Dieses Mittel hilft bei Gynäkomastie

Sepia officinalis: Verordnet bei Pilzinfektionen mit feuchtem, übelriechendem Ausfluss und Juckreiz.

- Thuja occidentalis: Dieses Mittel ist hilfreich bei Pilzinfektionen mit Warzen oder Wucherungen auf der Haut.

- Graphite: Wird bei Pilzinfektionen mit rauer, roter und rissiger Haut verwendet.

- Natrum muriaticum: Verordnet bei Pilzinfektionen mit Juckreiz und Hautausschlägen, die sich durch Hitze verschlimmern.

Harnwegsinfektionen (UTIs):

- Cantharis vesicatoria: Dieses Mittel wird bei Harnwegsinfektionen mit stark brennenden Schmerzen beim Wasserlassen und häufigem Harndrang eingesetzt.

- Apis mellifica: Verordnet bei Harnwegsinfektionen mit stechenden, brennenden Schmerzen und dünnem, milchigem Urin.

- Staphysagria: Wird bei Harnwegsinfekten eingesetzt, die durch Reizungen nach dem Geschlechtsverkehr oder durch unterdrückte Gefühle verursacht werden.

- Sarsaparilla officinalis: Dieses Mittel hilft bei Harnwegsinfektionen mit brennenden Schmerzen am Ende des Wasserlassens und Nierenkoliken.

- Pulsatilla pratensis: Verordnet bei Harnwegsinfektionen mit leichten, wechselnden Symptomen und dem Wunsch nach frischer Luft.

Leistenbruch:

- Nux vomica: Dieses Mittel wird bei Leistenbrüchen eingesetzt, die durch Überlastung, Überanstrengung oder eine sitzende Lebensweise verursacht werden.

- Bryonia alba: Verordnet bei Leistenbrüchen, die sich durch Bewegung verschlimmern und durch Ruhe gelindert werden.

- Colocynthis: Wird bei Leistenbrüchen mit krampfartigen und stechenden Schmerzen eingesetzt.

- Rhus Toxicodendron: Dieses Mittel ist hilfreich bei Leistenbrüchen, die durch Überanstrengung verursacht werden und durch Bewegung gelindert werden.

- Belladonna: Verordnet bei plötzlichem und starkem Leistenbruch mit Rötung und Hitze.

Andropause (männliche Menopause):

- Lycopodium clavatum: Wird bei Andropause mit körperlicher und geistiger Erschöpfung, verminderter Libido und Leistungsangst eingesetzt.

- Phosphoricum acidum: Dieses Mittel ist hilfreich bei Andropause mit emotionaler Erschöpfung, Gleichgültigkeit und Apathie.

- Agnus castus: Verordnet bei Andropause mit vermindertem sexuellen Verlangen, vorzeitigem Samenerguss und Erektionsstörungen.

- Selenium metallicum: Wird bei Andropause mit Schwäche, Müdigkeit und sexueller Debilität eingesetzt.

- Acidum phosphoricum: Dieses Mittel ist hilfreich bei Andropause mit geistiger und körperlicher Erschöpfung, einschließlich Fällen von sexueller Schwäche.

Oligospermie (niedrige Spermienzahl):

- Agnus castus: Wird bei Oligospermie mit vermindertem sexuellem Verlangen, vorzeitigem Samenerguss und erektiler Dysfunktion eingesetzt.

- Lycopodium clavatum: Verschrieben für Oligospermie begleitet von hormonellen Ungleichgewichten, erektiler Dysfunktion und vorzeitiger Ejakulation.

- Selenium metallicum: Dieses Mittel ist hilfreich bei sexueller Schwäche, Erschöpfung und Oligospermie.

- Acidum phosphoricum: Wird bei geistiger und körperlicher Erschöpfung eingesetzt, einschließlich Fällen von Oligospermie.

- Aurum metallicum: Wird bei Depressionen, Angstzuständen und Oligospermie im Zusammenhang mit emotionalem Stress verschrieben.

Schlaflosigkeit:

- Coffea cruda: Verschrieben für Schlaflosigkeit mit einem geschäftigen, aktiven Geist und Unruhe.

- Nux vomica: Wird bei Schlaflosigkeit aufgrund von Überarbeitung, Stress und Verdauungsproblemen eingesetzt.

- Passiflora incarnata: Dieses Mittel hilft bei Schlaflosigkeit mit einem unruhigen Geist und Einschlafproblemen.

- Chamomilla: Wird bei Schlaflosigkeit mit Reizbarkeit und Schmerzempfindlichkeit eingesetzt.

- Ignatia amara: Dieses Mittel ist hilfreich bei Schlaflosigkeit aufgrund von Trauer, emotionalem Stress und unterdrückten Emotionen.

Lungenentzündung:

- Bryonia alba: Verordnet bei Lungenentzündung mit scharfen, stechenden Schmerzen in der Brust, die sich durch Bewegung verschlimmern.

- Phosphorus: Wird bei Lungenentzündung mit Schwäche, Heiserkeit und Engegefühl in der Brust eingesetzt.

- Antimonium tartaricum: Dieses Mittel hilft bei Lungenentzündung mit rasselndem Husten und Atemnot.

- Hepar sulphuris calcareum: Wird bei Lungenentzündung mit extremer Kälteempfindlichkeit und Husten mit gelbem, übel riechendem Schleim eingesetzt.

- Lycopodium clavatum: Dieses Mittel ist hilfreich bei Lungenentzündung mit aufgeblähtem Bauch, Blähungen und Atemproblemen.

Hodentorsion:

- Belladonna: Verordnet bei Hodentorsion mit plötzlichen, starken Schmerzen, Rötung und Hitze im Hodensack.

- Colocynthis: Wird bei Hodentorsion mit krampfartigen, stechenden Schmerzen und Erleichterung beim Vorwärtsbeugen eingesetzt.

- Arnica montana: Dieses Mittel hilft bei einer Hodentorsion mit Schmerzen, Druckgefühl und Unbehagen im Hodensack.

- Hamamelis virginiana: Wird bei Hodentorsion mit Bluterguss, Wundheitsgefühl und bläulicher Verfärbung angewendet.

- Rhus Toxicodendron: Verordnet bei Hodentorsion mit Schmerzen, Steifheit und Erleichterung bei Bewegung.

Koronare Herzkrankheit (KHK):

- Crataegus oxyacantha: Dieses Mittel wird bei KHK zur Unterstützung der Herzgesundheit und zur Verbesserung der Durchblutung eingesetzt.

- Arnica Montana: Verordnet bei KHK mit Schweregefühl und gequetschten Schmerzen in der Brust.

- Cactus grandiflorus: Wird bei KHK mit Engegefühl, Verengung und Angst um das Herz eingesetzt.

- Aurum metallicum: Dieses Mittel ist hilfreich bei KHK mit Depression, Angst und einem Gefühl der Hoffnungslosigkeit.

- Digitalis purpurea: Wird bei KHK mit schwachem, unregelmäßigem Herzschlag und Kurzatmigkeit eingesetzt.

Divertikulitis:

- Colocynthis: Verordnet bei Divertikulitis mit starken Krämpfen, kolikartigen Bauchschmerzen und Druckentlastung.

- Nux vomica: Verwendet für Divertikulitis mit Blähungen, Verstopfung und Reizbarkeit.

- Lycopodium clavatum: Dieses Mittel hilft bei Divertikulitis mit Blähungen, Blähungen und Verdauungsstörungen.

- Phosphor: Verordnet bei Divertikulitis mit brennenden Schmerzen im Unterleib und Durchfall.

- Mercurius corrosivus: Wird bei Divertikulitis mit starken Bauchschmerzen und Tenesmus (Anstrengung beim Stuhlgang) eingesetzt.

Magengeschwür-Krankheit:

- Argentum nitricum: Dieses Mittel wird bei Magengeschwüren mit brennenden Schmerzen im Magen und Heißhunger auf Süßigkeiten eingesetzt.

- Brechnuss (Nux vomica): Wird bei Magengeschwüren mit Verdauungsbeschwerden, Blähungen und Reizbarkeit verschrieben.

- Carbo vegetabilis: Wird bei Magengeschwüren mit Völlegefühl und Blähungen nach dem Essen eingesetzt.

- Phosphor: Dieses Mittel hilft bei Magengeschwüren mit Brennen und Erbrechen von unverdauter Nahrung.

- Kali bichromicum: Vorgeschrieben für Magengeschwüre mit einem Gefühl von einem Klumpen im Magen und Erbrechen von zähem Schleim.

Schuppenflechte:

- Arsenicum album: Wird bei Schuppenflechte mit Brennen, Juckreiz und trockener, schuppiger Haut eingesetzt.

- Sulphur: Dieses Mittel hilft bei Psoriasis mit starkem Juckreiz und brennenden Empfindungen.

- Graphite: Wird bei Schuppenflechte mit dicker, rissiger und nässender Haut verschrieben.

- Rhus Toxicodendron: Wird bei Schuppenflechte mit roter, geschwollener und juckender Haut eingesetzt, die sich bei kaltem und feuchtem Wetter verschlimmert.

- Kali Arsenikose: Dieses Mittel ist hilfreich bei Schuppenflechte mit schuppiger Haut und starkem Juckreiz.

Melasma (Chloasma):

.

- Thuja occidentalis: Wird bei Melasmen mit dunklen, grünlich-braunen Flecken auf der Haut verwendet.

- Schwefel: Dieses Mittel ist hilfreich bei Melasma mit dunklen, roten oder braunen Flecken auf der Haut.

- Natrum muriaticum: Verordnet für Melasma mit braunen Flecken auf der Stirn, den Wangen und der Oberlippe.

- Berberis aquifolium: Wird bei Melasma mit dunklen Flecken und akneähnlichen Eruptionen auf der Haut eingesetzt.

Haarausfall (männliche Glatzenbildung):

- Acidum fluoricum: Dieses Mittel wird bei Haarausfall mit übermäßigem Ausfallen der Haare eingesetzt.

- Phosphoricum acidum: Wird bei Haarausfall aufgrund von Trauer, Traurigkeit oder emotionalem Schock verschrieben.

- Lycopodium clavatum: Wird bei Haarausfall mit hormonellem Ungleichgewicht und vorzeitigem Ergrauen der Haare eingesetzt.

- Thuja occidentalis: Dieses Mittel hilft bei Haarausfall mit brüchigem Haar und Schuppenbildung.

- Natrum muriaticum: Wird bei Haarausfall im Zusammenhang mit hormonellem Ungleichgewicht und Schuppenbildung verschrieben.

Gicht:

- Colchicum autumnale: Wird bei Gicht mit starken Schmerzen, Schwellungen und Brennen in den betroffenen Gelenken eingesetzt.

- Ledum palustre: Vorgeschrieben bei Gicht mit geschwollenen, blassen und kalten Gelenken.

- Benzoicum acidum: Dieses Mittel ist hilfreich bei Gicht mit stark riechendem Urin und starken Gelenkschmerzen.

- Urtica urens: Wird bei Gicht mit brennenden, stechenden Schmerzen und Hauteruptionen eingesetzt.

- Sulphur: Dieses Mittel hilft bei Gicht mit Brennen, Juckreiz und heißen Füßen.

Leberzirrhose

- Carduus marianus: Verordnet bei Leberzirrhose mit Völlegefühl im Bauch, Unwohlsein und vergrößerter Leber.

- Chelidonium majus: Wird bei Leberzirrhose mit Gelbsucht, Schmerzen im rechten Oberbauch und gelblich belegter Zunge eingesetzt.

- Lycopodium clavatum: Dieses Mittel hilft bei Leberzirrhose mit Blähungen, Blähungen und Verstopfung.

- Brechnuss (Nux vomica): Verordnet bei Leberzirrhose mit der Neigung zu übermäßigem Genuss von reichhaltigen Speisen, Alkohol und Genussmitteln.

- China officinalis: Wird bei Leberzirrhose mit Schwäche, blassem Teint und Anämie eingesetzt.

Parkinson-Krankheit:

- Agaricus muscarius: Verordnet bei der Parkinson-Krankheit mit zitternden und ruckartigen Bewegungen.

- Gelsemium sempervirens: Wird bei der Parkinson-Krankheit mit Schwäche, Zittern und Schwindelgefühlen eingesetzt.

- Zincum metallicum: Wird bei der Parkinson-Krankheit mit Unruhe, Zuckungen und Gliederschwäche eingesetzt.

- Lycopodium clavatum: Dieses Mittel hilft bei der Parkinson-Krankheit mit Steifheit, Zittern und Verdauungsproblemen.

- Causticum: Wird bei der Parkinson-Krankheit mit Steifheit, Schluckbeschwerden und emotionaler Empfindlichkeit verschrieben.

- Baryta carbonica: Wird bei der Parkinson-Krankheit bei älteren Menschen mit kognitivem Abbau und Schwäche eingesetzt.

Autismus-Spektrum-Störung (ASD):

- Stramonium: Verordnet bei ASD mit gewalttätigen Ausbrüchen, starken Ängsten und Verhaltensstörungen.

- Carcinosinum: Wird bei ASD mit Sensibilität, Angst und emotionaler Anfälligkeit eingesetzt.

- Tuberculinum aviary: Dieses Mittel hilft bei ASD mit Unruhe, Impulsivität und Erregbarkeit.

- Baryta carbonica: Wird bei ASD bei Personen eingesetzt, die schüchtern, sozial ängstlich und entwicklungsverzögert sind.

- Hyoscyamus niger: Dieses Mittel ist hilfreich bei ASD mit Redseligkeit, Eifersucht und Impulsivität.

Erektile Dysfunktion (ED):

- Agnus castus: Verordnet bei erektiler Dysfunktion mit vermindertem sexuellen Verlangen und Depression.

- Lycopodium clavatum: Verwendet für ED mit hormonellen Ungleichgewichten, vorzeitiger Ejakulation und Leistungsangst.

- Selenium metallicum: Dieses Mittel ist hilfreich bei sexueller Schwäche, Erschöpfung und ED.

- Acidum phosphoricum: Wird bei geistiger und körperlicher Erschöpfung eingesetzt, auch bei ED.

- Caladium seguinum: Dieses Mittel ist hilfreich bei ED mit sexuellem Verlangen, aber einer schwachen Erektion.

Gutartige Prostatahyperplasie (BPH):

- Sabal serrulata: Verordnet bei BPH mit Schwierigkeiten beim Wasserlassen, schwachem Strahl und häufigem Wasserlassen.

- Conium maculatum: Wird bei BPH mit Völlegefühl und nächtlichem Harndrang eingesetzt.

- Pulsatilla pratensis: Dieses Mittel ist hilfreich bei BPH mit häufigem Harndrang, vor allem nachts.

- Thuja occidentalis: Wird bei BPH mit zögerlichem Harndrang, Nachtröpfeln und unterbrochenem Urinfluss eingesetzt.

- Chimaphila umbellata: Verordnet bei BPH mit schmerzhaftem Wasserlassen, Schwierigkeiten beim Wasserlassen und Restharn.

Zwangsneurose (OCD):

- Arsenicum album: Verwendet für OCD mit Angst, Unruhe, und zwanghafte Gedanken über Sauberkeit oder Gesundheit.

- Natrum muriaticum: Dieses Mittel ist hilfreich bei Zwangsstörungen im Zusammenhang mit unterdrückten Emotionen und zwanghaften Gedanken über vergangene Ereignisse.

- Anacardium orientale: Verordnet bei Zwangsstörungen mit dem Gefühl einer gespaltenen Persönlichkeit, inneren Konflikten und zwanghaften Verhaltensweisen.

- Aurum metallicum: Wird bei Zwangsstörungen mit Depressionen, Schuldgefühlen und zwanghaften Gedanken an Versagen eingesetzt.

- Veratrum album: Dieses Mittel ist hilfreich bei Zwangsstörungen mit religiösen oder moralischen Obsessionen und Ritualen.

Alopecia Areata:

- Phosphoricum acidum: Verordnet bei Alopecia areata aufgrund von Trauer, Traurigkeit oder emotionalem Schock.

- Fluoricum acidum: Wird bei Alopecia areata mit einer Tendenz zu vorzeitigem Ergrauen und Verlust der Haare eingesetzt.

- Vinca minor: Dieses Mittel hilft bei Alopecia areata mit kreisrunden kahlen Stellen und juckender Kopfhaut.

- Silicea: Wird bei Alopecia areata mit brüchigem Haar, Haarausfall und langsamem Nachwachsen der Haare eingesetzt.

- Natrum muriaticum: Dieses Mittel ist hilfreich bei Haarausfall aufgrund hormoneller Ungleichgewichte und Schuppenbildung.

Kehlkopfentzündung:

- Arum triphyllum: Verordnet bei Kehlkopfentzündung mit einem rauen, brennenden Gefühl und Heiserkeit.

- Spongia tosta: Wird bei Laryngitis mit trockenem, bellendem Husten und Heiserkeit eingesetzt.

- Causticum: Dieses Mittel hilft bei Kehlkopfentzündung mit schwacher, heiserer Stimme und Schwierigkeiten beim Sprechen.

- Kali bichromicum: Verordnet bei Laryngitis mit zähflüssigem Schleim und hartem, bellendem Husten.

- Phosphor: Wird bei Laryngitis mit heiserer Stimme, Juckreiz und trockenem Husten eingesetzt.

Gastritis:

- Nux vomica: Verschrieben für Gastritis mit Blähungen, Blähungen und Verdauungsstörungen nach übermäßigem Essen oder würzigen Speisen.

- Arsenicum album: Wird bei Gastritis mit brennenden Schmerzen im Magen, Übelkeit und Angstzuständen eingesetzt.

- Natrum phosphoricum: Dieses Mittel hilft bei Gastritis mit Übersäuerung, Sodbrennen und saurem Aufstoßen.

- Robinia pseudoacacia: Wird bei Gastritis mit übermäßiger Säureproduktion und saurem Aufstoßen eingesetzt.

- Carbo vegetabilis: Wird bei Gastritis mit Völlegefühl, Aufstoßen und Verdauungsschwäche verschrieben.

Sinusitis:

- Kali bichromicum: Bei Nasennebenhöhlenentzündungen mit dickem, fadenförmigem Nasenausfluss und frontalen Kopfschmerzen.

- Pulsatilla pratensis: Verordnet bei Nasennebenhöhlenentzündung mit gelb-grünem Ausfluss und vermindertem Geruchssinn.

Hepar sulphuris calcareum: Dieses Mittel hilft bei Nasennebenhöhlenentzündungen mit empfindlicher Nase, Halsschmerzen und dickem gelben Ausfluss.

Silicea: Wird bei Nasennebenhöhlenentzündungen mit verstopften Nebenhöhlen, Gesichtsschmerzen und trockener Nase eingesetzt.

Belladonna: Wird bei Nasennebenhöhlenentzündungen mit plötzlichem Ausbruch, intensiven Symptomen und pochenden Kopfschmerzen verschrieben.

Leberkrebs:

- Conium maculatum: Wird bei Leberkrebs eingesetzt, wenn Schwellungen, Verhärtungen und Verhärtungen der Drüsen vorhanden sind.

- Carcinosinum: Wird bei krebsbedingten Symptomen und zur Unterstützung bei Krebserkrankungen verschrieben.

- Thuja occidentalis: Dieses Mittel hilft bei krebsbedingten Symptomen, Hautproblemen und hormonellen Ungleichgewichten.

- Hydrastis canadensis: Wird bei Krebssymptomen und zur allgemeinen Unterstützung des Immunsystems eingesetzt.

- Scrophularia nodosa: Wird bei geschwollenen Drüsen und krebsbedingten Symptomen verschrieben.

Chronische Bronchitis:

- Antimonium tartaricum: Dieses Mittel wird bei chronischer Bronchitis mit rasselndem Husten, schwerem Auswurf und Schwäche eingesetzt.

- Hepar sulphuris calcareum: Verordnet bei chronischer Bronchitis mit Empfindlichkeit gegenüber kalter Luft, lockerem, rasselndem Husten und dem Wunsch nach Wärme.

- Spongia tosta: Wird bei chronischer Bronchitis mit trockenem, bellendem Husten und Atembeschwerden eingesetzt.

- Bryonia alba: Dieses Mittel hilft bei chronischer Bronchitis mit trockenem, schmerzhaftem Husten und Verschlimmerung durch Bewegung.

- Phosphor: Verordnet bei chronischer Bronchitis mit hartem, trockenem Husten und Heiserkeit.

Epididymale Zyste:

- Pulsatilla pratensis: Wird bei Nebenhodenzysten mit Schwellung, Schmerzen und Völlegefühl im Hodensack angewendet.

- Clematis recta: Dieses Mittel hilft bei Nebenhodenzysten mit schmerzhaften Schwellungen und ziehenden Schmerzen in den Hoden.

- Conium maculatum: Verordnet bei Nebenhodenzysten mit Schwellung, Verhärtung und Verhärtung der Drüsen.

- Rhododendron chrysanthum: Wird bei Nebenhodenzysten mit schmerzhaften Schwellungen und ziehenden Schmerzen im Hoden eingesetzt.

- Silicea: Dieses Mittel hilft bei Nebenhodenzysten mit harten, schmerzlosen Knötchen im Hodensack.

- Apis mellifica: Verordnet bei Nebenhodenzysten mit Schwellung, Rötung und stechenden Schmerzen im Hodensack.

- Clematis vitalba: Wird bei Nebenhodenzysten mit schmerzhaften, gequetschten Schmerzen in den Hoden eingesetzt.

Gutartige Prostatavergrößerung (BPE) (Benigne Prostatahyperplasie - BPH):

- Sabal serrulata: Dieses Mittel wird bei BPE/BPH mit Schwierigkeiten beim Wasserlassen, schwachem Strahl und häufigem Wasserlassen eingesetzt.

- Conium maculatum: Verordnet bei BPE/BPH mit Völlegefühl und nächtlichem Harndrang.

- Pulsatilla pratensis: Wird bei BPE/BPH mit häufigem Harndrang, insbesondere nachts, eingesetzt.

- Thuja occidentalis: Dieses Mittel hilft bei BPE/BPH mit zögerlichem Harndrang, Nachtröpfeln und unterbrochenem Urinfluss.

- Chimaphila umbellata: Verordnet bei BPE/BPH mit schmerzhaftem Wasserlassen, Schwierigkeiten beim Wasserlassen und Restharn.

Hypogonadismus (niedriger Testosteronspiegel):

- Agnus castus: Wird bei Hypogonadismus mit vermindertem sexuellen Verlangen, Schwäche und erektiler Dysfunktion eingesetzt.

- Lycopodium clavatum: Dieses Mittel ist vorteilhaft bei Hypogonadismus mit hormonellen Ungleichgewichten, vorzeitiger Ejakulation und Leistungsangst.

- Selenium metallicum: Wird bei sexueller Schwäche, Erschöpfung und Hypogonadismus verschrieben.

- Acidum phosphoricum: Wird bei geistiger und körperlicher Erschöpfung eingesetzt, auch bei Hypogonadismus.

- Aurum metallicum: Dieses Mittel ist hilfreich bei Depressionen, Angstzuständen und Hypogonadismus im Zusammenhang mit emotionalem Stress.

Hodenkrebs:

- Conium maculatum: Wird bei Hodenkrebs verschrieben, wenn die Drüsen geschwollen, verhärtet und verhärtet sind.

- Carcinosinum: Wird bei krebsbedingten Symptomen und zur Unterstützung bei Krebserkrankungen eingesetzt.

- Thuja occidentalis: Dieses Mittel hilft bei krebsbedingten Symptomen, Hautproblemen und hormonellen Ungleichgewichten.

- Hydrastis canadensis: Wird bei Krebssymptomen und zur allgemeinen Unterstützung des Immunsystems eingesetzt.

- Scrophularia nodosa: Wird bei geschwollenen Drüsen und krebsbedingten Symptomen verschrieben.

Polyzystisches Ovarialsyndrom (PCOS) bei Männern (Stein-Leventhal-Syndrom):

- Pulsatilla pratensis: Dieses Mittel wird bei PCOS bei Männern mit hormonellem Ungleichgewicht, emotionaler Empfindlichkeit und wechselhafter Natur der Symptome eingesetzt.

- Sepia officinalis: Verordnet bei PCOS bei Männern mit unterdrückten Emotionen, Müdigkeit und Reizbarkeit.

- Lachesis mutus: Wird bei PCOS bei Männern mit linksseitigen Symptomen, Hitzeintoleranz und Stimmungsschwankungen eingesetzt.

- Phosphor: Dieses Mittel hilft bei PCOS bei Männern mit einem Verlangen nach kalten Getränken, Lichtempfindlichkeit und leichter Ermüdbarkeit.

- Natrum muriaticum: Verordnet bei PCOS bei Männern mit emotionaler Unterdrückung, Traurigkeit und Salzhunger.

Prostatitis (chronische nichtbakterielle):

- Pulsatilla pratensis: Wird bei chronischer, nicht bakterieller Prostatitis mit Völlegefühl, Schweregefühl und Unbehagen im Becken eingesetzt.

- Thuja occidentalis: Dieses Mittel hilft bei chronischer, nichtbakterieller Prostatitis mit Harnverhaltung, Harnträufeln und schmerzhaftem Wasserlassen.

- Sarsaparilla officinalis: Verordnet bei chronischer, nichtbakterieller Prostatitis mit brennenden Schmerzen beim Wasserlassen und Nierenkoliken.

- Staphysagria: Wird bei chronischer, nichtbakterieller Prostatitis mit unterdrückten Gefühlen und Empfindlichkeiten eingesetzt.

- Clematis recta: Dieses Mittel ist hilfreich bei chronischer nichtbakterieller Prostatitis mit häufigem Harndrang und Schwierigkeiten beim Wasserlassen.

Erektile Dysfunktion (ED) aufgrund von psychologischen Faktoren:

- Agnus castus: Verordnet bei ED mit vermindertem sexuellem Verlangen und Depression.

- Lycopodium clavatum: Wird bei ED mit hormonellen Ungleichgewichten, vorzeitiger Ejakulation und Leistungsangst eingesetzt.

- Selenium metallicum: Dieses Mittel ist hilfreich bei sexueller Schwäche, Erschöpfung und ED.

- Acidum phosphoricum: Wird bei geistiger und körperlicher Erschöpfung eingesetzt, auch bei ED.

- Caladium seguinum: Dieses Mittel ist hilfreich bei ED mit sexuellem Verlangen, aber einer schwachen Erektion.

Kapitel 4: Die wichtige Rolle der Ersten Hilfe und das ergänzende Potenzial der Homöopathie in unkritischen Situationen

Die Erste Hilfe ist ein Eckpfeiler der Notfallhilfe und dient der Erstversorgung von verletzten oder erkrankten Personen, bevor professionelle medizinische Hilfe zur Verfügung steht. Die grundlegenden Ziele der Ersten Hilfe bestehen darin, Leben zu erhalten, eine Verschlechterung des Zustands zu verhindern und den Genesungsprozess zu beschleunigen. Die Beherrschung der Ersten Hilfe ist wünschenswert und unabdingbar, da sie den Einzelnen in die Lage versetzt, in Krisensituationen schnell und wirksam zu reagieren, und letztlich eine entscheidende Rolle dabei spielt, wie es den Menschen in Not ergeht.

Vorteile der Ersten Hilfe:

Sofortige Reaktion

Einer der wichtigsten Vorteile der Ersten Hilfe ist ihre Fähigkeit, sofortige Hilfe am Ort des Geschehens zu leisten. Sie überbrückt die kritische Zeitspanne zwischen dem Auftreten einer Verletzung oder eines Leidens und dem Eintreffen von medizinischem Fachpersonal. Diese schnelle Reaktion kann die Überlebens- und Genesungschancen des Betroffenen erheblich beeinflussen.

Linderung von Verletzungen

Ordnungsgemäß durchgeführte Erste-Hilfe-Maßnahmen können verhindern, dass sich kleinere Verletzungen zu schwereren Erkrankungen ausweiten. Rasches Handeln, wie z. B. die Ruhigstellung eines gebrochenen Knochens, kann weitere Schäden verhindern und die langfristigen Auswirkungen des Schadens verringern.

Erhaltung des Lebens

In brenzligen Situationen kann die schnelle und angemessene Anwendung von Erster Hilfe über Leben und Tod entscheiden. Grundlegende Maßnahmen wie die Herz-Lungen-Wiederbelebung

(HLW) oder das Stillen schwerer Blutungen können lebensrettend sein, bis fortgeschrittene medizinische Hilfe eintrifft.

Beschleunigung der Genesung

Eine sofortige Versorgung durch Erste Hilfe verhindert nicht nur eine Verschlimmerung des Zustands, sondern kann auch den Genesungsprozess beschleunigen. So kann beispielsweise die sofortige Kühlung einer Verbrennung den Gewebeschaden begrenzen und die Heilung beschleunigen.

Vertrauen aufbauen

Der Erwerb von Erste-Hilfe-Kenntnissen stärkt das Selbstvertrauen des Einzelnen und befähigt ihn, in Notfällen die Verantwortung zu übernehmen. Dies führt zu einer effektiveren Hilfeleistung und einer besseren Entscheidungsfindung in Situationen mit hohem Druck.

Minimierung von Komplikationen

Rechtzeitige Erste Hilfe kann Komplikationen verhindern, die durch Verzögerungen bei der medizinischen Versorgung entstehen können. Die schnelle Behandlung einer Wunde verringert beispielsweise das Infektionsrisiko und gewährleistet eine gute Heilung.

Unterstützung für medizinisches Personal

In bestimmten Fällen kann die Erste Hilfe den Zustand des Patienten stabilisieren, bis professionelle medizinische Hilfe zur Verfügung steht. Diese Unterstützung ist wertvoll, wenn der unmittelbare Zugang zu medizinischen Einrichtungen eingeschränkt ist.

Die Bedeutung von Erste-Hilfe-Kenntnissen:

Bereitschaft für den Notfall

Wer Erste-Hilfe-Kenntnisse hat, verfügt über die nötigen Fähigkeiten, um auf eine Vielzahl von Notfällen wirksam reagieren zu können. Ob es sich um einen Autounfall, einen plötzlichen Herzstillstand oder einen Sturz handelt - wer in Erster Hilfe geschult ist, kann entscheidende Hilfe leisten, bis medizinisches Fachpersonal eintrifft.

Verstärkte Sicherheit

Erste-Hilfe-Kenntnisse tragen zu einer sichereren Umgebung bei, nicht nur für die Person, die Hilfe leistet, sondern auch für die Menschen in ihrer Umgebung. Ein schnelles Eingreifen kann verhindern, dass Unfälle eskalieren und mehrere Personen zu Schaden kommen.

Beitrag zur Gesundheit der Gemeinschaft

Personen, die in Erster Hilfe bewandert sind, spielen eine aktive Rolle bei der Verbesserung der allgemeinen Gesundheit und Sicherheit ihrer Gemeinden. Ihre Fähigkeit, in Notfällen schnell zu reagieren, kann die Auswirkungen von Verletzungen und Krankheiten auf breiter Ebene minimieren.

Zeitabhängige Reaktion

Es gibt Situationen, in denen die Zeit von entscheidender Bedeutung ist, wie z. B. bei einem Herzinfarkt oder einem Erstickungsfall. Sofortige Erste-Hilfe-Maßnahmen können den Zustand der Person stabilisieren und weitere Schäden verhindern, bis professionelle medizinische Hilfe verfügbar ist.

Hilfe in entlegenen Gebieten

An abgelegenen Orten oder bei Naturkatastrophen kann sich der Zugang zu medizinischer Hilfe verzögern. Erste-Hilfe-Kenntnisse sind in solchen Situationen unverzichtbar, da sie sicherstellen, dass auch unter schwierigen Umständen sofortige Hilfe zur Verfügung steht.

Unterstützung bei nicht-kritischen Verletzungen

Erste-Hilfe-Kenntnisse reichen über lebensbedrohliche Situationen hinaus. Kleinere Verletzungen wie Schnittwunden, Prellungen, Verstauchungen und Verbrennungen kommen häufig vor und können mit Erste-Hilfe-Techniken wirksam behandelt werden.

Komplementäre Homöopathie in nicht-kritischen Erste-Hilfe-Situationen:

Die Homöopathie, ein ganzheitlicher medizinischer Ansatz, arbeitet nach dem Prinzip "Gleiches heilt Gleiches". Dabei werden stark verdünnte Substanzen aus natürlichen Quellen verwendet, um die körpereigenen Heilungsmechanismen zu stimulieren. Die Homöopathie sollte herkömmliche Erste-Hilfe-Maßnahmen nicht ersetzen, sie kann jedoch einen ergänzenden Ansatz für die Behandlung bestimmter nicht kritischer Zustände bieten.

Einige bemerkenswerte Beispiele sind:

Arnika (Arnica montana)

Dieses homöopathische Mittel wird häufig zur Behandlung von Blutergüssen, Verstauchungen und Muskelkater eingesetzt. Es soll helfen, Schwellungen zu reduzieren und den Heilungsprozess nach kleineren Verletzungen zu fördern.

Ringelblume (Calendula officinalis)

Dieses homöopathische Mittel wird häufig bei Schnittwunden, Kratzern und oberflächlichen Wunden verwendet und kann die Wundheilung fördern und das Infektionsrisiko senken.

-Api

smellifica

Bei Insektenstichen und -bissen soll dieses Mittel Schmerzen, Schwellungen und Rötungen lindern und den Betroffenen Linderung verschaffen.

Hypericum perforatum:

Dieses homöopathische Mittel wird bei Nervenverletzungen, wie z. B. eingeklemmten Fingern oder Zehen, eingesetzt und soll die mit Nervenverletzungen verbundenen stechenden Schmerzen und Unbehagen lindern.

Es ist wichtig zu betonen, dass die Homöopathie als ein ergänzendes Mittel im Bereich der Ersten Hilfe betrachtet werden sollte. Sie ist kein Ersatz für eine sofortige ärztliche Behandlung, insbesondere in Situationen, in denen das Leben in Gefahr ist oder wenn die Verletzungen schwerwiegend sind. In solchen Fällen ist die Inanspruchnahme professioneller medizinischer Hilfe von größter Bedeutung.

Durch die Kombination der Grundsätze der Ersten Hilfe mit den potenziellen Vorteilen der Homöopathie in nicht kritischen Situationen kann der Einzelne seine Fähigkeit verbessern, in Zeiten der Not eine wirksame und umfassende Versorgung zu leisten.

Haftungsausschluss

Bitte lesen Sie die folgenden Bestimmungen und Bedingungen sorgfältig durch, bevor Sie fortfahren.

Nur für allgemeine Informationszwecke: Die im Folgenden bereitgestellten Informationen dienen ausschließlich allgemeinen Informations- und Unterhaltungszwecken. Alle Informationen werden nach bestem Wissen und Gewissen zur Verfügung gestellt; der Autor gibt jedoch keinerlei ausdrückliche oder stillschweigende Zusicherungen oder Garantien in Bezug auf die Richtigkeit, Angemessenheit, Gültigkeit, Zuverlässigkeit, Verfügbarkeit oder Vollständigkeit der folgenden Informationen.

Keine medizinische Beratung: Die nachstehenden Inhalte sind nicht als Ersatz für eine professionelle medizinische Beratung, Diagnose oder Behandlung gedacht. Wenden Sie sich bei Fragen zu Ihrem Gesundheitszustand oder zu gesundheitlichen Problemen immer an Ihren Arzt oder andere qualifizierte Gesundheitsdienstleister.

Kein Arzt-Patienten-Verhältnis: Die Lektüre der nachstehenden Informationen begründet kein Arzt-Patienten-Verhältnis. Die übermittelten Gesundheitsinformationen stellen keine Empfehlung, Diagnose oder Behandlungsmethode dar.

Professionelle Hilfe: Sie dürfen sich nicht auf die nachstehenden Informationen als Alternative zum medizinischen Rat Ihres Arztes oder anderer professioneller Gesundheitsdienstleister verlassen.

Wenn Sie glauben, dass Sie an einer Krankheit leiden, sollten Sie unverzüglich einen zugelassenen Arzt aufsuchen.

Risiken der Selbstdiagnose: Selbstdiagnosen können zu Schäden führen, und es ist wichtig, dass medizinisches Fachpersonal die Diagnose und Behandlung durchführt.

Einschränkung der Garantien: Die zur Verfügung gestellten medizinischen Informationen sind "wie sie sind", ohne jegliche Zusicherungen oder Garantien, weder ausdrücklich noch implizit. Der Autor gibt keine Zusicherungen oder Garantien bezüglich der medizinischen Informationen.

Haftung: Sie erklären sich damit einverstanden, das Angebot von jeglicher Haftung freizustellen und ihn von jeglichen Rechtsansprüchen im Zusammenhang mit den bereitgestellten medizinischen Informationen schadlos zu halten.

Kontaktieren Sie einen Arzt: Ignorieren, vermeiden oder verzögern Sie es nicht, medizinischen Rat von einem qualifizierten Gesundheitsdienstleister einzuholen, nur weil Sie etwas in diesem Buch oder unten gelesen haben.

Sie verstehen und akzeptieren die Bedingungen dieses Haftungsausschlusses. Wenn Sie mit diesen Bedingungen nicht einverstanden sind, sind Sie nicht berechtigt, Informationen zu erhalten oder anderweitig fortzufahren.

Schnitte und Schürfwunden:

- Erste Hilfe: Bei kleineren Schnitt- und Schürfwunden ist es wichtig, die Wunde vorsichtig mit milder Seife und Wasser zu reinigen, um Infektionen zu vermeiden. Nach der Reinigung kann das Auftragen einer rezeptfreien antibiotischen Salbe einen weiteren Schutz vor Bakterien bieten. Das Abdecken der Wunde mit einem sterilen Verband schützt sie vor äußeren Verunreinigungen und Reibung, die die Heilung verzögern könnten.

-Homöopathisch:

- Calendula-Salbe: Sie wird aus der Ringelblume gewonnen und ist dafür bekannt, die Wundheilung zu beschleunigen und Entzündungen zu lindern. Sie besitzt antiseptische Eigenschaften und hilft, die Narbenbildung zu minimieren.

- Hypericum perforatum: Bekannt als Johanniskraut, wirksam bei Schnittwunden mit Nervenschäden. Es hat nervenheilende Eigenschaften und wird bei Verletzungen in nervenreichen Gebieten eingesetzt.

Prellungen:

- Erste Hilfe: Bei Prellungen kann das Auflegen einer kalten Kompresse oder eines Eisbeutels auf die geprellte Stelle innerhalb der ersten 24 Stunden helfen, Schwellungen und Schmerzen zu verringern. Dadurch werden die Blutgefäße verengt und die Blutzufuhr zu dem Gebiet verringert, was dazu beiträgt, die Größe und Schwere des Blutergusses zu reduzieren. Das Ruhen der betroffenen Stelle kann auch ein weiteres Trauma der verletzten Blutgefäße verhindern.

- Homöopathisch:

- Arnica montana: Ein primäres Mittel gegen Blutergüsse, das Schwellungen und Verfärbungen reduziert. Es fördert die Blutzirkulation und hilft bei der Rückresorption von Blut aus geprelltem Gewebe.

- Bellis perennis: Wird bei tieferen Gewebeverletzungen und Prellungen, insbesondere bei Schmerzen, eingesetzt. Hilfreich in Fällen, in denen Arnika nicht ausreicht.

Verstauchungen und Zerrungen:

- Erste Hilfe: Die R.I.C.E.-Methode (Rest, Ice, Compression, Elevation) ist der Standardansatz zur Behandlung von Verstauchungen und Zerrungen. Ruhe fördert die Heilung, Eis hemmt die Entzündung, Kompression stützt den verletzten Bereich, und Hochlagerung verringert die Schwellung, indem sie den Flüssigkeitsabfluss fördert.

- Homöopathisch:
- Ruta graveolens: Nützlich bei Verletzungen von Bändern, Sehnen und Knochenhäuten. Lindert Schmerzen und hilft bei der Heilung von Zerrungen und Verstauchungen.
- Symphytum officinale: Bekannt als "Strickknochen", hilft bei der Heilung von verstauchten Bändern und Sehnen und beschleunigt die Knochenheilung.
Sonnenbrand:
- Erste Hilfe: Bei Sonnenbrand hilft es, die betroffene Haut mit einem kühlen Bad oder einer Kompresse zu kühlen. Das Auftragen von Aloe-Vera-Gel lindert die Verbrennung, und eine ausreichende Flüssigkeitszufuhr ist für die Genesung und die Aufrechterhaltung der Hautfeuchtigkeit unerlässlich.
- Homöopathisch:
- Cantharis: Wird bei Verbrennungen ersten Grades und Sonnenbrand eingesetzt, lindert das brennende Gefühl und fördert die Heilung. Wirksam bei Verbrennungen, die besser mit kalten Anwendungen behandelt werden.
- Sulphur: Geeignet für Sonnenbrände, die jucken und sich bei Hitze verschlimmern. Wird auch bei verschiedenen Hautkrankheiten eingesetzt.
Insektenbisse und -stiche:
- Erste Hilfe: Bei Insektenstichen und -bissen ist es wichtig, den Stachel zu entfernen, falls vorhanden, die Stelle zu säubern und einen Kühlakku anzulegen, um Schwellungen und Juckreiz zu lindern. Kratzen Sie nicht an der Bissstelle, um weitere Reizungen und mögliche Infektionen zu vermeiden.
- Homöopathisch:
- Apis mellifica: Wirksam bei Bissen, die Rötungen, Schwellungen und Juckreiz verursachen, insbesondere wenn Ödeme und stechende Schmerzen auftreten.

- Ledum palustre: Angezeigt bei Stichwunden, Tier- und Insektenbissen. Wirksam, wenn die betroffene Stelle kalt ist und durch Kälteanwendungen gelindert wird.

Kleinere Verbrennungen:

- Erste Hilfe: Eine sofortige Kühlung der Verbrennung mit kaltem Wasser kann Gewebeschäden und Schmerzen minimieren. Nach dem Kühlen wird durch das Auftragen einer antibiotischen Salbe und das Abdecken mit einem sterilen Verband eine Schutzbarriere geschaffen, die Infektionen verhindert und ein feuchtes Heilungsmilieu fördert.

- Homöopathisch:

- Urtica urens: Wird bei Verbrennungen ersten Grades mit Rötung und starkem Brennen eingesetzt. Lindert das brennende Gefühl und unterstützt die Geweberegenerierung.

- Causticum: Geeignet für Verbrennungen mit Blasenbildung, hilft bei der Linderung von Schmerzen im Zusammenhang mit Brandverletzungen.

Allergische Reaktionen (leicht):

- Erste Hilfe: Bei leichten allergischen Reaktionen ist der erste Schritt, das Allergen zu entfernen, wenn möglich. Die Einnahme eines rezeptfreien Antihistamins kann helfen, die Symptome zu lindern. Es ist auch wichtig, den weiteren Kontakt mit dem Allergen zu vermeiden, um weitere Reaktionen zu verhindern.

- Homöopathisch:

- Histaminum: Abgeleitet von Histamin, wird bei allergischen Reaktionen eingesetzt und hilft, die Histaminreaktion des Körpers zu regulieren.

- Urtica urens: Wirksam bei allergischen Reaktionen, die einem Nesselausschlag ähneln, insbesondere bei starkem Juckreiz.

Übelkeit und Erbrechen:

- Erste Hilfe: Zur Behandlung von Übelkeit und Erbrechen sollten Sie kleine Mengen Wasser trinken, anfangs auf feste Nahrung verzichten und sich ausruhen. Die Einnahme von Ingwer, Pfefferminztee oder trockenen Crackern kann ebenfalls Linderung verschaffen.

- Homöopathisch:

- Brechnuss (Nux vomica): Wird aus den Samen des Strychninbaums gewonnen und häufig bei Übelkeit und Erbrechen im Zusammenhang mit übermäßigem Essen oder Stress eingesetzt.

- Ipecacuanha: Wirksam bei anhaltender Übelkeit und Erbrechen, insbesondere wenn es mit übermäßigem Speichelfluss einhergeht. Ipecacuanha wird auch bei Husten mit Übelkeit eingesetzt.

Muskelkrämpfe:

- Erste Hilfe: Sanftes Dehnen und Massieren des betroffenen Muskels kann bei Muskelkrämpfen sofortige Linderung verschaffen. Das Auflegen einer warmen Kompresse kann helfen, den Muskel zu entspannen und den Schmerz zu lindern. Eine ausreichende Flüssigkeitszufuhr und ein ausgeglichener Elektrolythaushalt sind ebenfalls wichtig, um Muskelkrämpfen vorzubeugen.

- Homöopathisch:

- Magnesia phosphorica: Ein Mittel gegen Muskelkrämpfe und Spasmen, insbesondere in den Beinen. Es ist bekannt für seine Fähigkeit, Krämpfe und Schmerzen zu lindern.

- Cuprum metallicum: Nützlich bei schweren Muskelkrämpfen und Spasmen, insbesondere in den unteren Gliedmaßen, die durch Wärme gelindert werden.

Leichte Augenreizungen:

- Erste Hilfe: Das Spülen des gereizten Auges mit sauberem Wasser ist ein erster Schritt zur Linderung. Dadurch werden Fremdkörper oder Reizstoffe entfernt. Wenn die Reizung anhält oder das Auge mit einer Chemikalie in Berührung gekommen ist, muss unbedingt ein Arzt aufgesucht werden.

- Homöopathisch:

- Euphrasia: Gemeinhin als Augentrost bekannt, wird es bei Augenreizungen im Zusammenhang mit Erkältungen oder Allergien eingesetzt. Es hilft, Rötungen, Reizungen und wässrigen Ausfluss zu lindern.

- Belladonna: Wird bei roten, geschwollenen Augen mit Hitzegefühl eingesetzt, oft bei akuten Zuständen und plötzlichen Augenreizungen.

Nasenbluten:

- Erste Hilfe: Bei Nasenbluten kann es helfen, die Blutung zu stoppen, indem man sich aufrecht hinsetzt, sich leicht nach vorne beugt und den weichen Teil der Nase mehrere Minuten lang zudrückt. Es ist wichtig, dass Sie nicht heftig schnäuzen oder etwas in die Nase stecken, da dies die Blutung verschlimmern kann.

- Homöopathisch:

- Ferrum phosphoricum: Wird bei Nasenbluten infolge kleinerer Verletzungen eingesetzt. Es soll die Blutgerinnung fördern und die Blutgefäße stärken.

- Hamamelis: Bekannt als Zaubernuss, wirksam bei Nasenbluten mit einem Gefühl der Fülle oder des Zerplatzens. Wird oft bei venösen Blutungen und Krampfadern eingesetzt.

Splitter:

- Erste Hilfe: Der erste Schritt besteht darin, den Splitter mit einer sauberen Pinzette vorsichtig zu entfernen. Anschließend sollte die Stelle gereinigt und mit einer antibiotischen Salbe und einem Verband versorgt werden, um Infektionen zu vermeiden. Die ordnungsgemäße Entfernung und Pflege ist wichtig, um Komplikationen zu vermeiden.

- Homöopathisch:

- Silicea: Hilft beim Ausstoßen von Fremdkörpern wie Splittern, angezeigt, wenn die Splitter tief in der Haut stecken und schmerzhaft sind.

- Hepar sulphuris calcareum: Nützlich bei tiefen, schmerzhaften Splittern und bei Infektionen. Hilft dem Körper, den Splitter auszustoßen und kann bei Eiter oder Infektionen eingesetzt werden.

Leichte Verbrennungen durch heiße Gegenstände (z. B. durch Berühren einer heißen Pfanne):

- Erste Hilfe: Eine sofortige Kühlung der betroffenen Stelle unter fließendem kaltem Wasser minimiert die Gewebeschäden und lindert die Schmerzen. Es ist wichtig, die Verbrennung mehrere Minuten lang zu kühlen, um die Hitze im Gewebe zu reduzieren und die Schmerzen zu lindern. Vermeiden Sie es, Eis direkt auf die Verbrennung aufzutragen, da dies zu einer weiteren Schädigung der Haut führen kann.

- Homöopathisch: Cantharis, das von der Spanischen Fliege stammt, soll bei Schmerzen und Blasenbildung helfen, die durch kleinere Verbrennungen durch heiße Gegenstände verursacht werden. Es soll helfen, die Intensität der verbrennungsbedingten Beschwerden zu verringern. Zusätzliches homöopathisches Mittel: Phosphor kann bei Verbrennungen hilfreich sein, die sich durch kalte Anwendungen besser anfühlen und ein brennendes Gefühl haben.

Verdauungsstörungen:

- Erste Hilfe: Zur Linderung von Verdauungsbeschwerden sollte man schwere, scharfe und fettige Speisen meiden. Das Trinken von Ingwer- oder Pfefferminztee kann helfen, den Magen zu beruhigen und die Verdauung zu verbessern, indem der Fluss der Verdauungssäfte gefördert wird. Kleinere, häufigere Mahlzeiten zu sich zu nehmen und sich nach dem Essen nicht hinzulegen, kann ebenfalls Linderung verschaffen.

- Homöopathisch: Carbo vegetabilis, das aus Pflanzenkohle gewonnen wird, wird bei Blähungen und Völlegefühl im

Zusammenhang mit Verdauungsstörungen empfohlen. Es soll Blähungen lindern und die Verdauung fördern. Zusätzliches homöopathisches Mittel: Lycopodium ist angezeigt bei Verdauungsstörungen mit Blähungen, vor allem im Unterbauch und oft in Verbindung mit Blähungen.

Leichte Hitzeerschöpfung:

- Erste Hilfe: Zur Bekämpfung eines leichten Hitzeschlags sollten Sie sich an einen kühleren Ort begeben, kühles Wasser trinken und sich ausruhen. Das Auflegen eines feuchten Tuchs auf Stirn und Nacken kann helfen, die Körpertemperatur zu regulieren. Es ist wichtig, dass Sie sich in einer kühlen Umgebung ausruhen und langsam rehydrieren.

- Homöopathisch: Gelsemium, das aus der gelben Jasminpflanze gewonnen wird, soll bei Schwäche und Müdigkeit im Zusammenhang mit Hitzeerschöpfung helfen. Es soll den Körper dabei unterstützen, sich von körperlichem und emotionalem Stress zu erholen. Zusätzliches homöopathisches Mittel: Belladonna kann bei Hitzeerschöpfung nützlich sein, besonders wenn sie schnell einsetzt und die Person sich heiß und gerötet fühlt.

Leichte Magen-Darm-Beschwerden (z. B. Reisedurchfall):

- Erste Hilfe: Zur Behandlung von Reisedurchfall gehört es, mit oralen Rehydrierungslösungen für Flüssigkeitszufuhr zu sorgen und scharfe und fettige Speisen zu meiden. Es ist wichtig, verlorene Flüssigkeit und Elektrolyte zu ersetzen, um eine Dehydrierung zu verhindern. Ruhe und Vermeidung von Dehydrierung sind von entscheidender Bedeutung.

- Homöopathisch: Arsenicum album, das aus Arsentrioxid gewonnen wird, wird bei Durchfall, der mit Schwäche und Unruhe einhergeht, eingesetzt. Es soll helfen, Magen-Darm-Beschwerden und Unwohlsein zu behandeln. Zusätzliches homöopathisches Mittel: Podophyllum wird häufig bei starkem, sprudelndem Durchfall eingesetzt.

Kleiner emotionaler Schock oder Trauma:

- Erste Hilfe: Es ist wichtig, Menschen, die einen emotionalen Schock oder ein Trauma erleiden, Trost und Unterstützung zu bieten. Die Ermutigung zum tiefen Atmen, das Schaffen eines sicheren Raums für den Ausdruck und das Aufsuchen professioneller Hilfe, falls erforderlich, sind wesentliche Schritte. Es ist wichtig, zuzuhören, ohne zu urteilen, und eine beruhigende Präsenz zu zeigen.

- Homöopathisch: Ignatia amara, das aus der St. Ignatius-Bohne gewonnen wird, wird zur Behandlung von emotionaler Not, Trauer oder Schock eingesetzt. Es wird angenommen, dass es das emotionale Gleichgewicht und die Widerstandsfähigkeit in schwierigen Zeiten unterstützt. Zusätzliches homöopathisches Mittel: Aconitum napellus ist hilfreich bei akutem Schock und Angst, insbesondere nach einem traumatischen Ereignis.

Leichte Dehydrierung:

- Erste Hilfe: Leichte Dehydrierung kann durch unzureichende Flüssigkeitsaufnahme, übermäßiges Schwitzen oder Krankheit auftreten. Trinken Sie viel, vor allem Wasser oder orale Rehydrationslösungen, um den Flüssigkeitshaushalt auszugleichen und eine Dehydrierung zu verhindern. Eine Rehydrierung mit elektrolytreichen Lösungen kann hilfreich sein, insbesondere nach körperlicher Aktivität oder Krankheit.

- Homöopathisch: Veratrum album, zubereitet aus weißer Nieswurz, wird bei starkem, wässrigem Durchfall empfohlen, der zu Dehydrierung führt. Es wird angenommen, dass dieses Mittel hilft, den Flüssigkeitsverlust zu regulieren und das Elektrolytgleichgewicht zu erhalten. Zusätzliches homöopathisches Mittel: China officinalis kann bei Dehydrierung hilfreich sein, insbesondere wenn diese auf übermäßigen Flüssigkeitsverlust zurückzuführen ist, wie bei Durchfall oder Schwitzen.

Bewegungskrankheit:

- Erste Hilfe: Reisekrankheit kann auf Reisen zu Übelkeit, Erbrechen und Schwindelgefühlen führen. Um die Symptome zu lindern, konzentrieren Sie sich auf den Horizont, vermeiden Sie es, zu lesen oder Bildschirme zu benutzen, und ziehen Sie Akupressur-Armbänder oder Ingwerpräparate in Betracht, um die Übelkeit zu lindern. Langsames, tiefes Atmen und eine gute Belüftung im Fahrzeug können ebenfalls zur Linderung der Beschwerden beitragen.

- Homöopathisch: Cocculus indicus, ein Präparat aus der indischen Herzmuschel, wird zur Behandlung von Schwindel, Übelkeit und Erbrechen empfohlen, die durch Reisekrankheit verursacht werden. Es wird angenommen, dass es das Innenohr stabilisiert und die damit verbundenen Symptome lindert, was es zu einer möglichen natürlichen Option zur Linderung macht. Zusätzliches homöopathisches Mittel: Tabacum wird häufig bei schwerer Reisekrankheit eingesetzt, insbesondere wenn kalter Schweiß und ein Gefühl extremer Übelkeit auftreten.

Leichte Lebensmittelvergiftung:

- Erste Hilfe: Leichte Lebensmittelvergiftungen können durch den Verzehr von verunreinigten Lebensmitteln oder Wasser verursacht werden. Es ist wichtig, sich auszuruhen und mit klaren Flüssigkeiten wie Wasser, klaren Brühen und oralen Rehydrationslösungen zu versorgen. Vermeiden Sie einige Stunden lang feste Nahrung, damit sich der Magen beruhigen kann, und führen Sie dann nach und nach wieder leicht verdauliche Nahrungsmittel ein, sobald sich die Symptome bessern.

- Homöopathisch: Arsenicum album, das aus Arsentrioxid gewonnen wird, kann bei Durchfall, Erbrechen und Schwäche infolge einer Lebensmittelvergiftung helfen. Es soll helfen, das Gleichgewicht der Verdauung wiederherzustellen und die damit verbundenen Beschwerden zu lindern. Zusätzliches homöopathisches Mittel: Podophyllum kann bei

Lebensmittelvergiftungen hilfreich sein, insbesondere bei starkem Durchfall und Krämpfen.

Allergische Hautreaktionen (z. B. Nesselsucht):

- Erste Hilfe: Leichte allergische Hautreaktionen wie Nesselsucht können durch Allergene wie bestimmte Nahrungsmittel, Medikamente oder Insektenstiche ausgelöst werden. Das Auflegen einer kühlen Kompresse auf die betroffene Stelle kann helfen, den Juckreiz zu lindern und die Entzündung zu verringern. Vermeiden Sie Kratzen, da dies die Symptome verschlimmern kann. Freiverkäufliche Antihistaminika können nach Anweisung eingenommen werden, um Linderung zu verschaffen.

- Homöopathisch: Urtica urens, ein Präparat aus der gemeinen Brennnessel, wird häufig bei Nesselsucht und Hautjucken eingesetzt. Es wird angenommen, dass es entzündungshemmende Eigenschaften hat und bei der Behandlung von allergischen Reaktionen hilft. Zusätzliches homöopathisches Mittel: Apis mellifica ist bei Nesselsucht wirksam, vor allem wenn Schwellungen, stechende Schmerzen und Juckreiz auftreten, die sich durch Kälteanwendungen bessern.

Fremdkörper im Auge:

- Erste Hilfe: Ein kleiner Fremdkörper im Auge, z. B. Staub oder eine Wimper, kann Reizungen und Unbehagen verursachen. Spülen Sie das Auge mit sauberem Wasser oder Kochsalzlösung aus, um den Fremdkörper herauszuspülen. Mehrmaliges Blinzeln kann helfen, den Gegenstand aus dem Auge zu entfernen. Wenn die Reizung anhält, ist es ratsam, einen Arzt aufzusuchen.

- Homöopathisch: Euphrasia, gemeinhin als Augentrost bekannt, wird bei Augenreizungen durch Fremdkörper eingesetzt. Es soll Linderung verschaffen und das Wohlbefinden der Augen fördern. Zusätzliches homöopathisches Mittel: Aconitum napellus kann bei plötzlichen starken Schmerzen oder Beschwerden im Auge eingesetzt werden, die oft durch Wind oder kalte Luft verursacht werden.

Säurebedingte Verdauungsstörungen:

- Erste Hilfe: Leichte saure Verdauungsstörungen können durch den Verzehr von säurehaltigen Lebensmitteln oder übermäßigem Koffein verursacht werden. Um die Beschwerden zu lindern, sollten Sie säurehaltige Lebensmittel und Getränke meiden, Wasser oder Milch trinken, um überschüssige Magensäure zu neutralisieren, und bei Bedarf Antazida einnehmen. Kleinere, häufigere Mahlzeiten zu essen und sich nach dem Essen nicht hinzulegen, kann ebenfalls helfen.

- Homöopathisch: Nux vomica, das aus dem Strychninbaum gewonnen wird, wird bei sauren Verdauungsstörungen empfohlen, die mit Symptomen wie Blähungen und Völlegefühl einhergehen. Es soll helfen, die Harmonie der Verdauung wiederherzustellen und Beschwerden zu lindern, die durch falsche Ernährung verursacht werden. Zusätzliches homöopathisches Mittel: Die Robinie wird häufig bei sauren Verdauungsbeschwerden mit saurem Aufstoßen und Brennen im Magen eingesetzt.

Sonnenstich:

- Erste Hilfe: Ein leichter Sonnenstich, der durch längere Hitzeeinwirkung entsteht, kann Kopfschmerzen, Schwindel und Dehydrierung verursachen. Bringen Sie die Person an einen kühlen, schattigen Ort, um die Körpertemperatur zu senken, legen Sie kühle Kompressen auf Stirn und Nacken, um die Hitze abzuführen, und geben Sie ihr kleine Schlucke Wasser, damit sie hydriert bleibt. Es ist wichtig, sich in einer bequemen Position auszuruhen.

- Homöopathisch: Glonoinum, hergestellt aus Nitroglycerin, wird bei pochenden Kopfschmerzen und hitzebedingten Symptomen im Zusammenhang mit einem leichten Sonnenstich empfohlen. Es soll die Gefäßerweiterung unterstützen und die Blutzirkulation verbessern, was zur Linderung von hitzebedingten

Beschwerden beiträgt. Zusätzliches homöopathisches Mittel: Belladonna kann in Fällen von Sonnenstich hilfreich sein, wenn die Symptome plötzlich auftreten, das Gesicht gerötet ist und der Kopf zu pochen beginnt.

Kleiner Fußpilz (Athletenfuß):

- Erste Hilfe: Fußpilz ist eine Pilzinfektion, die häufig die Füße befällt. Es ist wichtig, die Füße sauber und trocken zu halten, antimykotische Cremes oder Sprays nach Anweisung zu verwenden, um die Infektion zu bekämpfen, und keine engen Schuhe zu tragen, die die Feuchtigkeitsansammlung verschlimmern könnten. Häufiges Wechseln der Socken und die Möglichkeit, die Füße atmen zu lassen, können die Genesung unterstützen.

- Homöopathisch: Schwefel, hergestellt aus dem Element Schwefel, kann bei juckendem und brennendem Fußpilz helfen. Es wird angenommen, dass es gegen Pilzinfektionen und die damit verbundenen Beschwerden hilft. Zusätzliches homöopathisches Mittel: Graphites wird häufig bei Fußpilz empfohlen, vor allem, wenn die Haut Risse aufweist und wund ist.

Leichte Nasenallergien (Allergische Rhinitis):

- Erste Hilfe: Leichte allergische Rhinitis, auch als Heuschnupfen bekannt, kann Symptome wie eine laufende oder verstopfte Nase, Niesen und tränende Augen verursachen. Um die Symptome in den Griff zu bekommen, sollten Sie Allergene meiden, Nasensprays mit Kochsalzlösung verwenden, um die Nasengänge feucht zu halten, und bei Bedarf rezeptfreie Antihistaminika einnehmen. Eine allergenfreie Umgebung in Innenräumen und die Verwendung von Luftreinigern können ebenfalls dazu beitragen, die Belastung durch Allergene zu verringern.

- Homöopathisch: Allium cepa, das aus roten Zwiebeln gewonnen wird, wird zur Behandlung von Symptomen wie laufender Nase und tränenden Augen im Zusammenhang mit allergischem Schnupfen empfohlen. Es wird angenommen, dass es antiallergische

Eigenschaften hat und bei häufigen allergischen Reaktionen Linderung verschaffen kann. Zusätzliches homöopathisches Mittel: Natrum muriaticum kann bei allergischem Schnupfen wirksam sein, insbesondere wenn die Symptome Niesen, wässrigen Ausfluss und ein Gefühl der Trockenheit umfassen.

Erste Hilfe: Die Verwendung eines Luftbefeuchters in trockenen Umgebungen hilft, die Hautfeuchtigkeit zu erhalten. Aloe-Vera-Gel kann Linderung verschaffen.

Homöopathisch: Graphite, die aus Graphitmineralien gewonnen werden, können bei anhaltend trockener Haut eingesetzt werden.

Hühneraugen oder Schwielen:

- Erste Hilfe: Hühneraugen und Schwielen sind verdickte Hautstellen, die durch Reibung oder Druck entstehen, häufig an den Füßen. In leichten Fällen hilft regelmäßiges Einweichen der betroffenen Stelle in warmem Wasser, um die Haut aufzuweichen und die Ablagerungen mit einem Bimsstein sanft zu entfernen. Danach kann das Auftragen einer Feuchtigkeitscreme die Haut geschmeidig halten und einer weiteren Verhärtung vorbeugen. Das Tragen von bequemen, gut sitzenden Schuhen und die Verwendung von Schutzpolstern können ein erneutes Auftreten verhindern, da sie den Druck auf die empfindlichen Stellen verringern.

- Homöopathisch: Antimonium crudum, das aus Antimontrisulfid gewonnen wird, wird zur Behandlung von schmerzhaften Hühneraugen und Schwielen empfohlen. Es soll bei der Behandlung von Hautkrankheiten helfen und die Heilung fördern.

- Zusätzliches homöopathisches Mittel: Thuja occidentalis wird häufig bei Hühneraugen und Schwielen eingesetzt, die ein raues, blumenkohlartiges Aussehen haben und berührungsempfindlich sein können.

Tinnitus (Klingeln in den Ohren):

- Erste Hilfe: Tinnitus wird oft als Klingeln, Brummen oder andere Geräusche in den Ohren wahrgenommen, wenn keine äußeren Geräusche vorhanden sind. Bei leichtem Tinnitus ist es wichtig, die Belastung durch laute Geräusche zu reduzieren, um eine Verschlimmerung zu verhindern. Stressreduzierende Techniken wie Meditation, tiefe Atemübungen und ausreichender, qualitativ hochwertiger Schlaf können bei der Bewältigung der Symptome ebenfalls hilfreich sein. Regelmäßige Bewegung und eine gesunde Ernährung tragen zum allgemeinen Wohlbefinden bei und können die Schwere der Tinnitus-Symptome verringern.

- Homöopathisch: Salicylicum acidum, hergestellt aus Salicylsäure, wird bei Tinnitus empfohlen, der von Geräuschen begleitet wird, die einem Rauschen, Klingeln oder Zischen ähneln. Es soll bei Hörstörungen Linderung verschaffen.

- Zusätzliches homöopathisches Mittel: Chininum sulphuricum wird häufig bei Tinnitus mit einem Gefühl von Klingeln oder Rauschen eingesetzt, manchmal in Verbindung mit Hörverlust oder Schwindel.

Leichter Windelausschlag:

- Erste Hilfe: Häufige Windelwechsel sind wichtig, um Feuchtigkeitsansammlungen zu vermeiden, die eine häufige Ursache für Windelausschlag sind. Entscheiden Sie sich für Windeln, die eine gute Luftzirkulation ermöglichen und Feuchtigkeit effektiv absorbieren. Nachdem Sie den Bereich bei jedem Windelwechsel sanft gereinigt haben, können Sie eine Barrierecreme mit Zinkoxid auftragen, um eine Schutzschicht gegen Feuchtigkeit zu bilden. Die Haut des Babys an der Luft trocknen zu lassen, bevor es eine neue Windel anzieht, kann die Heilung beschleunigen. Die Verwendung von parfümfreien Tüchern oder die Reinigung mit Wasser kann ebenfalls dazu beitragen, weitere Reizungen zu vermeiden.

- Homöopathisch: Die entzündungshemmenden Eigenschaften von Chamomilla können helfen, die Beschwerden bei Windelausschlag zu lindern.

- Zusätzliches homöopathisches Mittel: Calendula, die für ihre heilenden und beruhigenden Eigenschaften bekannt ist, kann bei der Behandlung von leichtem Windelausschlag wirksam sein, indem sie die Hautreparatur fördert und Entzündungen reduziert.

Allergische Reaktionen auf Medikamente:

- Erste Hilfe: Wenn eine leichte allergische Reaktion auf ein Medikament auftritt, wie z. B. Juckreiz oder ein leichter Ausschlag, ist der erste Schritt, das Medikament abzusetzen und einen Arzt aufzusuchen. Es ist wichtig, die Symptome genau zu beobachten, da sich allergische Reaktionen manchmal verschlimmern können. Freiverkäufliche Antihistaminika können zur Linderung von Symptomen wie Juckreiz und Nesselsucht eingesetzt werden. Bei anaphylaktischen Reaktionen, die schwerwiegend sind und zu Atembeschwerden führen können, ist sofortige ärztliche Hilfe erforderlich.

- Homöopathisch: Apis mellifica, das aus Honigbienen gewonnen wird, wird in der Homöopathie bei Hauterkrankungen mit Schwellungen, Juckreiz und stechenden Gefühlen eingesetzt.

- Zusätzliches homöopathisches Mittel: Urtica urens ist ein weiteres Mittel, das bei allergischen Reaktionen wirksam sein kann, insbesondere bei Nesselsucht und Juckreiz, die einer Nesselausschlag ähneln.

Leichte Nahrungsmittelallergien (z. B. Nesselsucht oder Juckreiz):

- Erste Hilfe: Bei leichten Nahrungsmittelallergien ist es wichtig, die auslösenden Nahrungsmittel zu erkennen und zu meiden. Symptome wie Nesselsucht, Juckreiz oder leichte Schwellungen können oft mit rezeptfreien Antihistaminika behandelt werden. Das Führen eines Allergietagebuchs kann helfen, mögliche Auslöser zu erkennen. Es ist wichtig, die Etiketten von Lebensmitteln sorgfältig zu lesen, um allergene Zutaten zu vermeiden. In Fällen, in denen die Symptome mit Atembeschwerden oder einem Anschwellen des Rachens einhergehen, ist sofortige ärztliche Hilfe erforderlich, da dies auf eine schwerwiegendere allergische Reaktion hinweisen könnte.

- Homöopathisch: Urtica urens, das aus der gewöhnlichen Brennnesselpflanze gewonnen wird, wird zur Linderung von Juckreiz und Nesselsucht bei leichten Nahrungsmittelallergien eingesetzt.

- Zusätzliches homöopathisches Mittel: Natrum muriaticum kann bei Allergien wirksam sein, insbesondere bei Niesen und wässrigem Ausfluss aus Augen und Nase, der den Symptomen von Heuschnupfen ähnelt.

Rissige Lippen:

- Erste Hilfe: Aufgesprungene Lippen können durch verschiedene Faktoren verursacht werden, z. B. durch kaltes Wetter, Wind, Austrocknung und Sonneneinstrahlung. Um rissigen Lippen vorzubeugen und sie zu behandeln, ist es wichtig, viel Wasser zu trinken. Die Verwendung eines Lippenbalsams mit LSF-Schutz kann die Lippen vor Sonnenschäden schützen. Das Auftragen einer natürlichen Feuchtigkeitscreme wie Honig oder Kokosnussöl kann trockene, rissige Lippen ebenfalls beruhigen und heilen. Vermeiden Sie es, Ihre Lippen abzulecken, da Speichel die Trockenheit noch verschlimmern kann. Bei kaltem oder windigem Wetter kann das Bedecken der Lippen mit einem Schal zusätzlichen Schutz bieten.

- Homöopathisch: Petroleum, das aus raffiniertem Mineralöl gewonnen wird, ist ein gängiges homöopathisches Mittel gegen trockene, rissige Haut und Lippen.

- Zusätzliches homöopathisches Mittel: Ringelblume, die für ihre heilenden Eigenschaften bekannt ist, kann ebenfalls verwendet werden, um rissige Lippen zu beruhigen und zu reparieren, insbesondere wenn sie entzündet und wund sind.

Muskelkater durch Sport:

- Erste Hilfe: Nach anstrengender körperlicher Betätigung kann das Auflegen einer warmen Kompresse oder ein warmes Bad die Durchblutung der schmerzenden Muskeln fördern und so die Genesung unterstützen und Steifheit verringern. Sanftes Dehnen und leichte Bewegung können die Flexibilität der Muskeln erhalten und weiteren Muskelkater verhindern. Flüssigkeitszufuhr und richtige Ernährung, einschließlich ausreichender Proteinzufuhr, sind für die Erholung der Muskeln unerlässlich.

- Homöopathische Mittel: Bryonia, das aus der weißen Beifußpflanze gewonnen wird, wird bei Muskelkater empfohlen, der sich durch Bewegung verschlimmert.

- Arnika, das aus der Arnikapflanze gewonnen wird, ist dafür bekannt, Muskelschmerzen und Entzündungen nach der Anstrengung zu lindern.

- Zusätzliches homöopathisches Mittel: Rhus toxicodendron wird häufig bei Muskelkater eingesetzt, der sich durch Bewegung bessert, insbesondere wenn die Steifheit nach dem Aufwachen oder nach längerer Inaktivität auffällt.

Ermüdung der Augen durch Bildschirmarbeit:

- Erste Hilfe: Ermüdungserscheinungen der Augen bei längerer Bildschirmbenutzung können durch die 20-20-20-Regel gemildert werden: Machen Sie alle 20 Minuten eine 20-sekündige Pause und schauen Sie auf etwas, das sich in einem Abstand von 30 Metern befindet. Die Einstellung des Bildschirms auf Augenhöhe, die Verringerung von Blendeffekten und eine angemessene Beleuchtung können die Belastung der Augen ebenfalls verringern. Die Verwendung von künstlichen Tränen oder feuchtigkeitsspendenden

Augentropfen kann die Trockenheit der Augen lindern. Regelmäßige Augenuntersuchungen können helfen, zugrunde liegende Sehprobleme zu erkennen, die zur Ermüdung der Augen beitragen können.

- Homöopathisch: Ruta graveolens, das aus der gewöhnlichen Weinraute gewonnen wird, soll die Gesundheit der Augen unterstützen und die mit dem Lesen oder der Bildschirmarbeit verbundene Augenermüdung lindern.

- Zusätzliches homöopathisches Mittel: Cineraria maritima wird traditionell zur Linderung von Überanstrengung und Ermüdung der Augen eingesetzt, insbesondere bei Trockenheitsgefühl oder Unbehagen in den Augen.

Bewegungsabhängiger Schwindel:

- Erste Hilfe: Bei Schwindelgefühlen, insbesondere bei Bewegung, ist es wichtig, sich sofort hinzusetzen oder hinzulegen, um Stürze und Verletzungen zu vermeiden. Den Kopf ruhig zu halten und sich auf ein unbewegliches Objekt zu konzentrieren, kann helfen, das Gefühl des Schwindels zu verringern. Ingwerpräparate, Akupressur-Armbänder oder Ingwertee können helfen, die Symptome zu lindern. Plötzliche Bewegungen zu vermeiden und die Position allmählich zu wechseln, kann ebenfalls helfen, Schwindelanfälle zu verringern.

- Homöopathisch: Cocculus indicus, das aus der indischen Herzmuschel gewonnen wird, ist bei Schwindel, der durch Reisekrankheit oder Reisen verursacht wird, angezeigt.

- Zusätzliches homöopathisches Mittel: Conium maculatum wird häufig bei Schwindelanfällen eingesetzt, vor allem, wenn sich der Schwindel beim Drehen des Kopfes oder bei Positionswechseln verschlimmert.

Magengeschwüre:

- Erste Hilfe: Bei der Behandlung von leichten Magengeschwüren ist es wichtig, die Lebensweise zu ändern. Dazu gehört der Verzicht auf Nahrungsmittel und Getränke, die die Magenschleimhaut reizen können, wie z. B. Koffein, scharf gewürzte Speisen und Alkohol. Kleinere, häufigere Mahlzeiten können helfen, die Beschwerden zu lindern. Freiverkäufliche Antazida können eine vorübergehende Linderung von Magengeschwüren bewirken. Der Verzicht auf das Rauchen und der Abbau von Stress können ebenfalls zur Heilung beitragen.

- Homöopathisch: Arsenicum album, das aus Arsentrioxid hergestellt wird, kann bei Magengeschwüren eingesetzt werden, die durch brennende Schmerzen und Angstzustände gekennzeichnet sind.

- Zusätzliches homöopathisches Mittel: Brechnuss (Nux vomica) wird häufig bei Magengeschwüren eingesetzt, vor allem, wenn ein Gefühl von Unbehagen oder Druck im Magen besteht, das sich oft durch Essen verschlimmert.

Unruhe oder Hyperaktivität:

- Erste Hilfe: Bei leichter Unruhe oder Hyperaktivität kann es hilfreich sein, einen strukturierten Tagesablauf mit beruhigenden Aktivitäten wie Lesen oder leichten Übungen einzurichten. Es ist wichtig, für ausreichenden Schlaf zu sorgen, einen regelmäßigen Schlafrhythmus zu fördern und sich regelmäßig körperlich zu betätigen. Die Reduzierung von stimulierenden Aktivitäten, insbesondere vor dem Schlafengehen, kann ebenfalls dazu beitragen, Hyperaktivität und Unruhe in den Griff zu bekommen.

- Homöopathisch: Tarentula hispanica, das von einer Wolfsspinnenart stammt, soll gegen Unruhe und Hyperaktivität helfen.

- Zusätzliches homöopathisches Mittel: Coffea cruda, zubereitet aus ungerösteten Kaffeebohnen, wird in der Homöopathie häufig bei Menschen mit einem überaktiven Geist und Unruhezuständen eingesetzt, insbesondere bei Schlafstörungen aufgrund von geistiger Hyperaktivität.

Halsreizung durch Husten:

- Erste Hilfe: Bei leichten Halsreizungen, die durch Husten verursacht werden, kann das Trinken von warmen Flüssigkeiten, wie z. B. Tee mit Honig, Linderung verschaffen. Gurgeln mit warmem Salzwasser kann helfen, Entzündungen und Beschwerden zu lindern. Die Verwendung eines Luftbefeuchters im Raum, insbesondere in trockenen Jahreszeiten, kann dazu beitragen, den Hals feucht zu halten und die Reizung zu verringern. Der Verzicht auf Reizstoffe wie Rauch und starke Düfte kann ebenfalls weitere Reizungen des Rachens verhindern.

- Homöopathisches Mittel: Belladonna, das aus der Tollkirsche gewonnen wird, wird bei plötzlich auftretenden, starken Halsreizungen empfohlen.

- Zusätzliches homöopathisches Mittel: Phosphorus wird häufig bei Halsreizungen empfohlen, die mit einem heiseren, trockenen Husten und einem Gefühl der Enge im Hals einhergehen.

Hals einhergeht.

Verstopfung:

- Erste Hilfe: Ballaststoffe aus Obst, Gemüse und Vollkornprodukten fördern die Verdauung und können helfen, leichte Verstopfungen zu lindern. Die Aufnahme von natürlichen Abführmitteln wie Pflaumen, Leinsamen und Flohsamenschalen in die Ernährung kann ebenfalls wirksam sein. Eine ausreichende Flüssigkeitszufuhr durch viel Wasser und regelmäßige körperliche Betätigung kann die Darmentleerung anregen. Es ist wichtig, den übermäßigen Gebrauch von Abführmitteln zu vermeiden, da er zu einer Abhängigkeit führen kann.

- Homöopathisch: Brechnuss (Nux vomica), die aus den Samen des Strychninbaums gewonnen wird, ist ein gängiges Mittel zur Behandlung von Verstopfung, vor allem wenn sie von häufigem, unwirksamem Drang begleitet wird.

- Zusätzliches homöopathisches Mittel: Tonerde wird häufig bei Verstopfung eingesetzt, wenn es an Drang mangelt und der Stuhl hart und trocken ist.

Saurer Reflux (Sodbrennen):

- Erste Hilfe: Eine Erhöhung des Kopfteils des Bettes kann dazu beitragen, dass die Magensäure während des Schlafs nicht in die Speiseröhre zurückfließt. Es ist wichtig, Nahrungsmittel und Getränke zu meiden, die Sodbrennen auslösen, z. B. Koffein, scharf gewürzte Speisen und Alkohol. Kleinere, häufigere Mahlzeiten zu sich zu nehmen und sich nicht sofort nach dem Essen hinzulegen, kann ebenfalls zur Verringerung der Symptome beitragen. Freiverkäufliche Antazida können vorübergehend Linderung verschaffen.

- Homöopathisch: Pulsatilla, hergestellt aus der Windblume, wird bei Sodbrennen eingesetzt, das sich durch den Verzehr von reichhaltigen, fettigen Speisen verschlimmert.

- Zusätzliches homöopathisches Mittel: Robinia, das häufig bei saurem Reflux eingesetzt wird, ist vor allem dann wirksam, wenn ein saurer Geschmack im Mund vorhanden ist.

Plötzliche Zahnempfindlichkeit:

- Erste Hilfe: Die Verwendung von Zahnpasta für empfindliche Zähne kann helfen, die Beschwerden zu lindern. Der Verzicht auf extrem heiße oder kalte Speisen und Getränke kann helfen, eine Verschlimmerung der Empfindlichkeit zu vermeiden. Sanftes Zähneputzen mit einer Zahnbürste mit weichen Borsten und der Verzicht auf säurehaltige Lebensmittel können empfindliche Zähne ebenfalls schützen.

- Homöopathisch: Coffea cruda, das aus ungerösteten Kaffeebohnen gewonnen wird, wird bei plötzlichen, heftigen Zahnschmerzen empfohlen, die oft durch heiße oder kalte Reize ausgelöst werden.

- Zusätzliches homöopathisches Mittel: Hypericum perforatum ist ein wirksames Mittel gegen Nervenschmerzen, insbesondere wenn die Zahnempfindlichkeit stark ist und entlang der Nervenbahn ausstrahlt.

Schlafstörungen (Schlaflosigkeit):

- Erste Hilfe: Die Einführung einer entspannenden Schlafenszeit und die Schaffung einer angenehmen Schlafumgebung können bei der Bekämpfung von Schlaflosigkeit helfen. Techniken wie Meditation, Tiefenatmung oder progressive Muskelentspannung können die Entspannung fördern und das Einschlafen erleichtern. Eine Begrenzung der Bildschirmzeit vor dem Schlafengehen, eine Reduzierung des Koffeinkonsums und regelmäßige Bewegung können ebenfalls die Schlafqualität verbessern.

- Homöopathisch: Coffea cruda wird empfohlen, wenn ein überaktiver Geist die Fähigkeit zum Einschlafen beeinträchtigt.

- Zusätzliches homöopathisches Mittel: Passiflora incarnata wird häufig bei Schlaflosigkeit eingesetzt, insbesondere bei Unruhe und Schwierigkeiten, den Geist abzuschalten.

Gelenkverstauchung:

Erste Hilfe: Das Anlegen eines Kompressionsverbands kann die Schwellung reduzieren. Sanfte Bewegungsübungen helfen dabei, Steifheit während der Genesung zu vermeiden.

Homöopathisch: Ruta graveolens, ein Präparat aus der Weinraute, ist bei Verletzungen von Bändern und Sehnen angezeigt.

Windelausschlag:

Erste Hilfe: Häufiges Wechseln der Windeln ist wichtig, um Feuchtigkeitsansammlungen zu vermeiden. Entscheiden Sie sich für Windeln mit guter Luftzirkulation. Tragen Sie eine Barrierecreme mit Zinkoxid auf, um eine Schutzschicht zu bilden. Die Haut des

Babys an der Luft trocknen zu lassen, kann die Heilung beschleunigen.

Homöopathisch: Die entzündungshemmenden Eigenschaften der Kamille können helfen, die Beschwerden bei Windelausschlag zu lindern. Es ist wichtig, dass der Windelbereich des Babys sauber und trocken gehalten wird, um den Heilungsprozess zu unterstützen.

Nahrungsmittelallergien (z. B. Nesselsucht oder Juckreiz):

Erste Hilfe: Es ist wichtig, die auslösenden Nahrungsmittel zu identifizieren und zu meiden. Leichte Reaktionen können mit Antihistaminika behandelt werden, aber wenn sich die Symptome verschlimmern oder Atembeschwerden auftreten, sollte sofort ein Arzt aufgesucht werden.

Homöopathisch: Urtica urens, ein Präparat aus der Gemeinen Brennnessel, wird zur Linderung von Juckreiz und Nesselsucht eingesetzt.

Rissige Lippen:

Erste Hilfe: Zusätzlich zur Feuchtigkeitspflege hilft das Trinken von Wasser, den Feuchtigkeitsgehalt der Haut zu erhalten. Verwenden Sie einen Lippenbalsam mit LSF-Schutz. Auch das Auftragen von Honig kann helfen, trockene Lippen zu beruhigen und zu heilen.

Homöopathisch: Petroleum, das aus raffiniertem Mineralöl gewonnen wird, ist ein gängiges homöopathisches Mittel gegen trockene, rissige Haut und Lippen.

Muskelkater durch Sport:

Erste Hilfe: Das Auflegen einer warmen Kompresse fördert die Durchblutung der schmerzenden Muskeln und unterstützt so die Heilung. Sanftes Dehnen nach dem Training kann Steifheit verhindern.

Homöopathische Mittel: Bryonia, das aus der weißen Beifußpflanze gewonnen wird, wird bei Muskelkater empfohlen, der sich durch Bewegung verschlimmert. Arnika, das aus der

Arnikapflanze gewonnen wird, ist dafür bekannt, dass es Muskelschmerzen und Entzündungen nach der Anstrengung lindert.

Ermüdung der Augen durch Bildschirmarbeit:

Erste Hilfe: Die 20-20-20-Regel ermutigt dazu, alle 20 Minuten 20 Sekunden lang auf Objekte in 20 Fuß Entfernung zu schauen. Die Einstellung des Bildschirms auf Augenhöhe und die Verwendung von künstlichen Tränen können die Belastung der Augen verringern.

Homöopathisch: Ruta graveolens, das aus der gewöhnlichen Weinraute gewonnen wird, soll die Gesundheit der Augen unterstützen und die Überanstrengung der Augen durch Lesen oder Bildschirmarbeit lindern.

Bewegungsabhängiger Schwindel:

Erste Hilfe: Setzen oder legen Sie sich hin, um Stürze zu vermeiden. Ingwerpräparate, Akupressur-Armbänder oder Ingwertee können helfen, die Symptome zu lindern.

Homöopathisch: Cocculus indicus, das aus der indischen Herzmuschel gewonnen wird, ist bei Schwindel, der durch Bewegungskrankheit oder Reisen verursacht wird, angezeigt.

Magengeschwüre:

Erste Hilfe: Es wird empfohlen, Koffein, scharfe Speisen und Tabak zu meiden. Antazida bieten kurzfristige Linderung. Kaugummi und Honig wurden auf ihre potenziell geschwürslindernde Wirkung hin untersucht.

Homöopathisch: Arsenicum album, das aus Arsentrioxid hergestellt wird, kann bei Symptomen von Magengeschwüren, die durch brennende Schmerzen und Angstzustände gekennzeichnet sind, eingesetzt werden.

Unruhe oder Hyperaktivität:

Erste Hilfe: Die Schaffung eines strukturierten Tagesablaufs mit beruhigenden Aktivitäten kann helfen, die Unruhe zu bewältigen.

Ausreichender Schlaf und körperliche Aktivität tragen zu einem ausgewogenen Lebensstil bei.

Homöopathisch: Tarentula hispanica, das von einer Wolfsspinnenart stammt, soll gegen Unruhe und Hyperaktivität helfen.

Halsreizung durch Husten:

Erste Hilfe: Mit warmem Wasser vermischter Honig kann den Hustenreiz lindern. Gurgeln mit Salzwasser kann die Beschwerden lindern. Ein Luftbefeuchter im Raum kann Trockenheit im Hals verhindern.

Homöopathisch: Belladonna, das aus der Tollkirsche gewonnen wird, wird bei plötzlich auftretenden, starken Halsreizungen empfohlen.

Leichte Verstopfung:

Erste Hilfe: Ballaststoffe aus Obst, Gemüse und Vollkornprodukten fördern die Verdauung. Pflaumen, Leinsamen und Flohsamenschalen können natürliche Heilmittel sein.

Homöopathisch: Brechnuss (Nux vomica), hergestellt aus den Samen des Strychninbaums, ist ein gängiges Mittel gegen Verstopfung, vor allem wenn sie von häufigem, unwirksamem Harndrang begleitet wird.

Saurer Reflux (Sodbrennen):

Erste Hilfe: Ein erhöhtes Kopfende des Bettes verhindert, dass die Magensäure in die Speiseröhre zurückfließt. Süßholzwurzeltee kann eine lindernde Wirkung haben.

Homöopathisch: Pulsatilla aus der Windblume wird bei Sodbrennen eingesetzt, das sich durch den Verzehr von fettreichen Speisen verschlimmert.

Plötzliche Zahnempfindlichkeit

Erste Hilfe: Zahnpasta für empfindliche Zähne kann helfen, die Beschwerden zu lindern. Der Verzicht auf extrem heiße oder kalte Speisen kann eine Verschlimmerung der Empfindlichkeit verhindern.

Homöopathisch: Coffea cruda, das aus ungerösteten Kaffeebohnen gewonnen wird, wird bei plötzlichen, starken Zahnschmerzen empfohlen.

Leichte Schlafstörungen (Schlaflosigkeit):

Erste Hilfe: Eine Routine zur Schlafenszeit und Entspannungstechniken wie Meditation oder tiefes Atmen können einen besseren Schlaf fördern.

Homöopathisch: Coffea cruda wird empfohlen, wenn ein überaktiver Geist die Fähigkeit zum Einschlafen beeinträchtigt.

Akneausbrüche:

Erste Hilfe: Eine sanfte Reinigung mit Salicylsäure- oder Benzoylperoxid-Produkten kann helfen, die Akne zu kontrollieren. Die Verwendung nicht komedogener Feuchtigkeitscremes verhindert verstopfte Poren.

Homöopathisch: Hepar sulphuris, ein aus Calciumsulfid gewonnenes Mittel, kann bei Akne mit eitrigen Ausbrüchen und Berührungsempfindlichkeit eingesetzt werden.

Irritation durch eingeatmete Reizstoffe:

Erste Hilfe: Eine Nasenspülung mit Kochsalzlösung hilft, Reizstoffe aus den Nasengängen zu spülen. Das Tragen einer Maske kann Sie vor Schadstoffen schützen.

Homöopathisch: Ipecacuanha, das aus der Ipecac-Wurzel gewonnen wird, wird zur Linderung von Reizungen durch eingeatmete Stoffe eingesetzt.

Morgendliche Übelkeit während der Schwangerschaft:

Erste Hilfe: Ingwertee oder Ingwerbonbons können helfen, die Übelkeit zu lindern. Auch das Knabbern von Crackern vor dem Aufstehen kann helfen.

Homöopathisch: Sepia, das aus der Tinte des Tintenfisches hergestellt wird, kann bei morgendlicher Übelkeit, die mit einer Abneigung gegen Nahrungsmittel einhergeht, eingesetzt werden.

Gelenksteifigkeit bei rheumatoider Arthritis:

Erste Hilfe: Die Anwendung von Wärme- oder Kältepackungen kann die Steifheit vorübergehend lindern. Regelmäßiger Sport mit geringer Belastung wie Schwimmen kann die Beweglichkeit der Gelenke erhalten.

Homöopathisch: Bryonia und Rhus toxicodendron (Rhus Tox) sind in der Homöopathie gängige Mittel zur Behandlung von Gelenkproblemen, die jeweils unterschiedliche Aspekte der Beschwerden behandeln.

Trockene Haut:

Erste Hilfe: Die Verwendung eines Luftbefeuchters in trockenen Umgebungen hilft, die Hautfeuchtigkeit zu erhalten. Aloe-vera-Gel kann lindernd wirken.

Homöopathisch: Graphite, die aus Graphitmineralien gewonnen werden, können bei anhaltend trockener Haut eingesetzt werden.

Leichte Gelenkverstauchung:

Erste Hilfe: Das Anlegen eines Kompressionsverbands kann die Schwellung reduzieren. Sanfte Bewegungsübungen helfen dabei, Steifheit während der Genesung zu vermeiden.

Homöopathisch: Ruta graveolens, ein Präparat aus der Weinraute, ist bei Verletzungen von Bändern und Sehnen angezeigt.

Trockene Haut:

Erste Hilfe: Die Verwendung von parfümfreien Feuchtigkeitscremes mit Inhaltsstoffen wie Ceramiden und Hyaluronsäure kann die Feuchtigkeit wirksam einschließen. Vermeiden Sie scharfe Seifen und entscheiden Sie sich für sanfte Reinigungsmittel.

Homöopathisch: Graphite, die aus dem Mineral Graphit gewonnen werden, werden häufig bei trockener Haut eingesetzt, die zu Rissen, Nässen und Juckreiz neigt.

Gelenkverstauchung:

Erste Hilfe: Zusätzlich zu R.I.C.E. (Rest, Ice, Compression, Elevation) können frei verkäufliche Schmerzmittel wie Ibuprofen helfen, Schmerzen und Entzündungen zu lindern.

Homöopathisch: Ruta graveolens, ein Präparat aus der Weinraute, soll die Heilung von Bändern und Sehnen nach einer Verstauchung unterstützen.

Allergische Reaktionen auf Pflanzen:

Erste Hilfe: Um Sekundärinfektionen zu verhindern, ist es wichtig, das Kratzen zu vermeiden. Das Auftragen von Galmei-Lotion oder Aloe-Vera-Gel kann Linderung verschaffen.

Homöopathisch: Rhus toxicodendron, das aus Giftefeu gewonnen wird, kann allergische Reaktionen lindern, die sich als juckende, blasenbildende Hautausschläge äußern.

Kopfverletzungen (ohne Bewusstlosigkeit):

Erste Hilfe: Achten Sie selbst bei leichten Kopfverletzungen genau auf Symptome wie anhaltende Kopfschmerzen, Schwindel, Übelkeit oder Verhaltensänderungen.

Homöopathisch: Natrum sulphuricum, das aus Natriumsulfat gewonnen wird, wird manchmal bei anhaltenden Symptomen nach einer Kopfverletzung eingesetzt, vor allem wenn sie mit Kopfschmerzen oder emotionalen Veränderungen einhergehen.

Hämorrhoiden (Hämorrhoiden):

Erste Hilfe: Sitzbäder, bei denen der Unterkörper in warmes Wasser getaucht wird, können Linderung verschaffen. Freiverkäufliche Hämorrhoidencremes oder Pads, die Hamamelis enthalten, können helfen, die Beschwerden zu lindern.

Homöopathisch: Aesculus hippocastanum, das aus der Rosskastanie gewonnen wird, kann bei Hämorrhoiden mit Schmerzen, die in den unteren Rücken ausstrahlen, helfen.

Allergische Reaktionen auf Latex:

Erste Hilfe: Um künftigen Reaktionen vorzubeugen, sollten Sie latexhaltige Produkte in Ihrer Umgebung identifizieren und durch hypoallergene Alternativen ersetzen.

Homöopathisch: Apis mellifica, das aus Honigbienen gewonnen wird, kann bei leichten allergischen Reaktionen auf Latex, die mit Juckreiz, Rötung und Schwellung einhergehen, eingesetzt werden.

Bakterielle Bindehautentzündung (Rosa Auge):

Erste Hilfe: Häufiges Händewaschen und das Vermeiden von Berührungen mit den Augen können die Ausbreitung einer bakteriellen Bindehautentzündung verhindern. Freiverkäufliche Augentropfen können die Trockenheit der Augen lindern.

Homöopathisch: Euphrasia, das aus der Augentrostpflanze gewonnen wird, soll die Symptome des rosa Auges wie wässrigen Ausfluss und Augenreizungen lindern.

Kater:

Erste Hilfe: Das Auffüllen von Elektrolyten mit Sportgetränken oder oralen Rehydrationslösungen kann die Dehydrierung lindern. Der Verzehr von kaliumreichen Lebensmitteln wie Bananen kann ebenfalls helfen.

Homöopathisch: Brechnuss (Nux vomica), die aus den Samen des Strychninbaums gewonnen wird, wird oft zur Linderung eines Katers eingesetzt, vor allem bei Kopfschmerzen, Übelkeit und Empfindlichkeit gegenüber Licht und Lärm.

Blähungen (Gas):

Erste Hilfe: Der Verzehr von probiotikareichen Lebensmitteln wie Joghurt kann dazu beitragen, eine gesunde Darmflora aufrechtzuerhalten und die Gasproduktion zu verringern. Auch Pfefferminztee kann Linderung verschaffen.

Homöopathisch: Carbo vegetabilis, ein Präparat aus Pflanzenkohle, kann bei Blähungen mit Blähungen und Unwohlsein angezeigt sein.

Fußblasen:

Erste Hilfe: Das Auftragen einer antibiotischen Salbe und das Abdecken der Blase mit einem sterilen Verband helfen, Infektionen zu vermeiden. Während der Heilung ist es wichtig, enge Schuhe und reibungsverursachende Aktivitäten zu vermeiden.

Homöopathisch: Cantharis, das aus der Spanischen Fliege gewonnen wird, kann die Heilung der Blase unterstützen, insbesondere wenn sie brennt.

Blähungen im Magen:

Erste Hilfe: Der Verzehr von Lebensmitteln, die reich an löslichen Ballaststoffen sind, wie Hafer und Hülsenfrüchte, kann einen regelmäßigen Stuhlgang fördern und Blähungen verringern.

Homöopathisch: Lycopodium, das aus Keulenmoos gewonnen wird, kann bei Blähungen und Verdauungsstörungen mit Völlegefühl und Blähungen eingesetzt werden.

Überanstrengung oder Müdigkeit:

Erste Hilfe: Die Flüssigkeitszufuhr mit elektrolytreichen Getränken und der Verzehr komplexer Kohlenhydrate, wie Vollkornprodukte, können die Erholung unterstützen.

Homöopathisch: Arnica montana, das aus der Arnikapflanze gewonnen wird, ist dafür bekannt, dass es Ermüdungserscheinungen infolge körperlicher Belastung lindern kann.

Husten:

Erste Hilfe: Der Verzehr von Honig und warmen Kräutertees, wie Kamillen- oder Thymiantee, kann helfen, den Husten zu lindern. Auch eine Dampfinhalation mit Eukalyptusöl kann Linderung verschaffen.

Homöopathisch: Drosera, das aus der Sonnentau-Pflanze gewonnen wird, kann bei trockenem, krampfhaftem Husten mit Kitzelgefühl im Hals angezeigt sein.

Magenverstimmung durch scharfe Speisen:

Erste Hilfe: Die Aufnahme von milden Lebensmitteln wie Reis, Bananen und Apfelmus in den Speiseplan kann helfen, den Magen zu beruhigen. Ingwertee kann bei Verdauungsbeschwerden Linderung verschaffen.

Homöopathisch: Arsenicum album, das aus Arsentrioxid gewonnen wird, wird häufig bei Magenverstimmungen mit brennenden Schmerzen und Unruhe eingesetzt.

Bewegungsabhängiger Schwindel:

Erste Hilfe: Bei bewegungsbedingtem Schwindel hilft es, sich hinzusetzen oder hinzulegen, um Stürze zu vermeiden. Vermeiden Sie plötzliche Kopfbewegungen, um Schwindelgefühle zu vermeiden. Die Konzentration auf ein feststehendes Objekt oder den Horizont kann Ihre Wahrnehmung stabilisieren.

Homöopathisch: Cocculus indicus ist ein bewährtes Mittel gegen Reisekrankheit und reisebedingten Schwindel. Es wird angenommen, dass es Symptome wie Übelkeit, Schwindel und Unausgeglichenheit lindert. Reisen in Autos, Booten oder Flugzeugen können diesen Zustand auslösen.

Magengeschwüre:

- Erste Hilfe: Magengeschwüre werden häufig durch die Erosion der Magenschleimhaut durch die Magensäure verursacht. Der Verzicht auf würzige und säurehaltige Speisen, Alkohol und Koffein kann die Symptome lindern. Freiverkäufliche Antazida neutralisieren überschüssige Magensäure und verschaffen Linderung. Eine milde Ernährung mit leicht verdaulichen Lebensmitteln kann die Heilung fördern.

- Homöopathisch: Arsenicum album, das sich auf brennende Schmerzen konzentriert, wird zur Behandlung von

Magengeschwüren eingesetzt. Dieses Mittel kann für diejenigen geeignet sein, die brennende Magenschmerzen haben, die durch Wärme und das Trinken warmer Flüssigkeiten gelindert werden.

Unruhe oder Hyperaktivität:

- Erste Hilfe: Unruhe und Hyperaktivität können auf verschiedene Faktoren zurückzuführen sein, z. B. auf überschüssige Energie oder Grunderkrankungen. Beruhigende Aktivitäten wie Lesen, tiefes Atmen oder sanftes Dehnen können Linderung verschaffen. Um Hyperaktivität in den Griff zu bekommen, ist es wichtig, einen geregelten Tagesablauf zu schaffen und für ausreichend Schlaf zu sorgen.

- Homöopathisch: Tarentula hispanica, abgeleitet von der spanischen Spinne, soll bei Unruhezuständen, insbesondere bei Kindern, helfen. Dieses Mittel kann in Betracht gezogen werden, wenn die Symptome übermäßige Bewegung, Zappeln und ein Bedürfnis nach ständiger Stimulation umfassen.

Halsreizung durch Husten:

- Erste Hilfe: Halsreizungen durch häufigen Husten können gelindert werden, indem man den Hals feucht hält und viel Flüssigkeit zu sich nimmt. Die Verwendung von Lutschtabletten mit beruhigenden Inhaltsstoffen wie Honig oder Menthol verschafft vorübergehend Linderung. Warme Flüssigkeiten wie Kräutertees oder Brühen helfen, die Schleimhäute im Hals zu beruhigen.

- Homöopathisch: Belladonna, das für seine Affinität zu plötzlichen und intensiven Symptomen bekannt ist, kann bei Halsreizungen mit Entzündungen geeignet sein. Es kann in Betracht gezogen werden, wenn die Symptome schnell auftreten, begleitet von einem trockenen, heißen Hals und Schluckbeschwerden.

Verstopfung:

- Erste Hilfe: Leichte Verstopfung kann durch Faktoren wie unzureichende Ballaststoffzufuhr, Dehydrierung oder mangelnde körperliche Aktivität verursacht werden. Viel Wasser zu trinken und ballaststoffreiche Lebensmittel wie Obst, Gemüse und Vollkornprodukte zu essen, fördert einen regelmäßigen Stuhlgang. Regelmäßige Bewegung unterstützt die Gesundheit der Verdauung.

- Homöopathisch: Brechnuss (Nux vomica) wird häufig bei Verstopfung mit einem Gefühl von unzureichendem Stuhldrang eingesetzt. Dieses Mittel kann für Personen geeignet sein, die einen ständigen Drang zum Stuhlgang verspüren, ohne dass dieser zufriedenstellend ist.

Saurer Reflux (Sodbrennen):

- Erste Hilfe: Sodbrennen, das durch den Rückfluss von Magensäure in die Speiseröhre verursacht wird, kann durch Vermeiden von auslösenden Nahrungsmitteln, Erhöhen des Kopfteils des Bettes und Tragen von locker sitzender Kleidung behandelt werden. Freiverkäufliche Antazida neutralisieren die Magensäure und lindern so die Unannehmlichkeiten.

- Homöopathisch: Pulsatilla, mit seiner Betonung auf veränderlichen Symptomen, könnte bei Sodbrennen, das sich nach dem Verzehr von fettreichen Speisen verschlimmert, von Bedeutung sein. Es ist oft für Personen mit einer milden und nachgiebigen Veranlagung geeignet.

Plötzliche Zahnempfindlichkeit:

- Erste Hilfe: Zahnempfindlichkeit kann durch Zahnschmelzerosion oder Zahnfleischrückgang entstehen. Die Verwendung von Zahnpasta für empfindliche Zähne, die Inhaltsstoffe wie Kaliumnitrat oder Zinnfluorid enthält, kann helfen, das Unbehagen zu lindern. Es ist wichtig, einen Zahnarzt aufzusuchen, um zugrundeliegende Probleme auszuschließen.

- Homöopathisch: Coffea cruda, das aus Kaffeebohnen gewonnen wird, wird mit Überempfindlichkeit und pochenden Schmerzen in Verbindung gebracht. Dieses Mittel kann in Betracht gezogen werden, wenn plötzliche Zahnempfindlichkeit von einem intensiven Schmerzgefühl begleitet wird.

Schlafstörungen (Schlaflosigkeit):

- Erste Hilfe: Schlaflosigkeit kann durch Stress, Ängste oder Störungen der Schlafroutine verursacht werden. Die Anwendung von Entspannungstechniken wie Meditation oder tiefes Atmen vor dem Schlafengehen fördert einen besseren Schlaf. Die Einhaltung eines festen Schlafrhythmus und die Schaffung einer beruhigenden Schlafumgebung tragen zu einer besseren Schlafqualität bei.

- Homöopathisch: Coffea cruda, zubereitet aus rohen Kaffeebohnen, kann bei Schlaflosigkeit helfen, die durch einen überaktiven Geist ausgelöst wird. Personen, die unter rasenden Gedanken und geistiger Unruhe leiden, könnten durch dieses Mittel Linderung erfahren.

Überanstrengung oder Müdigkeit:

Erste Hilfe: Ruhe ist wichtig, damit sich der Körper von der Überanstrengung erholen kann. Achten Sie auf ausreichenden Schlaf, um das Energieniveau wiederherzustellen. Die Flüssigkeitszufuhr spielt eine wichtige Rolle bei der Vorbeugung von Müdigkeit, trinken Sie also den ganzen Tag über Wasser. Wenden Sie Entspannungstechniken wie tiefe Atmung oder Meditation an, um das Nervensystem zu beruhigen.

Homöopathisch: Arnica montana, bekannt als Mittel gegen Blutergüsse und körperliche Überanstrengung, kann bei Müdigkeit infolge übermäßiger körperlicher Aktivität hilfreich sein. Seine Anwendung erstreckt sich auch auf Muskelkater und allgemeine Erschöpfung.

Leichter Husten:

Erste Hilfe: Eine ausreichende Flüssigkeitszufuhr ist wichtig, um einen trockenen Hals zu vermeiden und den Husten zu lindern. Durch die Verwendung eines Luftbefeuchters wird die Luft befeuchtet, was die Reizung des Halses verringert. Warme

Flüssigkeiten lindern den Husten, und Lutschtabletten mit Menthol oder Honig verschaffen vorübergehend Linderung.

Homöopathisch: Drosera, das aus der Sonnentau-Pflanze gewonnen wird, ist bei trockenem, krampfartigem Husten angezeigt, der oft mit einem Kitzelgefühl einhergeht. Er geht mit heftigen Hustenanfällen einher, die besonders nachts auftreten.

Magenverstimmung durch scharfe Speisen:

Erste Hilfe: Um die Magenbeschwerden zu lindern, sollten Sie vorübergehend auf scharfe Speisen verzichten, um die Reizung zu verringern. Milch kann die Schärfe von Gewürzen neutralisieren, und rezeptfreie Antazida helfen, den Säuregehalt zu verringern. Wenn die Symptome abklingen, führen Sie die scharfen Speisen allmählich wieder ein.

Homöopathisch: Arsenicum album, das bei einer Reihe von Symptomen eingesetzt wird, ist bei Magenverstimmungen durch stark gewürzte oder scharfe Speisen angezeigt. Dieses Mittel kann hilfreich sein, wenn es von Unruhe und Angst begleitet wird.

Leichte Sinuskopfschmerzen:

Erste Hilfe: Das Einatmen von Dampf hilft, den Druck in den Nebenhöhlen zu lindern und die Verstopfung zu lösen. Das Auflegen von warmen Kompressen auf die Stirn kann Linderung verschaffen. Eine ausreichende Flüssigkeitszufuhr unterstützt die Verdünnung des Schleims und die Entwässerung.

Homöopathisch: Belladonna wird bei Kopfschmerzen in den Nebenhöhlen eingesetzt, die mit pochenden, starken Schmerzen einhergehen. Dieses Mittel ist am besten geeignet, wenn die Symptome plötzlich auftreten und sich durch Licht, Lärm oder Bewegung verschlimmern.

Schimmel oder Schimmelpilzreizung:

Erste Hilfe: Wenn Sie Schimmelpilzen ausgesetzt sind, ist es wichtig, den Kontakt mit den betroffenen Stellen zu begrenzen. Das Tragen einer Maske schützt vor dem Einatmen der Sporen. Das

Lüften des Raums verringert die Schimmelpilzkonzentration. Personen mit Schimmelpilzempfindlichkeit sollten einen Arzt aufsuchen.

Homöopathisch: Natrum sulphuricum, das häufig bei feuchten Bedingungen eingesetzt wird, kann bei leichten Reizungen durch Schimmelpilzbefall von Bedeutung sein. Es ist angezeigt, wenn die Symptome Nasenausfluss und Atembeschwerden umfassen.

Reizung der Harnwege (z. B. durch zu langes Halten von Urin):

Erste Hilfe: Häufiges Entleeren der Blase beugt Reizungen vor, die durch längeres Zurückhalten von Urin verursacht werden. Ausreichendes Wassertrinken erhält die Gesundheit der Harnwege. Der Verzicht auf Koffein und säurehaltige Lebensmittel verringert die Reizung. Beim Blasentraining wird die Zeit zwischen den Toilettengängen schrittweise verlängert.

Homöopathisch: Cantharis, das für seine Affinität zu Harnproblemen bekannt ist, kann bei brennenden Empfindungen und Unbehagen beim Wasserlassen in Betracht gezogen werden. Es ist besonders geeignet, wenn der Harndrang stark ist und von Schmerzen begleitet wird.

Menstruationskrämpfe:

Erste Hilfe: Das Auflegen eines Heizkissens auf den Unterleib hilft, die Gebärmuttermuskulatur zu entspannen und Krämpfe zu lindern. Freiverkäufliche Schmerzmittel lindern das Unbehagen. Ruhe und Entspannungstechniken tragen zur Bewältigung von Menstruationskrämpfen bei.

Homöopathisch: Magnesia phosphorica, das bei krampfartigen Schmerzen angezeigt ist, kann bei Menstruationskrämpfen, die durch scharfe, einschießende Schmerzen gekennzeichnet sind, gewählt werden. Dieses Mittel wird auch zur Linderung von Muskelkrämpfen eingesetzt.

Sonnenempfindlichkeit (Photodermatitis):

Erste Hilfe: Um einer Photodermatitis vorzubeugen, sollten Sie die Sonne während der Hauptverkehrszeiten meiden und schützende Kleidung tragen, einschließlich Sonnenbrille und breitkrempigen Hüten. Ein Sonnenschutzmittel mit hohem Lichtschutzfaktor bietet eine Barriere gegen UV-Strahlen.

Homöopathisch: Bellis perennis, auch bekannt als Gänseblümchen, wird bei sonnenempfindlichen Hautreaktionen eingesetzt. Es eignet sich zur Linderung von Hautreizungen und Entzündungen, die durch Sonneneinstrahlung verursacht werden.

Wundscheuern oder Hautreizungen:

Erste Hilfe: Um Scheuerstellen zu vermeiden, halten Sie die betroffene Stelle trocken und tragen Sie Vaseline oder Aloe-Vera-Gel auf, um die Reibung zu verringern. Das Tragen von atmungsaktiven Stoffen kann ebenfalls dazu beitragen, weitere Reizungen zu vermeiden.

Homöopathisch: Graphite, die aus Graphit gewonnen werden, sind bei Hautproblemen wie Scheuerstellen und Ekzemen angezeigt. Dieses Mittel kann hilfreich sein, um gereizte Haut zu beruhigen.

Nasennebenhöhlenverstopfung:

Erste Hilfe: Die Reinigung der Nasengänge mit einem salzhaltigen Nasenspray verschafft Linderung bei Verstopfung. Das Trinken von Flüssigkeit verdünnt den Schleim und fördert den Abfluss. Das Einatmen von Dampf lindert den Druck in den Nasennebenhöhlen und unterstützt den Abtransport des Schleims.

Homöopathisch: Kali bichromicum ist angezeigt bei zähem, fadenförmigem Nasenausfluss und Druck in den Nebenhöhlen. Es kann bei Nasennebenhöhlenverstopfung mit zähem, klebrigem Schleim in Betracht gezogen werden.

Tennis-/Golfer-Ellenbogen:

- Erste Hilfe: Ruhigstellen des betroffenen Arms verhindert eine weitere Belastung. Das Auflegen von Eispackungen auf die betroffene Stelle lindert die Entzündung. Freiverkäufliche Schmerzmittel bieten vorübergehende Linderung.

- Homöopathisch: Ruta graveolens, das für seine Affinität zu Bändern und Sehnen bekannt ist, kann bei Schmerzen im Ellenbogen, die durch Überlastung und wiederholte Belastung entstehen, in Betracht gezogen werden.

Saisonale Allergien:

- Erste Hilfe: Zur Behandlung saisonaler Allergien gehört es, sich während der Pollenflugzeit in geschlossenen Räumen aufzuhalten, Luftreiniger zu verwenden und die Nasengänge mit Kochsalzlösung zu spülen. Diese Maßnahmen reduzieren die Exposition gegenüber Allergenen.

- Homöopathisch: Euphrasia, zubereitet aus der Augentrostpflanze, wird bei Augenreizungen und Nasenausfluss im Zusammenhang mit Allergien eingesetzt. Es kann zur Linderung von allergiebedingten Symptomen geeignet sein.

Leichte allergische Reaktionen auf topische Substanzen (z. B. Hautausschläge durch Kosmetika):

- Erste Hilfe: Die Anwendung des Produkts, das die allergische Reaktion verursacht hat, muss unbedingt eingestellt werden. Das Waschen der betroffenen Stelle hilft, alle Rückstände zu entfernen. Das Auftragen einer milden Hydrocortison-Creme lindert Entzündung und Juckreiz.

- Homöopathisch: Graphite, die aus Kohlenstoff gewonnen werden, können bei Hautausschlägen und Ekzemen, die durch allergische Reaktionen entstehen, in Betracht gezogen werden. Dieses Mittel kann die Hautreizung lindern und die Heilung fördern.

Sehnenentzündung oder Überlastungsverletzung:

Erste Hilfe: Ruhen Sie die betroffene Stelle, damit sie sich erholen kann. Die Anwendung von Eispackungen hilft, die Entzündung zu reduzieren. Das Anlegen eines Kompressionsverbands oder einer Bandage stützt die verletzte Stelle.

Homöopathisch: Ruta graveolens, das bei Verletzungen von Sehnen und Bändern angezeigt ist, kann bei Sehnenentzündungen und Überlastungsschäden gewählt werden. Dieses Mittel kann die Heilung fördern und Beschwerden lindern.

Schnitt- und Schürfwunden an der Zunge (z. B. versehentliches Aufbeißen auf die Zunge):

Erste Hilfe: Gurgeln mit warmem Salzwasser hilft, die betroffene Stelle zu reinigen. Vermeiden Sie scharfe und würzige Speisen, um weitere Reizungen zu vermeiden. Das Auftragen eines lindernden Gels oder einer Salbe verschafft Linderung und unterstützt die Heilung.

Homöopathisch: Nitricum Acidum, hergestellt aus Salpetersäure, kann zur Heilung von Schnitten und Kratzern auf der Zunge in Betracht gezogen werden. Dieses Mittel kann helfen, die Beschwerden zu lindern und die Heilung zu fördern.

Überaktive Blase (Harndrang):

Erste Hilfe: Um eine überaktive Blase in den Griff zu bekommen, sollte man den Koffein- und Alkoholkonsum einschränken, Blasentraining betreiben, um die Zeit zwischen den Toilettengängen schrittweise zu verlängern, und Kegel-Übungen zur Stärkung der Beckenmuskulatur durchführen.

Homöopathisch: Causticum, das bei Harnproblemen angezeigt ist, kann bei Harndrang und unwillkürlichem Wasserlassen gewählt werden. Dieses Mittel kann bei der Behandlung dieser Symptome helfen.

Unruhe durch Zahnen (bei Säuglingen):

Erste Hilfe: Die Bereitstellung von Spielzeug zum Zahnen oder eines kalten Waschlappens, auf dem Säuglinge kauen können, verschafft Erleichterung. Trost spenden und kuscheln kann die Unruhe während des Zahnens lindern.

Homöopathisch: Chamomilla, das aus der Kamille gewonnen wird, ist bei Unruhe und Reizbarkeit beim Zahnen bei Säuglingen angezeigt. Dieses Mittel kann in dieser schwierigen Phase Trost spenden.

Asthma-Symptome:

Erste Hilfe: Für Menschen mit Asthma ist es wichtig, die verschriebenen Inhalatoren bei Bedarf zu verwenden. Das Erkennen und Vermeiden von Auslösern hilft, Asthmasymptome zu vermeiden. Wenn sich die Symptome verschlimmern, muss unbedingt ein Arzt aufgesucht werden.

Homöopathisch: Natrum sulphuricum, das für feuchtigkeitsbedingte Symptome ausgewählt wurde, kann bei Asthmasymptomen, die sich durch feuchtes Wetter verschlimmern, in Betracht gezogen werden. Dieses Mittel kann bei der Bewältigung von Atembeschwerden hilfreich sein.

Allergische Reaktionen auf Tierhaare:

Erste Hilfe: Die Begrenzung des Kontakts mit Haustieren, die Verwendung von Luftreinigern und das Waschen der Hände nach dem Anfassen von Tieren verringern das Risiko einer allergischen Reaktion auf Tierhaare.

Homöopathisch: Arsenicum album, bekannt für seine Affinität zu Allergien, kann bei leichten allergischen Reaktionen auf Tierhaare in Betracht gezogen werden. Dieses Mittel kann bei der Behandlung der Symptome helfen.

Beinkrämpfe (z. B. nächtliche Krämpfe):

Erste Hilfe: Sanftes Dehnen und Massieren der betroffenen Muskeln hilft, Beinkrämpfe zu lindern. Warme Kompressen oder ein warmes Bad können die Muskeln entspannen und Linderung verschaffen.

Homöopathisch: Magnesia phosphorica, das bei krampfartigen Schmerzen eingesetzt wird, kann bei der Linderung von Beinkrämpfen und Spasmen helfen. Dieses Mittel eignet sich besonders für Krämpfe, die durch Wärme gelindert werden.

Verdauungsstörungen durch übermäßiges Essen:

Erste Hilfe: Das Essen kleinerer Portionen und das Vermeiden des Liegens unmittelbar nach den Mahlzeiten helfen, Verdauungsstörungen zu vermeiden. Ein kurzer Spaziergang nach dem Essen fördert die Verdauung. Eine maßvolle Nahrungsaufnahme ist der Schlüssel zur Vorbeugung von Unwohlsein.

Homöopathisch: Nux vomica, das aus der Giftnuss gewonnen wird, kann bei Verdauungsstörungen helfen, die durch übermäßiges Essen und den Verzehr von scharfen Speisen verursacht werden. Dieses Mittel kann helfen, die Verdauungsbeschwerden zu lindern.

Plötzliche Ängstlichkeit oder Nervosität:

Erste Hilfe: Zur Bewältigung plötzlicher Angstzustände sollten Sie tiefe Atem- und Entspannungstechniken anwenden. Die Unterstützung durch einen Freund oder ein Familienmitglied kann Trost spenden.

Asthma-Symptome:

- Erste Hilfe: Leichte Asthmasymptome lassen sich mit einer Kombination aus vorbeugenden Maßnahmen und geeigneten Medikamenten in den Griff bekommen. Die bestimmungsgemäße Verwendung eines Inhalators kann helfen, die Atemwege zu öffnen und die Symptome zu lindern. Das Vermeiden von Auslösern wie Allergenen, Rauch und kalter Luft ist wichtig, um eine Verschlimmerung zu verhindern. Ein sauberes und staubfreies Wohnumfeld, die Verwendung von Luftreinigern und das Abdecken von Bettwäsche können die Belastung durch Allergene verringern.

- Homöopathisch: Natrum sulphuricum, hergestellt aus Natriumsulfat, ist bei Asthmasymptomen angezeigt, die sich bei feuchtem Wetter verschlimmern. Es kann helfen, Atembeschwerden und Keuchen im Zusammenhang mit leichtem Asthma zu lindern.

Allergische Reaktionen auf Tierhaare:

- Erste Hilfe: Zur Behandlung kleinerer allergischer Reaktionen auf Tierhaare muss die Exposition gegenüber dem Allergen reduziert werden. Die Begrenzung des Kontakts mit Haustieren, die Verwendung von Luftreinigern, die die Hautschuppen herausfiltern, und das Waschen von Händen und Kleidung nach dem Kontakt mit Tieren können dazu beitragen, die Symptome zu minimieren. Regelmäßiges Reinigen und Staubsaugen der Wohnräume kann die Ansammlung von Hautschuppen ebenfalls verringern.

- Homöopathisch: Arsenicum album, hergestellt aus Arsentrioxid, kann bei leichten allergischen Reaktionen auf Tierhaare Linderung verschaffen. Es hilft bei Symptomen wie Niesen, laufender Nase und Hautjucken.

Beinkrämpfe (z. B. nächtliche Krämpfe):

- Erste Hilfe: Zur Vorbeugung und Linderung leichter Beinkrämpfe gehören sanfte Dehnungen und Massagen der betroffenen Muskeln. Eine ausreichende Flüssigkeitszufuhr und eine ausgewogene, elektrolytreiche Ernährung können helfen, Muskelkrämpfen vorzubeugen. Auch warme Umschläge oder ein warmes Bad können Linderung verschaffen.

- Homöopathisch: Magnesia phosphorica, hergestellt aus Magnesiumphosphat, ist dafür bekannt, dass es Muskelkrämpfe und Spasmen lindert. Es kann helfen, die Muskeln zu entspannen und Beschwerden zu lindern.

Verdauungsstörungen durch übermäßiges Essen:

- Erste Hilfe: Leichte Verdauungsstörungen, die durch übermäßiges Essen entstehen, können durch gesunde Essgewohnheiten in den Griff bekommen werden. Der Verzehr kleinerer Portionen und der Verzicht auf schwere, fettige und scharfe Speisen können Beschwerden vorbeugen. Ein kurzer Spaziergang nach den Mahlzeiten kann die Verdauung durch sanfte Bewegung im Verdauungstrakt fördern.

- Homöopathisch: Nux vomica, das aus den Samen des Strychninbaums gewonnen wird, ist bei Verdauungsstörungen angezeigt, die durch übermäßiges Essen und den übermäßigen Verzehr von fettreichen Speisen verursacht werden. Es kann helfen, Symptome wie Blähungen, Flatulenz und Reizbarkeit zu behandeln.

Plötzliche Ängstlichkeit oder Nervosität:

- Erste Hilfe: Um mit plötzlicher Angst oder Nervosität umzugehen, sollten Sie Entspannungstechniken anwenden, um den Geist zu beruhigen. Tiefe Atemübungen, Achtsamkeit und Erdungstechniken können helfen, überwältigende Emotionen zu bewältigen. Die Unterstützung eines Freundes, eines Familienmitglieds oder einer Fachkraft für psychische Gesundheit kann Beruhigung und Anleitung bieten.

- Homöopathisch: Aconitum napellus, das aus dem Eisenhut gewonnen wird, wird bei plötzlichen Angstzuständen, Furcht und Panik eingesetzt. Es kann helfen, akute Episoden von Nervosität und Unruhe zu behandeln.

Trockene Augen:

- Erste Hilfe: Leichte trockene Augen können durch die Verwendung von künstlichen Tränen oder feuchtigkeitsspendenden Augentropfen gelindert werden. Auch Pausen vom Bildschirm und eine ausreichende Flüssigkeitszufuhr können zum Wohlbefinden der Augen beitragen.

- Homöopathisch: Euphrasia, auch bekannt als Augentrost, wird zur Linderung von trockenen, gereizten Augen verwendet. Es kann helfen, Augenbeschwerden zu lindern und die Tränenproduktion zu fördern.

Nasenbluten:

- Erste Hilfe: Nasenbluten, auch Epistaxis genannt, kann mit den folgenden Schritten wirksam behandelt werden. Lassen Sie die Person aufrecht sitzen und lehnen Sie sich leicht nach vorne, um zu verhindern, dass Blut in den Hals fließt. Drücken Sie 10-15 Minuten lang sanft auf den weichen Teil der Nase direkt unter dem Nasenrücken. Dadurch wird Druck auf das blutende Gefäß ausgeübt und die Gerinnung gefördert. Es ist wichtig, den Kopf nicht nach hinten zu neigen, da dies dazu führen kann, dass das Blut in den Hals fließt und zum Verschlucken oder Ersticken führt.

- Homöopathisch: Ferrum phosphoricum, hergestellt aus Eisenphosphat, ist ein Mittel, das bei Nasenbluten aufgrund kleinerer Verletzungen in Betracht gezogen werden kann. Es kann helfen, die Blutung zu kontrollieren und die Heilung der Nasenblutgefäße zu fördern.

Verbrennungen durch heiße Gegenstände (z. B. durch Berühren einer heißen Pfanne):

- Erste Hilfe: Leichte Verbrennungen durch heiße Gegenstände können sofort behandelt werden, um weitere Verletzungen zu vermeiden. Kühlen Sie die betroffene Stelle sofort mehrere Minuten lang unter fließendem, kaltem Wasser. Dies hilft, die Hauttemperatur zu senken und die Gewebeschäden zu minimieren. Vermeiden Sie die Verwendung von Eis oder eiskaltem Wasser, da extreme Kälte zusätzliche Schäden verursachen kann. Decken Sie die Verbrennung nach dem Kühlen mit einem sterilen, nicht klebenden Verband oder einem sauberen Tuch ab.

- Homöopathisch: Cantharis, ein Präparat aus dem Spanischen Fliegenkäfer, wird bei Verbrennungen mit starken Schmerzen, Blasenbildung und brennendem Gefühl eingesetzt. Es kann die mit kleineren Verbrennungen verbundenen Beschwerden lindern.

Verdauungsstörungen:

- Erste Hilfe: Verdauungsstörungen, die sich durch Unwohlsein oder Schmerzen im Oberbauch äußern, lassen sich häufig durch eine Umstellung der Ernährung und der Lebensweise in den Griff bekommen. Vermeiden Sie schwere, fettige und scharfe Speisen, die die Symptome verschlimmern können. Entscheiden Sie sich für kleinere, häufigere Mahlzeiten und vermeiden Sie es, sich unmittelbar nach dem Essen hinzulegen. Der Genuss von Ingwer- oder Pfefferminztee kann die Verdauung fördern und den Magen beruhigen.

- Homöopathisch: Carbo vegetabilis, das aus Pflanzenkohle gewonnen wird, ist bei Blähungen und Völlegefühl angezeigt. Es kann bei Verdauungsstörungen und Beschwerden, die durch Gasansammlungen im Verdauungstrakt verursacht werden, Linderung verschaffen.

Leichte Hitzeerschöpfung:

- Erste Hilfe: Ein Hitzschlag kann auftreten, wenn der Körper durch übermäßige Hitze und Schwitzen zu viel Wasser und Salz verliert. Bringen Sie die Person in einen kühleren Bereich, z. B. in einen klimatisierten Raum oder in den Schatten. Ermuntern Sie die Person, kühles Wasser oder ein elektrolytreiches Getränk zu trinken, um zu rehydrieren. Lockern Sie enge Kleidung und verwenden Sie kühle Kompressen, um die Körpertemperatur zu senken.

- Homöopathisch: Gelsemium, das aus der gelben Jasminpflanze gewonnen wird, wird bei Schwäche und Müdigkeit im Zusammenhang mit Hitzeerschöpfung eingesetzt. Es kann helfen, die Symptome zu lindern und die Genesung zu unterstützen.

Magen-Darm-Beschwerden (z. B. Reisedurchfall):

- Erste Hilfe: Reisedurchfall, der oft durch den Verzehr von verunreinigten Lebensmitteln oder Wasser verursacht wird, kann zu Unwohlsein und Dehydrierung führen. Bleiben Sie hydriert, indem Sie orale Rehydrationslösungen trinken, um verlorene Flüssigkeit und Elektrolyte wieder aufzufüllen. Vermeiden Sie den Verzehr von scharfen, fettigen und rohen Speisen, bis die Symptome abklingen. Ruhen Sie sich aus und geben Sie Ihrem Körper Zeit, sich zu erholen.

- Homöopathisch: Arsenicum album, hergestellt aus Arsentrioxid, ist angezeigt bei Durchfall, der mit Schwäche, Unruhe und Angstzuständen einhergeht. Es kann helfen, die Symptome zu lindern und die Genesung zu fördern.

Emotionaler Schock oder Trauma:

- Erste Hilfe: Das Erleben eines emotionalen Schocks oder Traumas kann sehr belastend sein. Bieten Sie Trost und Unterstützung, indem Sie aufmerksam zuhören und der Person einen sicheren Raum bieten, in dem sie ihre Gefühle ausdrücken kann. Ermutigen Sie zu tiefen Atemübungen, um das Nervensystem zu beruhigen. Wenn die emotionale Belastung anhält, sollten Sie erwägen, professionelle Hilfe bei einem Therapeuten oder Berater zu suchen.

- Homöopathisch: Ignatia, das aus der St. Ignatius-Bohne gewonnen wird, wird bei emotionaler Not, Trauer und Schock eingesetzt. Es kann bei akuten emotionalen Reaktionen helfen und in schwierigen Zeiten Linderung verschaffen.

Auch der Eisenhut ist nützlich

Dehydrierung:

- Erste Hilfe: Dehydrierung liegt vor, wenn der Körper mehr Flüssigkeit verliert als er aufnimmt. Trinken Sie viel Flüssigkeit, insbesondere Wasser oder orale Rehydrationslösungen, um den Flüssigkeitshaushalt wiederherzustellen. Achten Sie darauf, dass Sie den ganzen Tag über Flüssigkeit zu sich nehmen, auch wenn Sie keinen Durst verspüren. Vermeiden Sie koffeinhaltige und alkoholische Getränke, da sie zur Dehydrierung beitragen können.

- Homöopathisch: Veratrum album, zubereitet aus weißer Nieswurz, ist angezeigt bei starkem, wässrigem Durchfall, der zu Dehydrierung führt. Es kann helfen, die Symptome des

Flüssigkeitsverlustes zu bekämpfen und die Rehydratation zu unterstützen.

Denken Sie daran, dass Erste-Hilfe-Maßnahmen und homöopathische Mittel zwar in leichten Fällen hilfreich sein können, bei schweren oder anhaltenden Symptomen jedoch ein Arzt aufgesucht werden sollte. Homöopathische Mittel sollten nur unter der Anleitung eines qualifizierten Arztes angewendet werden, insbesondere wenn Sie an einer Grunderkrankung leiden oder andere Medikamente einnehmen.

Hitzeerschöpfung

- Erste Hilfe: Ein Hitzschlag kann auftreten, wenn der Körper durch übermäßige Hitze und Schwitzen zu viel Wasser und Salz verliert. Bringen Sie die Person in einen kühleren Bereich, z. B. in einen klimatisierten Raum oder in den Schatten. Ermuntern Sie die Person, kühles Wasser oder ein elektrolytreiches Getränk zu trinken, um zu rehydrieren. Lockern Sie enge Kleidung und verwenden Sie kühle Kompressen, um die Körpertemperatur zu senken.

- Homöopathisch: Gelsemium, das aus der gelben Jasminpflanze gewonnen wird, wird bei Schwäche und Müdigkeit im Zusammenhang mit Hitzeerschöpfung eingesetzt. Es kann helfen, die Symptome zu lindern und die Genesung zu unterstützen.

Magen-Darm-Beschwerden (z. B. Reisedurchfall):

- Erste Hilfe: Reisedurchfall, der oft durch den Verzehr von verunreinigten Lebensmitteln oder Wasser verursacht wird, kann zu Unwohlsein und Dehydrierung führen. Bleiben Sie hydriert, indem Sie orale Rehydrationslösungen trinken, um verlorene Flüssigkeit und Elektrolyte wieder aufzufüllen. Vermeiden Sie den Verzehr von scharfen, fettigen und rohen Speisen, bis die Symptome abklingen. Ruhen Sie sich aus und geben Sie Ihrem Körper Zeit, sich zu erholen.

- Homöopathisch: Arsenicum album, hergestellt aus Arsentrioxid, ist angezeigt bei Durchfall, der mit Schwäche, Unruhe und Angstzuständen einhergeht. Es kann helfen, die Symptome zu lindern und die Genesung zu fördern.

Plantar Fasciitis (Fersenschmerzen):

- Erste Hilfe: Ruhen Sie den Fuß aus, legen Sie Eispackungen auf und tragen Sie stützendes Schuhwerk mit gepolsterten Einlegesohlen, um die Beschwerden zu lindern. Es ist wichtig, Aktivitäten zu vermeiden, die den Schmerz verschlimmern, damit die entzündete Plantarfaszie richtig heilen kann.

- Homöopathisch: Rhus toxicodendron ist ein Heilmittel, das dafür bekannt ist, bei Fersenschmerzen im Zusammenhang mit Plantarfasziitis zu helfen. Es kann dazu beitragen, die Entzündung zu verringern und das stechende Gefühl zu lindern, das oft mit dieser Erkrankung einhergeht.

Sehnenscheidenentzündung im Handgelenk (z. B. durch wiederholte Bewegungen):

- Erste Hilfe: Behandeln Sie die Handgelenkstendinitis, indem Sie dem betroffenen Handgelenk ausreichend Ruhe gönnen, Eispackungen auflegen, um die Entzündung zu lindern, und Handgelenkschienen in Betracht ziehen, um es bei den täglichen Aktivitäten zu stützen. Für eine rasche Genesung ist es wichtig, sich wiederholende Bewegungen zu vermeiden, die den Schmerz verschlimmern.

- Homöopathisch: Ruta graveolens ist ein Mittel, das bei Tendinitis des Handgelenks und Verletzungen durch wiederholte Belastung hilfreich sein kann. Es hilft bei der Linderung von Schmerzen, Steifheit und Beschwerden im Bereich des Handgelenks.

Saure Verdauungsstörungen durch Stress (nervöse Dyspepsie):

- Erste Hilfe: Stressbedingte saure Verdauungsstörungen können durch den Verzicht auf säurehaltige Nahrungsmittel und Getränke behandelt werden. Entscheiden Sie sich für Wasser oder Milch, um das Unbehagen zu lindern. Freiverkäufliche Antazida können Linderung verschaffen. Stressbewältigung durch Entspannungstechniken ist wichtig, um wiederkehrende Symptome zu vermeiden.

- Homöopathisch: Arsenicum album ist ein Mittel, das gegen stressbedingte saure Verdauungsstörungen wirkt. Es hilft, Symptome wie Brennen und Unwohlsein zu lindern, insbesondere wenn Stress eine wichtige Rolle spielt.

Durchfall durch Reisebauch:

- Erste Hilfe: Leichter reisebedingter Durchfall lässt sich durch ausreichende Flüssigkeitszufuhr

und orale Rehydrierungslösungen verwendet werden, um verlorene Elektrolyte zu ersetzen. Es ist wichtig, leicht verdauliche Lebensmittel wie Reis, Bananen und Toast zu verzehren und bis zur Genesung auf Milchprodukte, Koffein und Alkohol zu verzichten.

- Homöopathisch: Podophyllum wird häufig bei starkem, sprudelndem Durchfall empfohlen, der von Bauchkrämpfen und Unwohlsein begleitet sein kann. Es kann in Betracht gezogen werden, wenn die Symptome diesem spezifischen Profil entsprechen.

Bewegungskrankheit:

- Erste Hilfe: Der Reisekrankheit kann man entgegenwirken, indem man sich auf den Horizont konzentriert oder die Augen schließt, um den Sinneskonflikt zu verringern, der die Übelkeit verursacht. Frische Luft kann die Symptome ebenfalls lindern, daher ist es hilfreich, nach Möglichkeit ins Freie zu gehen oder die Klimaanlage in einem Fahrzeug zu benutzen. Freiverkäufliche Medikamente gegen Reisekrankheit können zur Vorbeugung und Behandlung der Symptome hilfreich sein.

- Homöopathisch: Cocculus indicus wird häufig zur Linderung der Reisekrankheit eingesetzt, insbesondere bei Schwindelgefühlen und Übelkeit, die mit der Unfähigkeit einhergehen, den Anblick oder Geruch von Speisen zu ertragen.

Blutergüsse:

- Erste Hilfe: Legen Sie bei kleineren Blutergüssen sofort eine kalte Kompresse auf, um die Schwellung zu reduzieren und den Schmerz zu betäuben. Legen Sie die betroffene Stelle nach Möglichkeit hoch, um den Blutfluss zu minimieren, was dazu beitragen kann, die Größe des Blutergusses zu verringern.

- Homöopathisch: Arnica montana ist ein beliebtes Mittel gegen blaue Flecken. Es soll helfen, Schwellungen und Schmerzen zu lindern und den Heilungsprozess zu beschleunigen.

Sonnenbrand:

- Erste Hilfe: Bei leichtem Sonnenbrand ist es wichtig, die Haut zu kühlen, indem man kühle Umschläge anlegt oder ein kühles Bad nimmt. Feuchtigkeitsspendende Lotionen, die Aloe vera enthalten, können die betroffene Haut beruhigen. Achten Sie auf ausreichende Flüssigkeitszufuhr und vermeiden Sie weitere Sonnenbäder, während die Verbrennung abheilt.

- Homöopathisch: Belladonna wird oft bei Sonnenbrand empfohlen, wenn die Haut heiß, rot und brennend ist.

Trockener Husten:

- Erste Hilfe: Bei leichtem trockenem Husten sollten Sie den Rachen feucht halten und viel Flüssigkeit zu sich nehmen. Ein Luftbefeuchter kann Linderung verschaffen, indem er der Luft Feuchtigkeit zuführt. Auch warme Flüssigkeiten und Lutschtabletten können die Beschwerden lindern und Hustenanfälle reduzieren.

- Homöopathisch: Drosera ist ein Mittel, das bei trockenem, krampfartigem Husten Linderung verschafft. Es wirkt gegen die Reizung im Hals, die Hustenanfälle auslöst.

Mundsoor (Mundpilz):

- Erste Hilfe: Eine gute Mundhygiene ist der Schlüssel zur Behandlung von leichtem Mundsoor. Verwenden Sie antimykotische Mundspülungen nach Anweisung und vermeiden Sie zuckerhaltige Lebensmittel, die den Zustand verschlimmern können. Es ist wichtig, den Mund sauber zu halten und ein Überwachsen des Pilzes zu verhindern.

- Homöopathisch: Borax ist ein Mittel, das bei Soor mit schmerzhaftem, empfindlichem Zahnfleisch hilft. Es kann dazu beitragen, die Beschwerden zu lindern und die Heilung in den betroffenen Bereichen zu fördern.

Schwindel aufgrund von Innenohrproblemen:

- Erste Hilfe: Zur Behandlung von leichtem Schwindel aufgrund von Innenohrproblemen sollte man sich hinsetzen oder hinlegen, um Stürze zu vermeiden, plötzliche Kopfbewegungen vermeiden, die den Schwindel verschlimmern, und Gleichgewichtsübungen durchführen, um das Gleichgewicht zu verbessern.

- Homöopathisch: Conium maculatum ist ein bekanntes Mittel zur Behandlung von Schwindel, der durch Innenohrprobleme verursacht wird. Es unterstützt die Bemühungen des Körpers, das Gleichgewicht wiederherzustellen und das Gefühl des Schwindels zu lindern.

Unruhe aufgrund von Stress oder Angstzuständen:

- Erste Hilfe: Zur Bewältigung von stress- oder angstbedingter Unruhe gehört es, tief zu atmen, sich mit beruhigenden Aktivitäten wie Meditation zu beschäftigen und Unterstützung bei Freunden oder der Familie zu suchen. Stressbewältigungstechniken können das Gefühl der Unruhe deutlich verringern.

- Homöopathisch: Coffea cruda ist ein Mittel, das bei Unruhe und Schlaflosigkeit aufgrund geistiger Erregung hilft. Es kann helfen, den Geist zu beruhigen und die Entspannung zu fördern.

Impingement der Schulter (Rotatorenmanschetten-Tendinitis):

- Erste Hilfe: Lindern Sie leichte Impingement-Schmerzen, indem Sie die betroffene Schulter ausruhen, Eispackungen auflegen, um die Entzündung zu lindern, und sanfte Schulterdehnungen durchführen, um die Beweglichkeit zu erhalten. Die Vermeidung von Aktivitäten, die die Schulter belasten, ist für die Genesung unerlässlich.

- Homöopathisch: Rhus Toxicodendron ist ein Mittel, das bei Schmerzen im Schultergelenk hilfreich sein kann. Es hilft, die mit dieser Erkrankung verbundenen Schmerzen, Entzündungen und Steifheit zu lindern.

Spannungskopfschmerz:

- Erste Hilfe: Um leichte Spannungskopfschmerzen zu lindern, sollten Sie Entspannungstechniken anwenden, wie zum Beispiel tiefes Atmen oder Meditation. Das Auflegen einer warmen Kompresse auf die Stirn und das Ausruhen in einem ruhigen, schwach beleuchteten Raum können Linderung verschaffen.

- Homöopathisch: Gelsemium ist ein Mittel gegen Spannungskopfschmerzen, die durch Stress und Müdigkeit verursacht werden. Es hilft, das dumpfe, schwere Gefühl zu lindern, das oft mit diesen Kopfschmerzen einhergeht.

Harnwegsinfektion (UTI):

- Erste Hilfe: Zur Behandlung einer leichten Harnwegsinfektion gehört es, viel Wasser zu trinken, Koffein und Alkohol zu meiden, die die Blase reizen können, und rezeptfreie Schmerzmittel zu verwenden, um die Beschwerden zu lindern. Bei anhaltenden Symptomen ist es wichtig, einen Arzt aufzusuchen.

- Homöopathisch: Cantharis ist ein Mittel, das bei den Symptomen einer Harnwegsinfektion helfen kann, einschließlich des brennenden Gefühls beim Wasserlassen und des häufigen Harndrangs.

Kiefergelenksbeschwerden (TMJ):

- Erste Hilfe: Bei leichten Kiefergelenksbeschwerden sollten Sie das Kauen von harten Nahrungsmitteln, die den Kiefer belasten, vermeiden, warme Kompressen auflegen, um die Kiefermuskeln zu entspannen, und sanfte Kiefergelenkübungen durchführen, um die Flexibilität zu verbessern und Verspannungen abzubauen.

- Homöopathisch: Hypericum ist ein Mittel, das bei Zahnfleischreizungen und -schmerzen helfen kann. Es unterstützt die Heilung und lindert Beschwerden, die durch kieferorthopädische Apparaturen verursacht werden.

Aphten (Aphthöse Geschwüre):

- Erste Hilfe: Zur Behandlung kleinerer Aphthen gehört der Verzicht auf säurehaltige und scharfe Speisen, die die Wunden reizen können. Freiverkäufliche orale Gele können Linderung verschaffen, und eine gute Mundhygiene hilft, Infektionen zu verhindern und die Heilung zu fördern.

- Homöopathisch: Borax ist ein Mittel, das bei Mundgeschwüren mit schmerzhaften Geschwüren hilft. Es hilft, die Schmerzen zu lindern und den Heilungsprozess zu fördern.

Unruhe durch Hautreizungen (z. B. durch Hautausschläge oder Insektenstiche):

- Erste Hilfe: Beruhigen Sie die durch Hautreizungen verursachte Unruhe mit Galmei-Lotion. Vermeiden Sie Kratzen, um eine Verschlimmerung der Reizung zu verhindern. Wenn Sie die betroffene Stelle sauber und trocken halten, unterstützt das die Heilung.

- Homöopathisch: Apis mellifica ist ein Mittel, das bei Unruhe und Juckreiz aufgrund von Hautreizungen hilft, die Beschwerden lindert und die Heilung fördert.

Schnarchen (unregelmäßig und nicht behindernd):

- Erste Hilfe: Bei leichtem Schnarchen kann das Schlafen auf der Seite dazu beitragen, den Atemwegskollaps zu verhindern, der zum Schnarchen beiträgt. Nasenstreifen können helfen, den nasalen Luftstrom zu verbessern, und der Verzicht auf Alkohol vor dem Schlafengehen kann die Muskelentspannung verringern, die das Schnarchen verschlimmert.

- Homöopathisch: Nux vomica ist ein Mittel, das bei Schnarchen aufgrund von übermäßigem Genuss helfen kann. Es unterstützt den Körper dabei, einen gesunden Schlafrhythmus aufrechtzuerhalten und Schnarchanfälle zu reduzieren.

Unruhe durch Zahnen (bei Kleinkindern):

- Erste Hilfe: Um ein unruhiges Kleinkind während des Zahnens zu beruhigen, sollten Sie ihm Spielzeug zum Zahnen oder einen kalten Waschlappen zum Kauen anbieten. Beruhigende Maßnahmen wie Kuscheln und das Anbieten von kühler, nicht fester Nahrung können das Unbehagen lindern.

- Homöopathisch: Chamomilla ist ein Mittel, das bei Unruhe und Reizbarkeit während des Zahnens eingesetzt werden kann. Es unterstützt das Wohlbefinden des Kindes und hilft, die mit dem Zahnen verbundenen Symptome zu lindern.

Impingement der Schulter (Rotatorenmanschetten-Tendinitis)

- Erste Hilfe: Zur Behandlung von Schulter-Impingement-Schmerzen ist Ruhe wichtig, damit das verletzte Gewebe heilen kann. Die Anwendung von Eispackungen in der Anfangsphase kann helfen, die Entzündung zu reduzieren. Sanfte Dehnungen der Schulter können die Beweglichkeit verbessern und die Heilung fördern.

- Homöopathisch: Bryonia ist ein Mittel, das bei arthritisbedingter Steifheit und Schmerzen helfen kann. Es hilft, Beschwerden zu lindern und unterstützt den Körper bei der Bekämpfung von Entzündungen im Zusammenhang mit Gelenkproblemen.

Muskelkater nach dem Sport

- Erste Hilfe: Nach einem Muskelkater durch Sport können sanfte Dehnübungen die Durchblutung fördern und Steifheit lindern. Auch das Auflegen einer warmen Kompresse kann helfen, die Muskeln zu entspannen und die Beschwerden zu lindern.

- Homöopathisch: Ruta graveolens ist ein Mittel, das bei Muskelkater und Steifheit nach dem Sport hilft. Es unterstützt den natürlichen Heilungsprozess des Körpers und hilft, Beschwerden nach dem Training zu lindern, und Arnika.

Steifer Nacken oder Nackenzerrung:

- Erste Hilfe: Bei einer leichten Nackensteife oder Nackenzerrung kann eine warme Kompresse helfen, die verspannten Muskeln zu lockern. Sanfte Dehnungen des Nackens und das Vermeiden von Überlastungen des Nackens bei Aktivitäten können die Genesung fördern.

- Homöopathisch: Ruta graveolens ist ein Mittel, das bei Nackensteifheit und Schmerzen hilft. Es hilft bei Beschwerden, die durch Muskelverspannungen verursacht werden, und unterstützt die Beweglichkeit des Nackens.

Auto-Bewegungs-Krankheit:

- Erste Hilfe: Um die Reisekrankheit im Auto in den Griff zu bekommen, kann es helfen, auf dem Vordersitz zu sitzen und sich auf den Horizont zu konzentrieren, um das Gefühl der Übelkeit zu verringern. Die Vermeidung von Aktivitäten, die die Symptome verschlimmern, wie z. B. Lesen oder die Nutzung elektronischer Geräte, kann helfen, Unwohlsein zu vermeiden.

- Homöopathisch: Cocculus indicus ist ein Mittel, das bei Reisekrankheit und Schwindel im Auto helfen kann. Es unterstützt den Körper dabei, das Gefühl der bewegungsbedingten Übelkeit zu überwinden.

Wenn Sie weitere Informationen und vielleicht eine Zertifizierung oder Ausbildung in Erster Hilfe wünschen, können Sie sich an die folgenden Organisationen wenden.

Amerikanisches Rotes Kreuz: Eine humanitäre Organisation, die Notfallhilfe, Katastrophenhilfe und Ausbildung anbietet. Sie bietet Erste-Hilfe-, HLW- und AED-Kurse an.

Amerikanische Herzvereinigung: Eine gemeinnützige Organisation, die sich für die Gesundheit des Herz-Kreislauf-Systems einsetzt und Schulungen in Herz-Lungen-Wiederbelebung, Erster Hilfe und Advanced Cardiac Life Support anbietet.

YMCA: Eine Gemeindeorganisation, die eine Vielzahl von Programmen anbietet, darunter Erste-Hilfe- und HLW-Schulungen, Schwimm- und Wassersicherheitskurse sowie Gesundheits- und Fitnessprogramme.

Nationaler Sicherheitsrat: Eine gemeinnützige Organisation zur Förderung der Sicherheit und zur Vermeidung von Verletzungen am Arbeitsplatz, zu Hause und in der Gemeinde. Sie bietet verschiedene Sicherheitstrainingsprogramme an, darunter Erste Hilfe und CPR.

St. John Ambulance: Eine von Freiwilligen geführte Organisation, die Erste-Hilfe-Schulungen, Gesundheits- und Sicherheitskurse sowie medizinische Dienste bei Veranstaltungen zur Verbesserung der öffentlichen Gesundheit und Sicherheit anbietet.

Internationale Bewegung des Roten Kreuzes und des Roten Halbmonds: Ein weltweites humanitäres Netzwerk, das in Notfällen, bei Katastrophen und Konflikten Hilfe leistet. Sie bietet Erste-Hilfe-Schulungen und Katastrophenhilfsdienste an.

Wilderness Medical Associates: Ein Unternehmen, das sich auf die medizinische Ausbildung in der Wildnis spezialisiert hat und

Kurse für Erste Hilfe in der Wildnis, erweiterte Lebenshilfe und EMT-Ausbildung in der Wildnis anbietet.

Nationale CPR-Vereinigung: Eine Online-Ressource für CPR- und Erste-Hilfe-Zertifizierungs- und Schulungskurse, die flexible Optionen für Personen bietet, die lebensrettende Fähigkeiten erwerben möchten.

Emergency Care & Safety Institute: Eine Organisation, die Erste-Hilfe-, CPR- und Sicherheitstrainingsprogramme für Arbeitsplätze, Schulen und die Gemeinde anbietet.

Amerikanisches Institut für Sicherheit und Gesundheit: Bietet Schulungsprogramme in Erster Hilfe, HLW, AED und verschiedenen anderen Gesundheits- und Sicherheitsthemen für Einzelpersonen und Organisationen an.

Medic Erste Hilfe: Bietet eine Reihe von CPR- und Erste-Hilfe-Kursen an, die sich auf die Vermittlung praktischer Fähigkeiten und Kenntnisse für Notfälle konzentrieren.

Nationale Vereinigung für Suche und Rettung (NASAR): Bietet Schulungen und Ressourcen für Such- und Rettungsfachleute und Freiwillige, einschließlich Erste-Hilfe-Kurse in der Wildnis.

Nationaler Verband der medizinischen Notfalltechniker (NAEMT): Vertritt Notfallsanitäter und bietet Schulungs- und Ausbildungsprogramme zur Verbesserung der präklinischen Versorgung an.

Amerikanische Akademie der orthopädischen Chirurgen (AAOS): Bietet Ressourcen und Kurse zur orthopädischen Trauma- und Notfallversorgung für medizinisches Fachpersonal.

Institut für Wildnismedizin: Bietet Kurse in Wildnismedizin für Outdoor-Enthusiasten, medizinische Fachkräfte und Rettungsteams an.

Nationale CPR-Stiftung: Bietet online CPR- und Erste-Hilfe-Zertifizierungskurse an, die im eigenen Tempo absolviert werden können.

Fernmedizinische Internationale: Bietet medizinische Schulungen und Dienstleistungen für abgelegene und schwierige Umgebungen an, einschließlich Erste-Hilfe-Kurse in der Wildnis und medizinische Fernschulungen.

Nationaler Verband der professionellen Ersthelfer: Konzentriert sich auf die Förderung professioneller Erste-Hilfe- und Notfallversorgungsstandards durch Ausbildung und Training.

Life Support Training Institute: Bietet ACLS-, BLS-, PALS- und andere Lebenserhaltungskurse für Gesundheitsdienstleister an.

Emergency Care & Safety Institute (ECSI): Bietet umfassende Schulungsprogramme für die Notfallversorgung für Einzelpersonen und Organisationen an.

Kanadisches Rotes Kreuz: Bietet Erste-Hilfe- und HLW-Schulungen, Katastrophenhilfe und humanitäre Hilfe in Kanada an.

Australisches Rotes Kreuz: Bietet Katastrophenhilfe, Blutspenden und Gemeinschaftsdienste in Australien, einschließlich Erste-Hilfe- und HLW-Schulungen.

Britisches Rotes Kreuz: Bietet Erste-Hilfe-Schulungen, Gesundheits- und Sozialfürsorge sowie humanitäre Dienste im Vereinigten Königreich an.

Irisches Rotes Kreuz: Bietet Erste-Hilfe- und Gesundheits- und Sicherheitsschulungen sowie humanitäre Dienste in Irland an.

Neuseeländisches Rotes Kreuz: Bietet Erste-Hilfe-Schulungen, Katastrophenhilfe und Gemeinschaftsdienste in Neuseeland an.

Kanadische Lebensrettungsgesellschaft: Konzentriert sich auf die Ausbildung und Schulung in Wassersicherheit, einschließlich Erster Hilfe, Rettungsschwimmen und Wasserrettung.

Royal Life Saving Society (Vereinigtes Königreich): Fördert die Wassersicherheit und bietet Schulungen in Lebensrettung, Erster Hilfe und Wasserrettung im Vereinigten Königreich an.

Diese Organisationen spielen eine wichtige Rolle bei der Aufklärung von Einzelpersonen und Gemeinden über Erste Hilfe, Sicherheit und Notfallmaßnahmen und tragen so letztendlich zu einer sichereren und gesünderen Gesellschaft bei.

Schlussfolgerung zum Kapitel über homöopathische Erste Hilfe:
.

In diesem Kapitel wurde eine fesselnde Reihe von Erste-Hilfe-Situationen vorgestellt, in denen die homöopathische Medizin ihre bemerkenswerte Wirksamkeit unter Beweis stellt. Die hier untersuchten Szenarien bieten nur einen kleinen Einblick in das enorme Potenzial der Homöopathie. Von kleinen Verletzungen bis hin zu Unwohlsein und von Unruhe bis hin zu spezifischen Erkrankungen bringt jedes homöopathische Mittel eine einzigartige Resonanz mit den körpereigenen Heilungsmechanismen mit sich.

Es ist jedoch wichtig zu betonen, dass der Anwendungsbereich der homöopathischen Medizin weit über die Grenzen dieses Kapitels hinausgeht. Die möglichen Anwendungen sind so vielfältig wie die menschliche Erfahrung selbst. Die Erforschung der Homöopathie endet hier nicht; sie ist eine offene Einladung, sich auf eine Reise des tieferen Verständnisses und der Entdeckung zu begeben.

Die Integration der Homöopathie in die konventionelle Gesundheitsfürsorge hat sich als vielversprechender ergänzender Ansatz erwiesen. Die ganzheitliche Natur der Homöopathie ist darauf ausgerichtet, die Symptome zu behandeln und die zugrundeliegenden Ungleichgewichte anzugehen, die zu unseren Beschwerden beitragen. Indem wir homöopathische Mittel einsetzen, erschließen wir uns die heilende Weisheit der Natur, die seit Jahrhunderten geschätzt wird.

Die Fähigkeit der Homöopathie, harmonisch mit den Heilungsprozessen des Körpers zusammenzuarbeiten, ist ein Beweis für ihre Wirksamkeit. Sie ergänzt und erweitert den Bereich der kleinen Erste-Hilfe-Maßnahmen und stellt eine natürliche Option dar, die die angeborene Intelligenz des Körpers respektiert. Dies ist besonders wichtig in der heutigen Welt, in der viele nach Alternativen zu synthetischen Medikamenten suchen und ihre Belastung durch unnötige Chemikalien minimieren wollen.

Wenn Sie sich in die Fülle der Informationen in diesem Kapitel vertiefen, möchte ich Sie ermutigen, es als Ausgangspunkt zu betrachten, als eine Einführung in einen ganzheitlichen Ansatz für Ihr Wohlbefinden. Die hier erwähnten Heilmittel sind wie Schlüssel, die das Potenzial des Körpers zur Selbstheilung freisetzen und sanfte, aber wirksame Unterstützung bieten, wenn sie am dringendsten benötigt wird.

Mit einem offenen Herzen und einem neugierigen Geist können Sie Ihr Wissen über die homöopathische Medizin vertiefen und erweitern. Durch Selbstfürsorge und die Anleitung eines qualifizierten Heilpraktikers können Sie sich auf eine transformative Reise zu mehr Gesundheit und Vitalität begeben. Indem Sie diese Heilmittel in Ihr tägliches Leben einbeziehen, laden Sie die Kraft der Natur ein, sich mit den Heilungsfähigkeiten Ihres Körpers zu verbinden.

Auf dieser Reise sind Sie nicht allein. Die Homöopathie hat eine reiche Geschichte, eine weltweite Gemeinschaft von Heilpraktikern und eine Fülle von Literatur, die Ihnen als Leitfaden dient. Mögen Sie auf diesem ganzheitlichen Weg die Kraft finden, Ihre Gesundheit und Ihr Wohlbefinden selbst in die Hand zu nehmen. Und denken Sie dabei daran, dass die homöopathische Medizin nicht nur ein Heilmittel ist, sondern eine Philosophie, die das komplizierte Zusammenspiel von Körper, Geist und Seele respektiert.

Schreiten Sie also mit den Erkenntnissen aus diesem Kapitel bewaffnet mit Zuversicht voran. Lassen Sie die Homöopathie zu einer Quelle des Trostes werden, zu einem Freund, der Ihnen in Zeiten der Not zur Seite steht. Möge sie Sie dazu ermutigen, das

Potenzial eines natürlicheren, ganzheitlichen Ansatzes für die Gesundheit zu erkunden - eines Ansatzes, der mit der Weisheit der Jahrhunderte und dem Rhythmus der Natur in Einklang steht. Mögen Sie, wenn Sie die Homöopathie in Ihr Leben einbeziehen, Gleichgewicht, Harmonie und ein neues Gefühl der Vitalität finden.

Kapitel 5: Der Einsatz der Astrologie bei der Fallbearbeitung

Dieses Kapitel befasst sich mit dem faszinierenden Ansatz, die Astrologie als Teil der Fallaufnahme in der homöopathischen Medizin einzusetzen. Es wird erörtert, wie die Astrologie den Therapeuten dabei unterstützt, die Charaktereigenschaften, Tendenzen und Anfälligkeiten der Patienten zu verstehen. Durch die Kombination von homöopathischen Prinzipien und astrologischer Analyse kann der Therapeut tiefere Einblicke in die einzigartigen Konstitutionen seiner Patienten gewinnen.

Eine zeitgemäße Verschmelzung traditioneller astrologischer Prinzipien mit humanistischer Psychologie bildet einen innovativen Ansatz, der sich auf die innere Entwicklung, die Selbsterkenntnis und das persönliche Wachstum eines Menschen konzentriert. Diese moderne Methode geht weg von der Vorhersage bestimmter Ereignisse und konzentriert sich stattdessen auf das Verständnis der Psyche eines Menschen, um seine Expansionsreise zu katalysieren.

Die Rolle des Geburtshoroskops als Blaupause

Im Mittelpunkt dieses Ansatzes steht die Überzeugung, dass das Geburtshoroskop als symbolische Blaupause dient, die das Potenzial, die psychologischen Neigungen und die Lebenserfahrungen eines Menschen umreißt. Anstelle eines vorbestimmten Schicksals geht die Philosophie davon aus, dass der Einzelne die Macht hat, sein Leben durch Selbsterkenntnis und bewusste Entscheidungen zu gestalten.

Die Anhänger dieses Ansatzes befassen sich mit der psychologischen Dynamik, die sich in den Planetenpositionen, Aspekten und anderen astrologischen Faktoren im Geburtshoroskop widerspiegelt. Betrachtet man das Geburtshoroskop als eine Art Leinwand, so stellt es archetypische Energien und symbolische Muster dar, die Einblicke in die Motivationen, Stärken, Herausforderungen und Wachstumsmöglichkeiten einer Person bieten.

Eine faszinierende Facette dieser Methode liegt in der Einbeziehung der Erkenntnisse der humanistischen Psychologie. Prinzipien aus der humanistischen Psychologie, wie die persönliche Entwicklung und die Bedeutung der subjektiven Erfahrung des Einzelnen, bereichern die Interpretation astrologischer Elemente. Diese Integration vertieft das Verständnis für den Weg des Einzelnen.

Diese Methode legt großen Wert auf die Befähigung und Selbstverantwortung. Sie ermutigt den Einzelnen, sich aktiv mit den Erkenntnissen seines Geburtshoroskops auseinanderzusetzen und sie als Werkzeuge zur Selbstreflexion, Selbstentdeckung und persönlichen Stärkung zu nutzen. Durch das Erkennen der Potenziale und Herausforderungen, die im Geburtshoroskop angezeigt werden, kann der Einzelne fundierte Entscheidungen treffen, die mit seinem authentischen Selbst in Einklang stehen.

Archetypische Einsichten und Einflüsse von Carl Jung

Auf der Grundlage der Konzepte von Carl Jung, wie Archetypen und das kollektive Unbewusste, interpretiert dieser Ansatz die Symbole des Geburtshoroskops als Darstellungen universeller Themen und Muster. Diese Jung'sche Sichtweise ermöglicht es Therapeuten und Einzelpersonen, tiefe Schichten der menschlichen Psyche zu erforschen und sich mit den gemeinsamen menschlichen Erfahrungen zu verbinden, die diese Archetypen darstellen.

Therapeuten führen häufig Gespräche und Beratungen mit ihren Klienten durch. Dieser interaktive Prozess beinhaltet, dass sie den Menschen helfen, die Erkenntnisse aus ihrem Geburtshoroskop zu verstehen. Astrologen helfen den Menschen dabei, ihre Stärken, Herausforderungen und potenziellen Lebenswege zu erkennen, fördern ihr Selbstbewusstsein und helfen ihnen, fundierte Entscheidungen zu treffen.

Das Ziel dieses Ansatzes ist es, das Selbstbewusstsein und das persönliche Wachstum zu fördern. Durch die Erforschung der

Symbolik des Geburtshoroskops erhalten die Menschen Einblicke in ihre Motivationen, Wünsche und potenziellen Herausforderungen. Diese Selbsterkenntnis befähigt sie dazu, bewusste Entscheidungen zu treffen, Hindernisse zu überwinden und sich als Individuum weiterzuentwickeln.

Ein besonderer Aspekt dieses Ansatzes ist die Betonung der Fähigkeit des Einzelnen, die in seinem Geburtshoroskop angezeigten Energien zu transzendieren und zu transformieren. Anstatt sich durch astrologische Einflüsse einschränken zu lassen, wird der Einzelne ermutigt, sich aktiv mit seinem Leben auseinanderzusetzen und es nach seinen Wünschen zu gestalten, Grenzen zu überwinden und sein Potenzial auszuschöpfen.

Zusammenfassend lässt sich sagen, dass diese innovative Verschmelzung von Astrologie und humanistischer Psychologie eine Linse bietet, durch die der Einzelne in sich selbst eindringen, fundierte Entscheidungen treffen und sich auf eine Reise des persönlichen Wachstums begeben kann, indem er die Kluft zwischen den kosmischen Energien und der menschlichen Erfahrung überbrückt.

Einführung: Die Erforschung der Harmonie von himmlischer und energetischer Heilung in der homöopathischen Praxis.

In den unendlichen Weiten der Medizin, wo die Wissenschaft auf die Mystik der Metaphysik trifft, entfaltet sich ein fesselndes Zusammenspiel zwischen zwei scheinbar so unterschiedlichen Bereichen: Astrologie und Homöopathie. In diesem Kapitel beleuchten wir die verschlungenen Fäden, die diese Disziplinen miteinander verweben. Durch diese Erkundung entsteht ein reichhaltiger Wandteppich der Heilung, der die konventionellen Grenzen von Gesundheit und Wohlbefinden überschreitet.

Im Mittelpunkt unserer Erkundung steht eine tiefe Überzeugung: Die Positionen der Himmelskörper bei der Geburt haben Einfluss auf die Konstitution und den Lebensweg eines

Menschen. Die Astrologie, eine uralte Kunst, geht davon aus, dass diese kosmischen Konfigurationen jedem Menschen einen einzigartigen Bauplan einprägen, der nicht nur den Charakter und das Schicksal, sondern auch die gesundheitliche Veranlagung beeinflusst.

Parallel zur kosmischen Symphonie der Astrologie gibt es die Homöopathie, eine Heilkunst, die nach dem Prinzip "Gleiches heilt Gleiches" funktioniert. Diese Philosophie geht davon aus, dass eine Substanz, die bei einem gesunden Menschen Symptome hervorruft, in potenzierter Form ähnliche Symptome bei einem kranken Menschen lindern kann. Homöopathische Mittel fangen durch sorgfältige Verdünnung und Abfolge die Schwingungsessenz natürlicher Substanzen ein, um die körpereigene Heilung zu aktivieren.

Was Astrologie und Homöopathie miteinander verbindet, ist der Glaube, dass kosmische Energien, ob von Himmelskörpern oder potenzierten Heilmitteln, die menschliche Erfahrung beeinflussen. Die Stellungen der Sterne spiegeln die universellen Energien wider, die im Mikrokosmos von Körper, Geist und Seele eines Menschen schwingen. Das Zusammenspiel zwischen diesen kosmischen Kräften und der Weisheit des Körpers bildet die Grundlage für diese Konvergenz.

Die Einteilung der Astrologie in elementare Kategorien - Feuer, Erde, Luft und Wasser - spiegelt das Verständnis von Konstitutionen in der Homöopathie wider. Jeder Grundtyp entspricht bestimmten Persönlichkeitsmerkmalen, körperlichen Neigungen und möglichen gesundheitlichen Ungleichgewichten. Feuertypen strahlen Wärme aus, haben aber möglicherweise mit Entzündungen zu kämpfen; Erdtypen haben möglicherweise mit einer trägen Verdauung zu kämpfen.

Diese Parallele unterstreicht den komplizierten Tanz der himmlischen und konstitutionellen Einflüsse.

Wenn die Planeten den Himmel durchqueren, weben ihre Transite Muster, die Astrologen interpretieren, um Einblicke in Lebensereignisse zu erhalten. Ebenso können diese kosmischen Bewegungen gesundheitliche Episoden auslösen, vor allem bei Menschen, die für bestimmte Krankheiten prädisponiert sind. Ein schwieriger Saturn-Transit kann Stress und Knochenprobleme ankündigen. Indem diese Erkenntnisse mit homöopathischen Mitteln kombiniert werden, entsteht ein umfassender Gesundheitsansatz.

Diese tiefgreifenden Erkenntnisse werfen jedoch auch ethische Überlegungen auf. Auch wenn die Astrologie eine unschätzbare Orientierungshilfe bietet, ist es unerlässlich, die Gesundheitsvorhersagen mit Bedacht anzugehen. Eine ganzheitliche Perspektive harmonisiert astrologische Erkenntnisse mit der traditionellen homöopathischen Beurteilung und hebt die Bedeutung einer integrativen, ausgewogenen Pflege hervor.

In der bezaubernden Verbindung von Astrologie und Homöopathie entsteht eine harmonische Symphonie - eine Symphonie, in der himmlische Bewegungen und potenzierte Heilmittel zusammenkommen, um ein ganzheitliches Tableau der Heilung zu schaffen. Tauchen Sie mit uns in die Tiefen dieses verschlungenen Tanzes ein, in dem kosmische Energien das individuelle Wohlbefinden umarmen und Wege der Transformation und des Gleichgewichts erhellen.

Planetarische Herrschaft und heilende Heilmittel: Eine himmlische Symphonie

Im komplizierten Zusammenspiel von himmlischen Energien und Heilpraktiken zeigt sich eine faszinierende Übereinstimmung zwischen den Planeten und bestimmten Heilmitteln im Bereich der Homöopathie. Diese Übereinstimmung, die in archetypischer

Symbolik und gemeinsamen Eigenschaften wurzelt, enthüllt eine tiefe Verbindung zwischen dem Kosmischen und dem Menschlichen.

Die Astrologie ordnet den verschiedenen Tierkreiszeichen bestimmte Planeten zu, die jeder Welt eine einzigartige Reihe von archetypischen Qualitäten verleihen. Die Homöopathie, die die Schwingungsessenz von Substanzen erforscht, kategorisiert Heilmittel in ähnlicher Weise auf der Grundlage der archetypischen Qualitäten, die sie verkörpern. Diese gemeinsame archetypische Resonanz schlägt eine Brücke zwischen dem himmlischen und dem heilenden Bereich, wo symbolische Energien ineinandergreifen und das Wohlbefinden beeinflussen.

In der Astrologie haben die Planeten die Herrschaft über bestimmte Körpersysteme und Gesundheitstendenzen. Diese Ausrichtung erstreckt sich auch auf die Welt der Homöopathie, wo man davon ausgeht, dass Heilmittel, die bestimmten Planeten zugeordnet sind, mit den entsprechenden körperlichen Systemen in Resonanz treten. Merkur zum Beispiel, der mit der Kommunikation in Verbindung gebracht wird, findet sein Echo in Therapien, die bei Problemen mit der Kehle eingesetzt werden. Diese Korrespondenz spiegelt den alten Glauben wider, dass unser Körper eine mikrokosmische Reflexion der makrokosmischen Muster des Universums ist.

Die Planeten und einige Einflüsse auf den menschlichen Körper
Mars und Entzündungen: Die feurige heilende Kraft
Mars, der feurige Planet, wird mit Qualitäten wie Aktion, Energie und manchmal auch Aggression in Verbindung gebracht. In der Homöopathie steht die emotionale Natur des Mars im Zusammenhang mit Entzündungen und Hitze, wie Fieber oder Infektionen. Mars zugeordnete Mittel werden häufig eingesetzt, um diesen entzündlichen Tendenzen entgegenzuwirken und das Gleichgewicht im Körper wiederherzustellen. Diese Verbindung

unterstreicht den tief verwurzelten Glauben an die Resonanz zwischen elementaren Kräften und körperlichen Ungleichgewichten.

Venus und Harmonie: Das Gleichgewicht umarmen

Die Venus, die mit Schönheit, Liebe und Ästhetik assoziiert wird, findet ihren Niederschlag in homöopathischen Mitteln zur Harmonisierung des Körpers. Venus-Behandlungen können zur Behandlung von Hautproblemen, hormonellen Ungleichgewichten oder emotionalem Wohlbefinden eingesetzt werden. Die Qualitäten von Gleichgewicht und Harmonie, die der Venus zugeschrieben werden, stehen im Einklang mit der Intention dieser Mittel und fördern einen ganzheitlichen Ansatz für das Wohlbefinden, der sowohl den physischen als auch den emotionalen Bereich umfasst.

Saturn und Struktur: Das Fundament der Gesundheit

Saturns Rolle als Herrscher des Tierkreises steht im Einklang mit seiner Assoziation mit Struktur und Disziplin. In der Homöopathie werden Mittel, die mit Saturn in Verbindung stehen, häufig bei Problemen mit Knochen, Gelenken und struktureller Integrität eingesetzt. Der Archetyp des Saturn spiegelt die Notwendigkeit der Aufrechterhaltung von Integrität und Stabilität wider, was die heilende Absicht dieser Mittel widerspiegelt. Das Zusammenspiel zwischen kosmischer Symbolik und körperlichem Wohlbefinden unterstreicht die Überzeugung, dass Gesundheit eng mit der harmonischen Ausrichtung von Energien verbunden ist.

Sonne und Vitalität: Den Weg der Heilung erhellen

Die Sonne, Symbol für Vitalität, Bewusstsein und Lebenskraft, korrespondiert mit Heilmitteln, die Energie und Lebendigkeit wiederherstellen. Diese Heilmittel können sich mit Müdigkeit, mangelndem Geist oder Abgeschlagenheit befassen. Der Archetyp der Sonne, der für Erleuchtung und Leben steht, spiegelt das Heilungsziel dieser Mittel wider und erinnert uns daran, dass

Heilung nicht nur den Körper, sondern auch die Wiederbelebung des Geistes betrifft.

Mond und emotionales Wohlbefinden: Die Seele nähren

Die Assoziation des Mondes mit Emotionen und dem Unterbewusstsein spiegelt sich in homöopathischen Mitteln wider, die auf das emotionale Wohlbefinden ausgerichtet sind. Behandlungen, die sich auf den Mond beziehen, können Stimmungsschwankungen, emotionale Empfindlichkeit oder Schlafstörungen behandeln. Der Archetyp des Mondes, der für Reflexion und Empfänglichkeit steht, geht in Resonanz mit der emotionalen Heilung, die mit diesen Mitteln erreicht werden soll. Diese Verbindung bekräftigt, dass Emotionen und Psyche ein wesentlicher Bestandteil der allgemeinen Gesundheit sind.

Merkur und Kommunikation: Ein Weg zur Klarheit

Merkurs Bereich der Kommunikation, des Intellekts und der Vielseitigkeit findet seine Parallele in homöopathischen Mitteln, die zur Behandlung von Erkrankungen des Nervensystems, der Kognition oder von Kommunikationsproblemen eingesetzt werden. Merkur zugeordnete Mittel können gewählt werden, um geistige Klarheit, kognitive Funktion und effektive Kommunikation zu unterstützen. Diese Ausrichtung unterstreicht die Verflechtung des kognitiven Wohlbefindens mit dem himmlischen Tanz.

Jupiter und Expansion: Nährendes Wachstum

Jupiters expansive und wohlwollende Qualitäten passen zu Heilmitteln, die Wachstum und allgemeines Wohlbefinden fördern. Jupiter zugeordnete Therapien können zur Behandlung von Problemen mit der Verdauung, dem Stoffwechsel und der allgemeinen Vitalität eingesetzt werden. Jupiters Archetyp des Wachstums und der Fülle steht in Resonanz mit der heilenden Absicht dieser Heilmittel und fördert einen ganzheitlichen Ansatz, der körperliches und geistiges Wachstum unterstützt.

Uranus, Neptun und Pluto: Kräfte der Transformation

Die moderne Astrologie bezieht die äußeren Planeten - Uranus, Neptun und Pluto - mit ein, die jeweils mit transformativen Energien assoziiert werden. In ähnlicher Weise werden in der Homöopathie Mittel, die diesen Planeten zugeordnet sind, für tiefgreifende Heilveränderungen oder Zustände ausgewählt, die eine tiefere Ebene der Transformation erfordern. Diese Planetenenergien spiegeln das Potenzial für radikale Veränderungen und Evolution auf dem Heilungsweg wider.

Symbiose von Symbolen: Kosmische Harmonie in der Heilung

Die Übereinstimmung zwischen der Planetensymbolik in der Astrologie und den archetypischen Qualitäten der homöopathischen Mittel stellt einen komplizierten Wandteppich dar, in dem kosmische Energien und heilende Substanzen ineinandergreifen. Diese symbiotische Beziehung unterstreicht den alten Glauben, dass die Weisheit des Universums in den Mikrokosmos des menschlichen Körpers eingeprägt ist. Wenn wir uns mit diesem Zusammenspiel zwischen Planeten und potenzierten Heilmitteln befassen, entdecken wir eine Resonanzebene, die eine Brücke zwischen dem Himmlischen und dem Menschlichen schlägt und uns dazu einlädt, die tiefe Verbindung zwischen kosmischen Energien und der Kunst des Heilens zu betrachten.

Im Herzen des komplizierten Tanzes zwischen Astrologie und Homöopathie liegt ein fesselndes Wechselspiel, bei dem die Symbolik der Himmelskörper mit den archetypischen Qualitäten der homöopathischen Mittel in Resonanz geht. Diese symbiotische Beziehung enthüllt ein tiefes Verständnis, das die Kluft zwischen dem kosmischen und dem heilenden Bereich überbrückt und uns einlädt, die verschlungenen Fäden zu erforschen, die das Universum und die menschliche Gesundheit zu einem harmonischen Gobelin verweben.

Die Astrologie schreibt den Planeten, Zeichen und Häusern bestimmte Qualitäten und Eigenschaften zu. Diese kosmischen

Archetypen gehen über die himmlische Interpretation hinaus und finden ihre Entsprechung in der homöopathischen Materia Medica. Es wird angenommen, dass die archetypischen Qualitäten der Heilmittel, ähnlich wie die symbolischen Assoziationen der Himmelskörper, mit den vielfältigen Aspekten der menschlichen Erfahrung - körperlich, emotional und spirituell - in Resonanz stehen.

Das dynamische Zusammenspiel zwischen astrologischen Archetypen und homöopathischen Arzneimitteln bietet einen nuancierten Rahmen für das Verständnis von Gesundheit und Wohlbefinden. Die Sonne, die für Vitalität und Bewusstsein steht, passt beispielsweise zu Behandlungen, die darauf abzielen, Energie und Lebendigkeit im Körper wiederherzustellen.

Diese Resonanz geht über die Oberfläche hinaus und erforscht die innewohnende Lebenskraft, die den Kosmos mit der individuellen Existenz verbindet. Wenn wir das harmonische Zusammenspiel zwischen himmlischen Archetypen und homöopathischen Mitteln erforschen, entsteht ein tieferes Verständnis für die komplizierten Verbindungen, die das Gewebe der Gesundheit und Ganzheit weben.

Die Ausrichtung der Symbolik zwischen Planeten und Heilmitteln bietet eine einzigartige Resonanzebene, die die Heilungsreise unterstützt. Zum Beispiel korrespondiert die Assoziation des Mondes mit Emotionen mit homöopathischen Mitteln, die emotionale Ungleichgewichte behandeln. Eine Behandlung, die mit den Mondattributen in Resonanz steht, könnte gewählt werden, um in Zeiten erhöhter emotionaler Sensibilität Trost zu spenden. Diese Verflechtung der kosmischen Symbolik mit Heilungsabsichten erkennt den komplizierten Tanz zwischen den emotionalen und körperlichen Aspekten der Gesundheit an.

Die Synergie zwischen planetarischen Archetypen und homöopathischen Heilmitteln lädt zu einem ganzheitlichen Ansatz für das Wohlbefinden ein. Dieser Ansatz erkennt an, dass Gesundheit nicht nur die Abwesenheit von Symptomen ist, sondern die harmonische Ausrichtung von Körper, Geist und Seele. Durch die Auswahl von Heilmitteln, die mit bestimmten Planetenenergien in Resonanz stehen, zapfen die Praktiker eine tiefe Quelle der Weisheit an, die im gesamten Kosmos widerhallt und die Heilungsreise in Richtung Gleichgewicht und Vitalität leitet.

So wie die Positionen der Planeten zum Zeitpunkt der Geburt den astrologischen Bauplan eines Menschen prägen, unterstreicht die Resonanz zwischen Planetensymbolik und Heilmitteln den Glauben an einen einzigartigen Heilungsplan für jeden Einzelnen. Diese Erkenntnis, dass die Reise eines jeden Menschen zum Wohlbefinden zutiefst persönlich und mit der kosmischen Ordnung verbunden ist, verleiht der Heilkunst eine tiefgreifende Dimension.

Die Übereinstimmung zwischen den planetarischen Archetypen und den homöopathischen Arzneimitteln stärkt Therapeuten und Patienten. Die Behandler erhalten ein reichhaltigeres Instrumentarium zur Behandlung von Ungleichgewichten und zur Förderung der Heilung, indem sie sich auf die Weisheit des Kosmos und der Heilkunst stützen. Die Patienten wiederum erhalten einen umfassenderen Ansatz, der ihre ganzheitliche Natur und das Zusammenspiel zwischen ihrer inneren und äußeren Welt anerkennt.

Schlussfolgerung: Celestial Threads of Well-Being:

Wenn wir die himmlische Symphonie durchschreiten, die planetarische Einflüsse und homöopathische Heilung in Einklang bringt, sehen wir die verschlungenen Fäden, die die unermesslichen Weiten des Universums mit dem intimen Bereich der individuellen Gesundheit verbinden. Die Resonanz zwischen planetarischen Archetypen und Heilmitteln unterstreicht den uralten Glauben, dass die Menschheit eng mit dem kosmischen Gewebe verwoben ist, ein Mikrokosmos des Makrokosmos. Durch diese Erkundung ehren wir den Tanz zwischen dem Himmlischen und dem Menschlichen und erkennen die tiefe Verbindung an, die uns auf dem Weg zu Wohlbefinden und Ganzheit leitet.

Heilung durch symbolische Korrespondenzen:

Die Ausrichtung der Symbolik zwischen Planeten und Heilmitteln fügt eine einzigartige Resonanzebene zur Unterstützung der Heilungsreise hinzu. Zum Beispiel korrespondiert die Assoziation des Mondes mit Emotionen mit homöopathischen Mitteln, die auf emotionale Ungleichgewichte abzielen. Eine Behandlung, die mit den Mondattributen in Resonanz steht, könnte gewählt werden, um in Zeiten erhöhter emotionaler Sensibilität Trost zu spenden.

Diese Verbindung zwischen den Himmelskörpern und den Heilmitteln ist nicht nur symbolisch; man glaubt, dass sie auf einer Schwingungsebene wirkt. So wie man annimmt, dass die Position der Planeten bei der Geburt die Charaktereigenschaften beeinflusst, sind die energetischen Schwingungen der Heilmittel auf bestimmte Aspekte der Gesundheit ausgerichtet. Dieser ganzheitliche Ansatz erweitert die Heilung über körperliche Symptome hinaus auf das emotionale und geistige Wohlbefinden.

Planeteneinflüsse auf Gesundheitsmuster:

Die Astrologie geht davon aus, dass die Positionen der Planeten bei der Geburt die Gesundheitstendenzen beeinflussen. Die Homöopathie verhält sich ähnlich, indem sie bestimmte Heilmittel mit den Planeten verknüpft, die die Körpersysteme steuern. Zum Beispiel können Therapien, die mit dem Mars in Verbindung stehen, auf Erkrankungen abzielen, die mit Entzündungen einhergehen, was die feurige Natur dieses Planeten und seinen Einfluss auf die Gesundheit widerspiegelt.

Himmelskörper werden zu Metaphern für energetische Kräfte im Körper. Mars, der mit Hitze und Aktion assoziiert wird, spiegelt die Reaktion des Körpers auf Entzündungen wider. Heilmittel, die dem Mars zugeordnet sind, enthalten Schwingungseindrücke, die mit der Fähigkeit des Körpers in Resonanz stehen, das Gleichgewicht bei Entzündungen wiederherzustellen.

Die Mischung aus himmlischer Symbolik und heilenden Qualitäten ergibt eine starke alchemistische Mischung. Die Heilmittel werden nicht nur nach ihren physischen Eigenschaften ausgewählt, sondern auch nach der tieferen Resonanz innerhalb der kosmischen Ordnung. Diese Alchemie bietet eine multidimensionale Heilerfahrung, die die Schichten der Konstitution und des Wohlbefindens eines Menschen anspricht.

Diese Mischung steht im Einklang mit der Resonanz - wo sich ähnliche Schwingungen gegenseitig beeinflussen. Die Schwingungsessenzen der Heilmittel kommunizieren mit der Intelligenz des Körpers und unterstützen ihn dabei, Ungleichgewichte zu erkennen und auszugleichen. Das Ergebnis ist ein ganzheitlicher Ansatz, der die Heilungsmechanismen des Körpers stimuliert.

Astrologie und Homöopathie verschmelzen in der personalisierten Heilung. Ein astrologisches Geburtshoroskop gibt Einblick in den kosmischen Bauplan eines Menschen, während die Homöopathie die Heilmittel auf die Konstitution, die Symptome und die Ungleichgewichte abstimmt. Dies steht im Einklang mit der Weisheit, dass jeder Mensch einen Mikrokosmos des Universums verkörpert.

Diese Perspektive erkennt den Menschen als dynamisches Wesen an, das von verschiedenen Faktoren beeinflusst wird. Die homöopathische Heilmittelauswahl steht im Einklang mit dem Glauben der Astrologie an eine unverwechselbare kosmische Prägung, die den Weg eines jeden Menschen bestimmt.

Ganzheitliche Einsichten und umfassendes Heilen:

Die Symbiose der Symbole bietet ganzheitliche Einsichten in die vernetzte Existenz. Der Mensch ist mit dem Kosmos verbunden und bereichert die Heilung durch die Berücksichtigung körperlicher Manifestationen und emotionaler, mentaler und spiritueller Aspekte.

Eine ganzheitliche Betrachtungsweise der Heilung erkennt an, dass Gesundheit mehr ist als die Abwesenheit von Krankheit; sie ist Gleichgewicht und Ausrichtung auf universelle Energien. So wie die Himmelskörper harmonische Bahnen ziehen, strebt der Mensch nach einem Gleichgewicht der körperlichen, emotionalen und energetischen Kräfte.

Astrologische Symbolik und homöopathische Heilmittel bilden eine Verschmelzung uralter Weisheiten. Diese Synthese ermutigt die Praktiker, über die Konventionen hinauszugehen und kosmische Erkenntnisse und Schwingungsheilung einzubeziehen. Diese Verschmelzung vertieft unser Verständnis für das Zusammenspiel zwischen universellen Energien und der menschlichen Reise.

Die Praktizierenden schlagen eine Brücke zwischen dem Kosmischen und dem Individuellen, indem sie Erzählungen von Himmelskörpern und gesundheitlichen Feinheiten verweben. Dies bereichert die Heilung und bietet eine Perspektive, die die Verbindungen zwischen den Aspekten der Existenz ehrt.

Der Heiltanz:

Indem wir die Symbiose annehmen, transzendieren wir Zeit und Raum und erkennen die Energien im Inneren als einen Tanz. So wie sich die Himmelskörper in verschlungenen Mustern bewegen, tun dies auch die Energien in uns. Dies ermöglicht uns, in den Rhythmus dieses kosmischen Tanzes einzutreten und die Weisheit des Universums und der Heilkunst anzuzapfen.

Dieser Tanz erfordert eine Einstimmung auf subtile Schwingungen, die durch das Universum hallen und sich in planetarischen Archetypen und Heilmittelsignaturen manifestieren. Praktizierende laden ihre Patienten in diesen Tanz ein, als Teilnehmer an der Symphonie der Existenz. Durch diesen Tanz erschaffen wir gemeinsam Wohlbefinden, Resonanz und lebendige Gesundheit.

Lassen Sie uns nun tiefer in die verschiedenen astrologischen Zeichen einsteigen.

Widder Überblick:

Widder, die zwischen dem 21. März und dem 19. April geboren sind, gehören zum Marsbereich, der mit Krieg und Begierde assoziiert wird. Der Widder, der durch den Widder repräsentiert wird, ist ein Feuerzeichen und verkörpert dynamische Energie und grenzenlosen Enthusiasmus. Als Kardinalzeichen sind sie natürliche Anführer und Pioniere.

Attribute:

Widder-Menschen sind furchtlos, entschlossen und selbstbewusst. Sie freuen sich über Herausforderungen und übernehmen oft die Führung in verschiedenen Situationen. Ihr Durchsetzungsvermögen kann manchmal an Aggression grenzen. Sie haben eine spontane Ader, die zu riskanten Entscheidungen führen kann, aber ihre Widerstandsfähigkeit hilft ihnen, Hindernisse zu überwinden.

Mythologische Referenzen:

Der Widder ist mit dem Goldenen Widder der griechischen Mythologie verbunden, der von Zeus geschickt wurde, um Phrixus und Helle vor der Opferung zu bewahren. Aus diesem Widder wurde später das Sternbild Widder.

Archetypische Bezüge:

Der Widder verkörpert den Archetyp des Kriegers oder Helden. Sie sind Champions, frühe Vorreiter und mutige Seelen, die sich ins Unbekannte wagen. Ihre zielstrebige Haltung und ihr Kampfgeist stehen im Einklang mit mythologischen Kriegern und Helden.

Bemerkenswerte Eigenschaften:

Unter dem Einfluss von Mars strahlt der Widder Energie, Tapferkeit und Vitalität aus. Sie initiieren Aktionen, bringen oft

Projekte auf den Weg oder setzen sich für Dinge ein, an die sie glauben. Ihre wettbewerbsorientierte Natur lässt sie in herausfordernden Umgebungen brillieren.

Zusätzliche Informationen:

Als erstes Tierkreiszeichen symbolisiert der Widder Anfänge und Initiationen. Sie besitzen einen unabhängigen Geist und ziehen es vor, ihren eigenen Weg zu gehen, anstatt etablierten Wegen zu folgen.

Stier Überblick:

Stier-Menschen, die zwischen dem 20. April und 20. Mai geboren sind, werden von der Venus regiert, die mit Zuneigung und Ästhetik verbunden ist. Mit dem Stier als Symbol ist der Stier ein Erdzeichen, das für Zuverlässigkeit, Geduld und eine Vorliebe für Luxus steht. Seine fixe Modalität steht für seine unerschütterliche und beständige Natur.

Attribute:

Stiere sind für ihre Loyalität, Sachlichkeit und Entschlossenheit bekannt. Sie sind die Baumeister des Tierkreises, die Fundamente legen und Aufgaben zu Ende führen. Obwohl sie verlässlich sind, können sie stur sein und sich gegen Veränderungen wehren, die ihre Bequemlichkeit stören.

Mythologische Referenzen:

Die Geschichte von Zeus und Europa ist mit dem Stier verbunden. Zeus verwandelte sich in einen majestätischen Stier, um Europa wegzutragen, und enthüllte später seine göttliche Gestalt.

Archetypische Bezüge:

Der Stier entspricht dem Archetypus des Erbauers oder der Erdmutter. Er symbolisiert Stabilität, Fürsorge und die Schaffung dauerhafter Strukturen, sowohl physisch als auch metaphorisch.

Bemerkenswerte Eigenschaften:

Unter dem Einfluss der Venus haben Stiermenschen eine angeborene Wertschätzung für Kunst, Schönheit und materielle Annehmlichkeiten. Ihre Sinne sind geschärft, was dazu führt, dass sie taktile und sensorische Erfahrungen intensiv auskosten.

Der Stier, der mit materiellen Annehmlichkeiten assoziiert wird, geht pragmatisch an das Leben heran und stellt sicher, dass harte Arbeit zu greifbaren Ergebnissen führt. Ihre Verbindung zur Erde erdet sie und fördert eine starke Affinität zur Natur.

Zwillinge Überblick:

Zwillinge, die zwischen dem 21. Mai und dem 20. Juni geboren sind, werden von Merkur geleitet, der mit Kommunikation und Erkenntnis verbunden ist. Dieses Luftzeichen wird von den Zwillingen repräsentiert und steht für Anpassungsfähigkeit, Neugierde und Dualität. Ihre veränderliche Natur unterstreicht ihre Vielseitigkeit und ihren spontanen Geist.

Attribute:

Die Zwillinge sind optimistisch, intellektuell und immer neugierig. Ihr Geist ist ständig in Bewegung, was sie zu eifrigen Sammlern und Vermittlern von Informationen macht. Dieses duale Zeichen kann unvorhersehbare Stimmungsschwankungen und Meinungsänderungen aufweisen.

Mythologische Referenzen:

Die Zwillinge gehen auf die griechischen Zwillinge Castor und Pollux zurück, von denen einer sterblich und der andere göttlich war. Nach Castors Tod wurden sie durch Pollux' Trauer im Himmel vereint.

Archetypische Bezüge:

Die Zwillinge verkörpern den Archetypus des Boten oder Kommunikators. Ihre Fähigkeit, Ideen zu vermitteln, Lücken zu überbrücken und Informationen zu sammeln, bringt sie mit mythologischen Boten oder Abgesandten in Verbindung.

Bemerkenswerte Eigenschaften:

Durch den Einfluss von Merkur verfügen die Zwillinge über außergewöhnliche sprachliche Fähigkeiten. Sie zeichnen sich in kommunikationsorientierten Berufen wie Journalismus oder Öffentlichkeitsarbeit aus und sind brillante Gesprächspartner.

Die Dualität der Zwillinge ermöglicht es ihnen, Situationen aus mehreren Blickwinkeln zu betrachten. Ihr Durst nach neuen Erfahrungen und Ideen macht sie zu unermüdlichen Studenten des Lebens.

Krebs Überblick:

Krebs-Menschen, die zwischen dem 21. Juni und dem 22. Juli geboren sind, werden vom Mond regiert, der Gefühle und Intuition symbolisiert. Der Krebs, der durch den Krebs repräsentiert wird, ist ein Wasserzeichen und verkörpert Sensibilität, Pflege und tiefe emotionale Verbindungen. Ihre kardinale Natur kennzeichnet ihre Initiative und Führung in emotionalen Angelegenheiten.

Attribute:

Krebse sind bekannt für ihre vitale emotionale Intelligenz, Loyalität und Fürsorglichkeit. Sie zeichnen sich dadurch aus, dass sie ein sicheres und liebevolles Umfeld für sich und ihre Mitmenschen schaffen. Gelegentlich können ihre Emotionen zu Stimmungsschwankungen und einer Tendenz, an der Vergangenheit festzuhalten, führen.

Mythologische Referenzen:

Der Krebs wird mit der Geschichte von Herkules im Kampf gegen die Hydra in Verbindung gebracht, in der sich die Krabbe als treuer Verbündeter erwies. Diese Geschichte veranschaulicht die schützenden und unterstützenden Qualitäten des Krebses.

Archetypische Bezüge:

Der Krebs verkörpert den Archetyp des Versorgers oder Pflegers. Sie sind von Natur aus Beschützer und übernehmen oft Rollen, die das Pflegen und Fördern von Wachstum beinhalten.

Bemerkenswerte Eigenschaften:

Krebsmenschen, die vom Mond geleitet werden, besitzen ein angeborenes Verständnis für Gefühle. Ihre Fähigkeit, sich einzufühlen und emotionale Unterstützung zu geben, stärkt sie in Beziehungen.

Krebsmenschen haben oft eine starke Bindung an Familie und Heimat. Sie schaffen ein Gefühl der Sicherheit in ihrer Umgebung und finden Trost in Traditionen und sentimentalen Werten.

Löwe Überblick:

Leos, die zwischen dem 23. Juli und dem 22. August geboren sind, werden von der Sonne regiert, die Selbstausdruck und Vitalität symbolisiert. Der Löwe ist ein Feuerzeichen und verkörpert Kreativität, Führungsqualitäten und eine lebendige Persönlichkeit. Ihr starrer Charakter steht für Entschlossenheit und Standhaftigkeit.

Attribute:

Leos sind bekannt für ihr Selbstvertrauen, ihr Charisma und ihre Großzügigkeit. Sie haben ein natürliches Gespür für das Dramatische und genießen es, im Mittelpunkt der Aufmerksamkeit zu stehen. Gelegentlich kann ihr Wunsch nach Anerkennung zu Arroganz oder einem Bedürfnis nach ständiger Bestätigung führen.

Mythologische Referenzen:

Der Löwe wird oft mit dem nemeischen Löwen in Verbindung gebracht, einem Tier, das Herkules im Rahmen seiner Arbeit bezwang. Diese Geschichte spiegelt die königlichen und mutigen Qualitäten des Löwen wider.

Archetypische Bezüge:

Der Löwe verkörpert den Archetypus des Herrschers oder Darstellers. Er hat die angeborene Fähigkeit, andere zu führen und zu inspirieren und glänzt oft in Rollen, die Aufmerksamkeit erfordern.

Bemerkenswerte Eigenschaften:

Leos werden von der Sonne geleitet und strahlen Energie und Begeisterung aus. Ihr kreativer Geist, kombiniert mit ihren Führungsqualitäten, führt sie oft an die Spitze ihrer Unternehmungen.

Leos hat eine natürliche Affinität zur Kreativität und zu den Künsten. Sie haben Freude am Selbstausdruck und hinterlassen oft einen bleibenden Eindruck durch ihre künstlerischen Beiträge.

Jungfrau Überblick:

Jungfrauen, die zwischen dem 23. August und dem 22. September geboren sind, werden von Merkur, dem Planeten der Kommunikation und des Intellekts, regiert. Die Jungfrau, die von der Jungfrau repräsentiert wird, ist ein Erdzeichen und verkörpert Sachlichkeit, analytisches Denken und Liebe zum Detail. Ihre veränderliche Natur steht für Anpassungsfähigkeit und Einfallsreichtum.

Attribute:

Jungfrauen sind bekannt für ihre Präzision, Sachlichkeit und ihre ausgeprägten analytischen Fähigkeiten. Sie haben eine unheimliche Fähigkeit, Details zu bemerken, die andere vielleicht übersehen. Gelegentlich kann ihr Streben nach Perfektion zu Kritik führen, sowohl an sich selbst als auch an anderen.

Mythologische Referenzen:

Die Göttin Astraea, die oft mit der Jungfrau in Verbindung gebracht wird, symbolisiert Gerechtigkeit und Unschuld. Die Geschichte ihres Abgangs von der Erde spiegelt das Streben der Jungfrau nach Reinheit und Ordnung wider.

Archetypische Bezüge:

Die Jungfrau verkörpert den Archetypus des Analytikers oder Heilers. Ihre akribische Natur und ihr scharfer Beobachtungssinn passen zu problemlösenden und pflegenden Aufgaben.

Bemerkenswerte Eigenschaften:

Unter dem Einfluss von Merkur verfügen Jungfrauen über außergewöhnliche organisatorische Fähigkeiten und geistige Schärfe. Sie zeichnen sich bei Aufgaben aus, die Präzision und systematisches Denken erfordern.

Jungfrauen finden oft Erfüllung darin, anderen zu dienen und zu helfen. Ihre praktische Einstellung zum Leben in Verbindung mit ihrem Einfühlungsvermögen macht sie zu zuverlässigen und mitfühlenden Freunden.

Waage Überblick:

Die Waage, die zwischen dem 23. September und dem 22. Oktober geboren ist, wird von Venus regiert, die Liebe und Harmonie symbolisiert. Die Waage ist ein Luftzeichen und verkörpert Diplomatie, Partnerschaft und einen ausgeprägten Sinn für Gerechtigkeit. Ihre kardinale Natur kennzeichnet ihre Initiative bei der Suche nach Gleichgewicht und Harmonie.

Attribute:

Waagen sind bekannt für ihren Charme, ihre Diplomatie und ihre Fähigkeit, Harmonie in Beziehungen zu fördern. Sie haben ein natürliches Talent, Konflikte zu schlichten und eine gemeinsame Basis zu finden. Gelegentlich kann ihr Wunsch nach Ausgewogenheit zu Unentschlossenheit oder einer Tendenz, Konfrontationen zu vermeiden, führen.

Mythologische Referenzen:

Die Waage wird oft mit der Göttin Themis in Verbindung gebracht, die für göttliches Recht und Ordnung steht. Das Symbol der Waage spiegelt das Streben der Waage nach Ausgewogenheit und Gerechtigkeit wider.

Archetypische Bezüge:

Die Waage verkörpert den Archetypus des Diplomaten oder Friedensstifters. Ihre Fähigkeit, Gräben zu überbrücken und die Zusammenarbeit zu erleichtern, bringt sie mit den Rollen der Verhandlung und Harmonie in Einklang.

Bemerkenswerte Eigenschaften:

Die von der Venus geleitete Waage besitzt einen ausgeprägten Sinn für Ästhetik und eine Vorliebe für die Pflege von Schönheit in ihrer Umgebung. Ihre sozialen Fähigkeiten machen sie geschickt im Aufbau und in der Pflege von Beziehungen.

Das Streben nach Fairness und Harmonie treibt die Waage an. Sie finden oft Freude an kreativen Beschäftigungen und suchen nach einem ausgeglichenen Leben.

Skorpion Überblick:

Skorpione, die zwischen dem 23. Oktober und dem 21. November geboren sind, werden von Pluto regiert, der Transformation und Tiefe symbolisiert. Der Skorpion, der durch den Skorpion repräsentiert wird, ist ein Wasserzeichen und steht für tiefe Gefühle, Leidenschaft und Entschlossenheit. Als Fixsternzeichen zeichnet er sich durch Standhaftigkeit, Entschlossenheit und manchmal auch durch einen Hauch von Geheimniskrämerei aus.

Attribute:

Skorpione sind bekannt für ihr intensives Wesen, das von Leidenschaft und der Fähigkeit geprägt ist, die Geheimnisse des Universums zu durchdringen. Ihre Loyalität ist unerschütterlich, und wenn sie provoziert werden, können sie zu furchterregenden Gegnern werden. Ihre Liebe kann sich manchmal als Besitzergreifung oder Eifersucht äußern.

Mythologische Referenzen:

Die Ursprünge des Skorpions sind mit der Geschichte von Orion, dem Jäger, verbunden. Er prahlte damit, dass er alle Tiere der Erde ausrotten konnte, und stellte sich einem Skorpion, der ihn besiegen sollte. Der darauf folgende Kampf verewigte beide in den Sternen.

Archetypische Referenzen:

Der Archetypus des Detektivs oder Transformers passt zum Skorpion. Sie suchen nach der Wahrheit, tauchen in Geheimnisse ein und haben Freude an Veränderung und Erneuerung.

Bemerkenswerte Eigenschaften:

Beeinflusst von Pluto, besitzen Skorpione ein tiefes Verständnis für die Rätsel des Lebens. Ihr magnetischer Charme und ihr Talent, hinter die Fassade zu blicken, machen sie faszinierend und etwas einschüchternd.

Skorpione haben eine unheimliche Begabung für Wiedergeburt und Regeneration. Ihre Reise führt sie oft durch emotionale Tiefen, was zu tiefgreifenden persönlichen Transformationen führt.

Schütze Überblick:

Die Schützen, die zwischen dem 22. November und dem 21. Dezember geboren sind, werden von Jupiter, dem Planeten der Expansion und des Wissens, beherrscht. Der Schütze wird durch den Bogenschützen oder den Zentauren repräsentiert und ist ein Feuerzeichen, das Enthusiasmus, Abenteuerlust und einen unstillbaren Wissensdurst ausstrahlt. Ihre veränderliche Natur betont Anpassungsfähigkeit und Neugier.

Attribute:

Schützen sind bekannt für ihren Optimismus, ihre Reiselust und ihre philosophische Einstellung. Sie sind natürliche Entdecker, sowohl intellektuell als auch geografisch. Ihr Freigeist kann manchmal als Unruhe oder Taktlosigkeit rüberkommen.

Mythologische Referenzen:

Der Zentaur Chiron, ein kenntnisreicher Heiler und Lehrer, symbolisiert oft den Schützen. Seine Weisheit und sein abenteuerlicher Geist fangen die Essenz des Schütze-Archetyps ein.

Archetypische Referenzen:

Der Schütze verkörpert den Archetypus des Entdeckers oder Philosophen. Ihr grenzenloses Streben nach Wahrheit und Wissen erinnert an die Weisen und Wanderer aus unzähligen Mythen.

Bemerkenswerte Eigenschaften:

Die von Jupiter geleiteten Schützen besitzen einen ruhelosen Geist und sind stets bestrebt, ihren Horizont zu erweitern. Ihre Liebe zum Abenteuer führt sie häufig dazu, neue Gebiete zu erkunden, sowohl physisch als auch intellektuell.

Schütze fühlen sich oft zu Bereichen hingezogen, in denen sie ihr Wissen erweitern und ihre Weisheit weitergeben können, sei es durch Unterrichten, Schreiben oder andere Formen der Kommunikation.

Steinbock Überblick:

Steinböcke, die zwischen dem 22. Dezember und dem 19. Januar geboren sind, werden von Saturn, dem Planeten der Disziplin und Struktur, regiert. Der Steinbock, symbolisiert durch die Bergziege, ist ein Erdzeichen und verkörpert Sachlichkeit, Ehrgeiz und Widerstandsfähigkeit. Als kardinales Zeichen zeichnen sie sich durch Führungsqualitäten und eine systematische Lebenseinstellung aus.

Attribute:

Steinböcke sind bekannt für ihre Disziplin, Geduld und ihr strategisches Denken. Sie haben eine langfristige Vision und arbeiten unermüdlich daran, ihre Ziele zu erreichen. Manchmal kann ihr Fokus auf Leistung dazu führen, dass sie distanziert oder übermäßig streng erscheinen.

Mythologische Referenzen:

Der Steinbock wird oft mit der Gottheit Pan in Verbindung gebracht, dem Gott der Wildnis, der Hirten und der ländlichen Musik. Seine Unverwüstlichkeit und seine Verbundenheit mit der Natur spiegeln die beständige Natur des Steinbocks wider.

Archetypische Referenzen:

Der Steinbock entspricht dem Archetyp des Erbauers oder Organisators. Seine Vorliebe für Struktur, Disziplin und langfristige Planung erinnert an die Architekten und Meisterplaner verschiedener Legenden.

Bemerkenswerte Eigenschaften:

Unter dem Einfluss von Saturn zeigen Steinböcke eine reife Lebensauffassung. Ihre Entschlossenheit in Verbindung mit ihrem pragmatischen Ansatz bringt sie oft in Führungspositionen und Autorität.

Steinböcke halten Traditionen hoch und haben großen Respekt vor der Vergangenheit. Ihre disziplinierte Natur, gepaart mit ihrem Ehrgeiz, treibt sie an, ihre Ziele unerbittlich zu verfolgen.

Wassermann Überblick:

Wassermänner, die zwischen dem 20. Januar und dem 18. Februar geboren sind, werden von Uranus, dem Planeten der Innovation und Rebellion, regiert. Der Wassermann wird durch den Wasserträger repräsentiert und ist ein Luftzeichen, das Intellekt, Einzigartigkeit und humanitäre Ideale symbolisiert. Ihr starrer Charakter unterstreicht ihre Entschlossenheit und Ausdauer.

Attribute:

Wassermänner sind bekannt für ihre intellektuelle Begabung, ihre Originalität und ihr unerschütterliches Engagement für soziale Belange. Sie lieben es, Grenzen zu durchbrechen und Normen in Frage zu stellen. Gelegentlich kann ihre Losgelöstheit von

Emotionen dazu führen, dass sie als unnahbar wahrgenommen werden.

Mythologische Bezüge:

Wassermann wird oft mit Ganymed in Verbindung gebracht, einem hübschen Sterblichen, der von einem Adler zum Olymp getragen wird, um als Mundschenk des Zeus zu dienen. Diese Geschichte spiegelt die Rolle des Wasserträgers wider, der Wissen und Erleuchtung bringt.

Archetypische Referenzen:

Der Wassermann verkörpert den Archetypus des Visionärs oder Humanisten. Sie sind Katalysatoren für Veränderungen, die neue Ideen einführen und Grenzen zum Wohle der Gesellschaft verschieben.

Bemerkenswerte Züge:

Unter dem Einfluss von Uranus besitzen Wassermänner eine unübertroffene Fähigkeit, über den Tellerrand hinauszuschauen. Ihr innovatives Denken und ihre Sorge um die Menschheit lassen sie oft zu Verfechtern des sozialen Fortschritts werden.

Wassermänner fühlen sich oft der Menschheit gegenüber verpflichtet. Das Streben nach einer besseren Welt treibt sie an, und sie finden sich oft an der Spitze sozialer Bewegungen wieder.

Fische Überblick:

Die Fische, die zwischen dem 19. Februar und dem 20. März geboren sind, werden von Neptun, dem Planeten der Träume und der Spiritualität, regiert. Die Fische, symbolisiert durch den Fisch, sind ein Wasserzeichen und stehen für Intuition, Einfühlungsvermögen und eine tiefe Verbundenheit mit dem Mystischen. Ihre veränderliche Natur kennzeichnet ihre Anpassungsfähigkeit und künstlerische Neigung.

Attribute:

Fische sind bekannt für ihr einfühlsames Wesen, ihre künstlerischen Talente und ihre tiefe emotionale Verbundenheit. Sie haben eine angeborene Fähigkeit, die Gefühle anderer zu verstehen, haben aber manchmal Schwierigkeiten, Grenzen zu setzen, was zu emotionaler Verletzlichkeit führt.

Mythologische Referenzen:

Die Fische gehen auf die Geschichte von Aphrodite und Eros zurück, die sich in Fische verwandelten, um dem Ungeheuer Typhon zu entkommen. Diese Geschichte veranschaulicht die Themen der Fische: Flucht, Spiritualität und die Fließfähigkeit der Gefühle.

Archetypische Referenzen:

Die Fische verkörpern den Archetypus des Künstlers oder Mystikers. Ihre Verbindung zu den ätherischen Bereichen, kombiniert mit ihrem kreativen Ausdruck, entspricht der Essenz künstlerischer und spiritueller Führer.

Bemerkenswerte Züge:

Unter der Führung von Neptun verfügen Fische über einen ausgeprägten Sinn für Intuition und Vorstellungskraft. Ihre künstlerische Begabung zeigt sich oft in verschiedenen Formen, von der bildenden Kunst bis zur Musik.

Fische sind tief mit den unsichtbaren Bereichen verbunden. Ihre spirituellen Neigungen und ihre Sensibilität machen sie zu mitfühlenden Seelen, die oft Trost in kreativen Beschäftigungen finden.

Es folgt eine sehr detaillierte Auflistung der herausfordernden Eigenschaften, die mit jedem Planeten verbunden sind. Danach folgt eine Liste der homöopathischen Mittel, die am besten geeignet sind, um mit diesen Eigenheiten umzugehen

Haftungsausschluss: Dies ist nicht als medizinischer Rat zu verstehen. Dies dient lediglich der Unterhaltung. Wenn Sie unter diesen Schwierigkeiten, Herausforderungen oder Symptomen leiden, wenden Sie sich bitte an einen lizenzierten, qualifizierten Arzt oder Heilpraktiker.

Bei der Durchsicht von Personen-, Geburts- und Astrologie-Horoskopen, wenn einer dieser Planeten in überwältigenden, herausfordernden Aspekten steht, könnte es interessant sein, sich die verschiedenen homöopathischen Mittel anzusehen, die zusammen mit vielen anderen Faktoren hilfreich sein können.

Herausfordernde Eigenschaften der Sonne

Egoistisch, dominant, überfordert, selbstsicher, empfindlich, nach Bestätigung strebend, egozentrisch, ungeduldig, wetteifernd, unflexibel, arrogant, unnachgiebig, dreist, nach Rampenlicht gierend, dogmatisch, kompromisslos, prahlerisch, vergesslich, starr, unaufmerksam, prätentiös, unempathisch, diktatorisch, anmaßend, großspurig, intolerant, impulsiv, unempfänglich, eingebildet, übertrieben.

Homöopathische Heilmittel:

- Eisenhut (Aconitum napellus): Wird oft bei plötzlichen und intensiven Symptomen eingesetzt, die durch kalten Wind oder Schock ausgelöst werden. Wohltuend bei Ungeduld, Intoleranz oder Impulsivität.

- Argentum nitricum: Wird häufig bei Angstzuständen mit Besorgnis und Eile empfohlen. Hilfreich bei Impulsivität, Überanstrengung oder Unachtsamkeit.

- Lycopodium (Lycopodium clavatum): Ein Mittel gegen mangelndes Selbstvertrauen, das möglicherweise zu selbstbewusst erscheint. Geeignet für Eigenschaften wie Egoismus, Prahlerei oder Anmaßung.

- Brechnuss (Nux vomica): Für ehrgeizige Menschen, die ungeduldig oder verärgert werden, wenn die Dinge nicht so laufen, wie sie sollen. Kann Dominanz, Konkurrenzdenken und Starrheit mildern.

- Staphysagria: Bewältigt das Aufstauen von Emotionen, die zwar angenehm erscheinen, aber aufgestaute Gefühle zurückhalten.

Nützlich bei Empfindlichkeit gegenüber Kritik oder der Suche nach Bestätigung.

- Platinmetall: Bei Selbstüberschätzung oder Arroganz.

- Aurum metallicum: Wird oft bei tiefen Gefühlen von Wertlosigkeit oder dem Gefühl, unverzeihlich zu sein, verwendet. Günstig bei übermäßiger Egozentrik oder Diktatorgeist.

- Pulsatilla (Pulsatilla pratensis): Für sanftmütige Menschen, die Aufmerksamkeit und Bestätigung suchen. Es kann die Tendenz, im Rampenlicht zu stehen oder Bestätigung zu suchen, mildern.

- Schwefel (Sulphur): Für intellektuelle Menschen, die in Ideen, Theorien oder Dogmen versunken sind. Geeignet für Charakterzüge wie Starrheit, Unflexibilität oder Vergesslichkeit.

- Baryta carbonica: Hilfreich bei mangelndem Selbstvertrauen und Schüchternheit, die gelegentlich durch Arroganz oder Prahlerei überkompensiert werden.

Herausfordernde Eigenschaften des Mondes:

Stimmungsschwankungen, emotionale Fluktuation, sprunghaftes Verhalten, erhöhte emotionale Reaktionen, verstärkte Empfindlichkeit, Überreaktion, Schwierigkeiten mit Kritik, Schwierigkeiten, die Vergangenheit loszulassen, Festhalten an Menschen, übermäßig nostalgisch, anhänglich, unentschlossen, Schwierigkeiten, rationale Entscheidungen zu treffen, übermäßig intuitiv, übermäßig anhänglich, Bedürfnis nach emotionaler Sicherheit, Besitzergreifung, Abhängigkeit von Menschen, Verletzlichkeit, leicht verletzbar, von äußeren Einflüssen beeinflusst, übermäßig emotional beschützend, Eskapist, Eskapismus, Schwierigkeiten beim Management, intensive Gefühle, übermäßig sympathisch, psychisch, Widerstand gegen Veränderungen, klammert sich an Vertrautes, schlechte Entscheidungsfindung.

Homöopathische Heilmittel:

- Pulsatilla: Für emotionale Schwankungen und gesteigerte Reaktionen. Es hilft denen, die übermäßig empfindlich sind und dazu neigen, emotional zu überreagieren.

- Natrum Muriaticum: Bewältigt Schwierigkeiten, die Vergangenheit loszulassen und an Menschen festzuhalten. Wohltuend bei Sensibilität und Sicherheitsbedürfnis.

- Lycopodium: Bei Unentschlossenheit und emotionaler Bindung. Hilft bei Verletzlichkeit und Empfindlichkeit gegenüber Kritik.

- Ignatia: Nützlich bei intensiven Gefühlen und emotionalen Schwankungen. Es kann bei Widerstand gegen Veränderungen und Bindung an das Vertraute helfen.

- Sepia: Eignet sich für Menschen, die mit Entscheidungsschwierigkeiten und Emotionen zu kämpfen haben. Hilft bei Eskapismus und emotionaler Verwundbarkeit.

- Arsenicum Album: Für intensive Gefühle und das Bedürfnis nach emotionaler Sicherheit. Wohltuend bei Bindungs- und Fluchttendenzen.

- Phosphor: Bei Empfindlichkeit gegenüber äußeren Einflüssen und Entscheidungsschwäche. Hilft bei emotionalen Reaktionen und Sicherheitsbedürfnissen.

- Calcarea Carbonica: Hilft bei emotionaler Bindung und Abhängigkeit. Wohltuend bei Verletzlichkeit und dem Bedürfnis nach Stabilität.

- Staphysagria: Bei Schwierigkeiten des Loslassens und emotionaler Bindung. Hilft bei Sensibilität und Sicherheitsbedürfnis.

- Lachesis: Nützlich bei intensiven Gefühlen und Widerstand gegen Veränderungen. Hilft bei Verletzlichkeit und emotionalen Bedürfnissen.

Herausfordernde Eigenschaften von Quecksilber:

Kommunikationsprobleme, Nervosität, Unruhe, Überdenken, Sorgen, Inkonsequenz, Schüchternheit, Konzentrationsschwierigkeiten, Ungeduld, Überwältigung durch Details, Neigung zu voreiligen Schlüssen, nervöse Gewohnheiten, schnelle Entscheidungsfindung, mangelnde Konsequenz, Ängstlichkeit, geistige Unruhe, Schwierigkeiten, aktiv zuzuhören, Angst, Fehler zu machen.

Homöopathische Heilmittel für Quecksilber-Merkmale:

- Argentum Nitricum: Kann mit Nervosität und Kommunikationsproblemen zu kämpfen haben. Zeigt Unruhe und übermäßiges Nachdenken. Behebt die Neigung zu voreiligen Schlüssen und geistiger Unruhe.

- Gelsemium: Passt zu Menschen mit Kommunikationsproblemen und Nervosität. Überwältigt von Details und zeigt Schüchternheit. Hilft bei Konzentrationsschwierigkeiten und lindert Angstzustände.

- Natrum Muriaticum: Erlebt Unruhe und Sorgen. Er kämpft mit übermäßigem Denken und Schüchternheit. Behebt die Tendenz, voreilige Schlüsse zu ziehen und lindert geistige Unruhe.

- Lycopodium: Zeigt Konzentrationsschwierigkeiten und Ungeduld. Leidet unter Unruhe und übermäßigem Nachdenken. Hilft bei schnellen Entscheidungen und mangelnder Konsequenz.

- Pulsatilla: Kämpft mit Kommunikationsproblemen und Schüchternheit. Erlebt Inkonsequenz und Sorgen. Bewältigt Schwierigkeiten beim aktiven Zuhören und mindert die Angst, Fehler zu machen.

- Arsenicum Album: Erlebt Nervosität und geistige Unruhe. Konzentrationsschwierigkeiten und Überwältigung durch Details. Wirkt der Ungeduld entgegen und lindert Ängste.

- Nux Vomica: Zeigt Unruhe und Ungeduld. Sie kämpft mit Kommunikationsproblemen und übermäßigem Nachdenken. Hilft bei schnellen Entscheidungen und mildert geistige Unruhe.

- Silicea: Kämpft mit Konzentrationsschwierigkeiten und Schüchternheit. Überwältigt von Details und Sorgen. Behebt die Tendenz, voreilige Schlüsse zu ziehen und lindert Ängstlichkeit.

Herausfordernde Eigenschaften der Venus:

Unentschlossenheit, Nachsichtigkeit, Oberflächlichkeit, Abhängigkeit von anderen als Bestätigung, Unsicherheit in Beziehungen, Schwierigkeiten, sich durchzusetzen, Angst vor Zurückweisung, Eifersucht, Neigung, Konfrontationen zu vermeiden, übermäßige Ausgaben, Selbstzweifel, übermäßiges Genießen von Menschen, Eitelkeit, unrealistische romantische Ideale, übermäßige Betonung der körperlichen Erscheinung.

Homöopathische Heilmittel für Venus-Charakteristika:

- Pulsatilla: Kämpft mit Unentschlossenheit und Abhängigkeit von anderen, um Bestätigung zu erhalten. Zeigt Unsicherheit in Beziehungen und vermeidet Konfrontationen. Behebt die Tendenz, Menschen zu gefallen, und lindert Selbstzweifel.

- Natrum Muriaticum: Hat Schwierigkeiten, sich durchzusetzen und kämpft mit Unsicherheiten in Beziehungen. Zeigt Angst vor Ablehnung und Oberflächlichkeit. Behebt die Tendenz, Konfrontationen zu vermeiden, und mildert Selbstzweifel.

- Lycopodium: Übermäßiger Genuss und Abhängigkeit von anderen, um Bestätigung zu erhalten. Zeigt Unsicherheiten in Beziehungen und Unentschlossenheit. Es spricht Eitelkeit und unrealistische romantische Ideale an.

- Calcarea Carbonica: Kämpft mit Unentschlossenheit und Nachgiebigkeit. Zeigt Unsicherheit in Beziehungen und Abhängigkeit von anderen als Bestätigung. Bewältigt Selbstzweifel und die Tendenz, Konfrontationen zu vermeiden.

- Ignatia: Hat Schwierigkeiten, sich durchzusetzen und zeigt Unsicherheit in Beziehungen. Kämpft mit der Angst vor Ablehnung und Selbstzweifeln. Beschäftigt sich mit der Tendenz, Menschen übermäßig zu gefallen.

- Arsenicum Album: Selbstbehauptungsschwierigkeiten und Unsicherheiten in Beziehungen. Zeigt Oberflächlichkeit und Unentschlossenheit. Bewältigt die Angst vor Ablehnung und mildert Selbstzweifel.

- Lachesis: Kämpft mit Eifersucht und der Abhängigkeit von anderen, um Bestätigung zu erhalten. Zeigt Unsicherheit in Beziehungen und Unentschlossenheit. Bewältigt die Tendenz, Konfrontationen zu vermeiden, und lindert Selbstzweifel.

- Silicea: Schwierigkeiten, sich durchzusetzen und Unsicherheit in Beziehungen. Zeigt Nachgiebigkeit und Unentschlossenheit. Bewältigt die Angst vor Ablehnung und unrealistische romantische Ideale.

Herausfordernde Eigenschaften von Jupiter:

Übermäßiger Optimismus, Nachsicht, Impulsivität, Selbstüberschätzung, Neigung, zu viel auf sich zu nehmen, Vernachlässigung von Details, Unruhe, Faulheit, Überforderung, Extravaganz, Selbstgerechtigkeit, Arroganz, aufgeblasenes Ego, mangelnde Praxisnähe, Überengagement, zu große Versprechungen.

Homöopathische Heilmittel für Jupiter-Merkmale:

- Lycopodium: Kämpft mit übermäßiger Nachsicht und übermäßigem Optimismus. Zeigt Selbstüberschätzung und eine Tendenz, sich zu viel zuzumuten. Behebt den Mangel an Sachlichkeit und lindert die Faulheit.

- Nux Vomica: Eignet sich für Menschen, die impulsiv sind und mit übermäßiger Nachsicht zu kämpfen haben. Zeigt Selbstüberschätzung und Vernachlässigung von Details. Hilft bei Unruhe und der Tendenz, sich zu überanstrengen.

- Calcarea Carbonica: Leidet unter Faulheit und mangelnder Praxisnähe. Kämpft mit Nachlässigkeit und Unruhe. Hilft, sich zu viel zuzumuten und mildert Selbstgerechtigkeit.

- Ignatia: Neigt dazu, sich zu viel zuzumuten und kann einen übermäßigen Optimismus an den Tag legen. Ist impulsiv und unruhig. Bewältigt den Mangel an Sachlichkeit und mildert die Tendenz, sich zu sehr zu engagieren.

- Arsenicum Album: Kämpft mit Selbstüberschätzung und Übermut. Zeigt Faulheit und Vernachlässigung von Details. Behebt Extravaganz und die Tendenz, zu viele Versprechungen zu machen.

- Pulsatilla: Neigt dazu, sich zu viel zuzumuten und kann mit Übermut zu kämpfen haben. Leidet unter Faulheit und Selbstüberschätzung. Hilft bei mangelnder Praxisnähe und mildert Selbstgerechtigkeit.

- Chamomilla: Ist impulsiv und unruhig. Er kämpft mit Nachlässigkeit und der Tendenz, sich zu viel zuzumuten. Wirkt gegen Arroganz und mildert den Mangel an Sachlichkeit.

- Natrum Muriaticum: Zeigt übermäßiges Selbstvertrauen und kann mit Übermut zu kämpfen haben. Leidet unter Faulheit und Rastlosigkeit. Es hilft, zu viel auf sich zu nehmen und mildert Selbstgerechtigkeit.

Herausfordernde Eigenschaften von Saturn:

Versagensangst, Pessimismus, Selbstzweifel, Unsicherheit, übergroße Verantwortung, Starrheit, Angst vor Veränderungen, Perfektionismus, Isolation, Schwierigkeiten, Gefühle auszudrücken, Selbstkritik, Ungeduld, Sturheit, Überarbeitung, Neigung, Groll zu hegen, strenge Selbstdisziplinierung.

Homöopathische Heilmittel für Saturn-Merkmale:

- Aurum: Kämpft mit Selbstzweifeln und Versagensängsten. Erlebt überwältigende Verantwortung und Perfektionismus. Behebt die Tendenz zur Isolation und lindert die Angst vor Veränderungen.

- Natrum Muriaticum: Zeigt Verunsicherung und Selbstzweifel. Kämpft mit Versagensängsten und Starrheit. Es hilft bei Schwierigkeiten, Gefühle auszudrücken, und mildert den Pessimismus.

- Arsenicum Album: Leidet unter Selbstzweifeln und Ungewissheit. Kämpft mit Perfektionismus und Angst vor

Veränderungen. Bewältigt Versagensängste und die Neigung, an Groll festzuhalten.

- Lycopodium: Hat Angst zu versagen und kann Selbstzweifel zeigen. Leidet unter Starrheit und überwältigender Verantwortung. Es hilft, Selbstkritik zu üben und Ungeduld zu lindern.

- Nux Vomica: Kämpft mit Pessimismus und Ungewissheit. Erlebt Überarbeitung und Starrheit. Bewältigt die Tendenz, an Groll festzuhalten, und lindert die Ungeduld.

- Causticum: Zeigt Schwierigkeiten, Emotionen auszudrücken und ist unsicher. Kämpft mit Starrheit und Angst vor Veränderungen. Bewältigt Versagensängste und mildert strenge Selbstdisziplin.

- Sepia: Leidet unter Selbstzweifeln und Unsicherheit. Kämpft mit Isolation und Perfektionismus. Hilft bei Schwierigkeiten, Emotionen auszudrücken und mildert Pessimismus.

- Staphysagria: Kämpft mit Unsicherheit und Versagensängsten. Erlebt Selbstzweifel und Perfektionismus. Hilft bei Sturheit und mildert die Angst vor Veränderungen.

Herausfordernde Eigenschaften von Uranus:

Rebellion um der Rebellion willen, Unruhe, Ungeduld mit der Routine, Missachtung von Traditionen, exzentrisches Verhalten, abrupte Veränderungen, Über-Idealismus, Impulsivität, Neigung zu schockieren oder zu provozieren, Schwierigkeiten, sich zu verpflichten, störende Tendenzen, Unberechenbarkeit, Abkopplung von Gefühlen, Widerstand gegen Autorität.

Homöopathische Heilmittel für herausfordernde Uranus-Merkmale:

Pulsatilla: Pulsatilla-Personen können unruhig und impulsiv sein. Sie können mit übermäßigem Idealismus und einer Tendenz zur Provokation zu kämpfen haben. Dieses Mittel kann ihre

Schwierigkeiten mit dem Engagement ansprechen und ihre Abkopplung von Emotionen lindern.

Aconitum: Aconitum eignet sich für Menschen, die impulsiv sind und zu Unruhe neigen. Sie können mit abrupten Veränderungen und Über-Idealismus zu kämpfen haben. Dieses Mittel kann helfen, ihre Tendenz zu schockieren und ihren Widerstand gegen Autorität zu mildern.

Arsenicum Album: Arsenicum-Album-Patienten sind möglicherweise ruhelos und ungeduldig gegenüber der Routine. Sie können mit exzentrischem Verhalten und Störungstendenzen zu kämpfen haben. Dieses Mittel kann ihre Unberechenbarkeit und lindern sie sind über Idealismus.

Ignatia: Ignatia passt zu Menschen, die Schwierigkeiten haben, sich zu binden, und die ruhelos sind. Sie können mit impulsivem Verhalten und Über-Idealismus zu kämpfen haben. Dieses Mittel kann helfen, ihre Abkopplung von Emotionen anzugehen und ihre Neigung zu provozieren zu lindern.

Nux Vomica: Menschen mit Nux Vomica können Ungeduld mit Routine und Unruhe zeigen. Sie können mit abrupten Veränderungen und Impulsivität zu kämpfen haben. Dieses Mittel kann ihren Widerstand gegen Autorität ansprechen und ihren Über-Idealismus lindern.

Natrum Muriaticum: Natrum Muriaticum eignet sich für Menschen, die dazu neigen, zu provozieren und unruhig zu sein. Sie können mit exzentrischem Verhalten und Impulsivität zu kämpfen haben. Dieses Mittel kann dazu beitragen, dass sie sich von ihren Emotionen abkoppeln und ihren Widerstand gegen Autorität abbauen.

Lachesis: Lachesis-Patienten können Ungeduld mit Routine und Unruhe erleben. Sie können mit abrupten Veränderungen und exzentrischem Verhalten zu kämpfen haben. Dieses Mittel kann ihre

Tendenz zu schockieren oder zu provozieren ansprechen und ihren Über-Idealismus lindern.

Sulfur: Sulfur passt zu Menschen, die impulsiv sind und mit Unruhe zu kämpfen haben. Sie können Störungstendenzen und exzentrisches Verhalten zeigen. Dieses Mittel kann helfen, ihren Widerstand gegen Autorität zu überwinden und ihren Über-Idealismus zu mildern.

Herausfordernde Eigenschaften von Neptun:

Illusionen, Wahnvorstellungen, Eskapismus, Verwirrung, Täuschung, Desorganisation, Suchtanfälligkeit, unrealistische Ideale, Überempfindlichkeit, fehlende Grenzen, Selbstaufopferung, Neigung, Konfrontationen zu vermeiden, Idealisierung anderer, getrübte Wahrnehmung, emotionaler Aufruhr, mangelnde Konzentration.

Homöopathische Mittel für herausfordernde, neptunische Eigenschaften:

Natrum Muriaticum: Muriaticum-Personen können mit Überempfindlichkeit und fehlenden Grenzen kämpfen. Sie können Verwirrung erleben und anfällig für Abhängigkeiten sein. Dieses Mittel kann ihre Tendenz, Konfrontationen zu vermeiden, ansprechen und ihre idealisierenden Vorlieben lindern.

Pulsatilla: Pulsatilla passt zu Menschen, die überempfindlich sind und mit Verwirrung zu kämpfen haben. Sie können unrealistische Ideale und einen Mangel an Grenzen aufweisen. Dieses Mittel kann helfen, ihre Tendenz, Konfrontationen zu vermeiden, zu bekämpfen und ihre Anfälligkeit für Abhängigkeiten zu lindern.

Arsenicum Album: Menschen mit Arsenicum Album können Verwirrung und unrealistische Ideale erleben. Sie können mit Überempfindlichkeit und Selbstaufopferung zu kämpfen haben. Dieses Mittel kann ihren emotionalen Aufruhr ansprechen und ihren Mangel an Grenzen lindern.

Sepia: Sepia passt zu Menschen, denen es an Grenzen mangelt und die mit Verwirrung zu kämpfen haben. Sie können emotionalen Aufruhr und Überempfindlichkeit erleben. Dieses Mittel kann helfen, ihre Anfälligkeit für Abhängigkeiten anzugehen und ihre Tendenz, andere zu idealisieren, zu lindern.

Lachesis: Lachesis-Personen können unrealistische Ideale und einen Mangel an Grenzen erleben. Sie können mit Überempfindlichkeit und Selbstaufopferung zu kämpfen haben. Dieses Mittel kann ihre getrübte Wahrnehmung ansprechen und ihre Tendenz, Konfrontationen zu vermeiden, lindern.

Stramonium: Stramonium eignet sich für Menschen, die verwirrt sind und mit einem Mangel an Grenzen zu kämpfen haben. Sie können emotional aufgewühlt und anfällig für Abhängigkeiten sein. Dieses Mittel kann dazu beitragen, ihre Tendenz zur Idealisierung anderer zu bekämpfen und ihre Wahnvorstellungen zu mildern.

Phosphorsäure: Bei Menschen mit Phosphorsäure kann es zu Desorganisation und Verwirrung kommen. Sie können mit einem Mangel an Konzentration und einer Anfälligkeit für Sucht kämpfen. Dieses Mittel kann ihre Tendenz zur Flucht ansprechen und ihre getrübte Wahrnehmung lindern.

Cannabis Indica: Cannabis Indica eignet sich für Menschen, die verwirrt sind und mit einem Mangel an Grenzen zu kämpfen haben. Sie können Desorganisation und Anfälligkeit für Sucht erleben. Dieses Mittel kann helfen, ihre Fluchttendenzen zu bekämpfen und ihre unrealistischen Ideale zu mildern.

Herausfordernde Eigenschaften von Pluto:

Obsessionen, Machtkämpfe, Kontrollprobleme, Angst vor Verletzlichkeit, intensive Emotionen, Groll, Umwälzungen, Manipulation, destruktives Verhalten, Sturheit, Angst vor

Veränderungen, Schwierigkeiten beim Loslassen, Fixierungen, Bedürfnis nach Geheimhaltung, tiefsitzende Ängste.

Homöopathische Heilmittel für herausfordernde Pluto-Eigenschaften:

Lachesis: Lachesis-Personen können mit Machtkämpfen und Kontrollzwängen zu kämpfen haben. Sie können Angst vor Verletzlichkeit und intensiven Gefühlen haben. Dieses Mittel kann ihre Neigung zur Manipulation ansprechen und ihre Angst vor Veränderungen lindern.

Natrum Muriaticum: Natrum Muriaticum eignet sich für Menschen, die sich vor Verletzlichkeit fürchten und mit Fixierungen zu kämpfen haben. Sie können Ressentiments und intensive Emotionen erleben. Dieses Mittel kann ihnen helfen, ihre Angst vor Veränderungen zu überwinden und ihre Kontrollprobleme zu lindern.

Sepia: Sepia eignet sich für Menschen, die Schwierigkeiten haben, loszulassen, und die mit Fixierungen zu kämpfen haben. Sie können intensive Emotionen und Machtkämpfe erleben. Dieses Mittel kann ihre Angst vor Verletzlichkeit ansprechen und ihre Starrköpfigkeit lindern.

Thuja Occidentalis: Thuja Occidentalis-Patienten haben möglicherweise Angst vor Verletzlichkeit und Veränderung. Sie können mit Machtkämpfen und Kontrollzwängen zu kämpfen haben. Dieses Mittel kann helfen, ihr Bedürfnis nach Geheimhaltung zu bekämpfen und ihre Fixierungen zu lindern.

Staphysagria: Staphysagria passt zu Menschen, die mit Machtkämpfen und der Angst vor Verletzlichkeit zu kämpfen haben. Sie können intensive Emotionen und Angst vor Veränderungen erleben. Dieses Mittel kann ihre Neigung zur Manipulation ansprechen und ihr destruktives Verhalten lindern.

Arsenicum Album: Menschen mit Arsenicum Album können Angst vor Verletzlichkeit und Kontrollprobleme haben. Sie können mit intensiven Gefühlen und Machtkämpfen zu kämpfen haben. Dieses Mittel kann helfen, ihr Bedürfnis nach Geheimhaltung zu bekämpfen und ihre Fixierungen zu lindern.

Carcinosinum: Carcinosinum eignet sich für Menschen, die Angst vor Verletzlichkeit und vor Veränderungen haben. Sie können mit Besessenheit und Kontrollzwängen zu kämpfen haben. Dieses Mittel kann ihre tiefsitzenden Ängste ansprechen und ihre manipulativen Tendenzen lindern.

Ignatia: Ignatia-Personen erleben möglicherweise intensive Emotionen und haben Schwierigkeiten, loszulassen. Sie können mit der Angst vor Verletzlichkeit und Machtkämpfen kämpfen. Dieses Mittel kann helfen, ihre Ressentiments anzusprechen und ihre Fixierungen zu lindern.

Chiron:

Herausfordernde Eigenschaften: Wunden, Unsicherheit, tiefer emotionaler Schmerz, Gefühle der Unzulänglichkeit, unverarbeitetes Trauma, Verletzlichkeit.

Homöopathische Heilmittel: Da Chiron für Wunden und Heilung steht, gibt es keinen direkten Bezug zu homöopathischen Mitteln. Heilungsarbeit und Therapien wären eher angebracht.

Ceres:

Herausfordernde Eigenschaften: Abhängigkeit, Überfürsorglichkeit, gefühlter Kontrollverlust, emotionale Manipulation, Schwierigkeiten, ein Gleichgewicht zu finden.

Homöopathische Heilmittel: Ceres wird mit Pflege und Unterhalt in Verbindung gebracht, daher könnten Mittel, die das emotionale Gleichgewicht unterstützen, wie Natrum Muriaticum oder Pulsatilla, relevant sein.

Juno:

Herausfordernde Eigenschaften: Co-Abhängigkeit, ungesunde Bindungen, Schwierigkeiten, sich in Beziehungen durchzusetzen, Angst vor Verrat.

Homöopathische Heilmittel: Junos Themen sind in erster Linie beziehungsorientiert, so dass Mittel, die die Kommunikation und das emotionale Gleichgewicht ansprechen, wie Ignatia oder Natrum Muriaticum, in Betracht gezogen werden könnten.

Pallas Athene:

Herausfordernde Eigenschaften: Übermäßiges Nachdenken, Analyse-Lähmung, Schwierigkeiten, kreative Lösungen zu finden, Mangel an strategischem Denken.

Homöopathische Heilmittel: Pallas Athena wird mit Weisheit und Strategie in Verbindung gebracht, so dass Mittel, die geistige Klarheit und Konzentration unterstützen, wie Lycopodium oder Nux Vomica, relevant sein könnten.

Vesta:

Herausfordernde Eigenschaften: Arbeitssucht, Überengagement, Schwierigkeiten bei der Vereinbarkeit von Beruf und Familie, Vernachlässigung persönlicher Bedürfnisse.

Homöopathische Heilmittel: Vestas Themen sind mit Hingabe und Konzentration verbunden, so dass Mittel, die das Gleichgewicht und die Stressbewältigung ansprechen, wie Sepia oder Aurum, in Betracht gezogen werden könnten.

Nördlicher Knoten:

Herausfordernde Eigenschaften: Widerstand gegen Wachstum, Stagnation, Angst vor Veränderungen, Verharren in der Komfortzone, Vermeiden von Lebenslektionen.

Homöopathische Heilmittel: Der Nordknoten steht für den Wachstumspfad, so dass Mittel, die die Anpassungsfähigkeit und das Eingehen auf Veränderungen unterstützen, wie Arsenicum Album oder Lachesis, relevant sein könnten.

Haftungsausschluss: Alle Informationen zur homöopathischen Medizin sind nur zur Unterhaltung gedacht. Es werden keinerlei medizinische Ratschläge erteilt. Wenn Sie Bedenken bezüglich Ihrer

Gesundheit haben, wenden Sie sich bitte an einen qualifizierten Arzt Ihrer Wahl.

Vollständige Liste der herausfordernden Merkmale jedes Zeichens und der Mittel, die bei diesen herausfordernden Merkmalen und Symptomen helfen können.

Herausfordernde Merkmale des Widders:

Impulsivität, Ungeduld, Rücksichtslosigkeit, schnelles Temperament, impulsive Entscheidungsfindung, Egozentrik, mangelnde Rücksichtnahme auf andere, Konkurrenzdenken, Unruhe, Schwierigkeiten, etwas zu Ende zu bringen, Aggression, die Tendenz, sofort zu handeln, ohne nachzudenken, schlechtes Zuhören, Sturheit, überhebliches Verhalten, mangelnde Geduld, Bedürfnis nach ständiger Stimulation, Tendenz, Konsequenzen außer Acht zu lassen, Bedürfnis nach sofortiger Befriedigung.

Homöopathische Heilmittel für Widder-Merkmale:

Belladonna: Belladonna-Personen können impulsiv sein und ein schnelles Temperament haben. Sie können Aggressionen und einen Mangel an Geduld zeigen. Dieses Mittel kann helfen, ihre Tendenz, ohne nachzudenken in Aktion zu treten und das Bedürfnis nach sofortiger Befriedigung zu bekämpfen.

Lycopodium: Lycopodium passt zu Menschen, die wettbewerbsorientiert und egozentrisch sind. Sie können impulsive Entscheidungen treffen und überhebliches Verhalten zeigen. Dieses Mittel kann ihre Ungeduld und die Tendenz, Konsequenzen außer Acht zu lassen, ansprechen.

Nux Vomica: Nux Vomica-Patienten können schnell aufbrausend und ungeduldig sein. Sie können aggressiv und wetteifernd sein, und es fehlt ihnen oft an Geduld. Dieses Mittel kann helfen, ihre Impulsivität und die Tendenz, ohne nachzudenken in Aktion zu treten, zu bekämpfen.

Bryonia: Bryonia-Patienten können ungeduldig und egozentrisch sein. Sie können Aggressionen und ein

Konkurrenzdenken zeigen. Dieses Mittel kann ihre impulsiven Entscheidungen und das Bedürfnis nach sofortiger Befriedigung ansprechen.

Chamomilla: Chamomilla passt zu Menschen mit schnellem Temperament, die egozentrisch sein können. Sie können unruhig und aggressiv sein. Dieses Mittel kann helfen, ihr impulsives Verhalten anzugehen.

Herausfordernde Eigenschaften von Taurus:

Sturheit, Widerstand gegen Veränderungen, materialistische Tendenzen, Besitzgier, Anhänglichkeit an Bequemlichkeit, Unflexibilität, Faulheit, Widerstand gegen neue Ideen, Schwierigkeiten, sich an Veränderungen anzupassen, übermäßige Nachsicht, Abneigung gegen Risiken, Überbetonung der Routine, übermäßige Anhänglichkeit an Besitztümer, Schwierigkeiten, loszulassen, Angst vor Veränderungen, Stagnation, starre Meinungen, Überbetonung körperlicher Annehmlichkeiten, Widerstand gegen Veränderungen, Schwierigkeiten, neue Erfahrungen zu machen.

Homöopathische Heilmittel für Stier-Merkmale:

Calcarea Carbonica: Die Betroffenen können Sturheit und Widerstand gegen Veränderungen zeigen. Sie neigen dazu, materialistisch und besitzergreifend zu sein. Dieses Mittel kann helfen, ihre Unflexibilität und die Überbetonung von körperlichen Annehmlichkeiten zu bekämpfen.

Lycopodium: Passt zu Menschen, die starre Ansichten haben und besitzergreifend sein können. Sie können materialistische Tendenzen und Widerstand gegen neue Ideen zeigen. Dieses Mittel kann ihre Unflexibilität und die Angst vor Veränderungen ansprechen.

Nux Vomica: Die Betroffenen haben möglicherweise mit Sturheit und Besitzdenken zu kämpfen. Sie können sich Veränderungen widersetzen und haben Schwierigkeiten, sich anzupassen. Dieses Mittel kann helfen, ihre Starrheit und die Überbetonung der Routine zu überwinden.

Pulsatilla: Die Betroffenen können eine Anhänglichkeit an Bequemlichkeit und Besitzdenken zeigen. Sie können sich neuen Ideen widersetzen und haben Schwierigkeiten, loszulassen. Dieses Mittel kann ihre Abneigung, Risiken einzugehen, und ihre Angst vor Veränderungen ansprechen.

Bryonia: Passt zu Menschen, die unflexibel und materialistisch veranlagt sind. Sie können Besitzdenken und Anhaftung an Bequemlichkeit zeigen. Dieses Mittel kann helfen, ihren Widerstand gegen neue Ideen und die Überbetonung der Routine zu überwinden.

Sepia: Diese Menschen haben möglicherweise mit Bequemlichkeit und Besitzdenken zu kämpfen. Sie können sich gegen Veränderungen wehren und haben Schwierigkeiten loszulassen. Dieses Mittel kann helfen, ihre Unflexibilität und die Überbetonung von körperlichen Annehmlichkeiten zu behandeln.

Ignatia: Die Betroffenen können Widerstand gegen Veränderungen und Besitzdenken zeigen. Sie können mit Unflexibilität und Anhaftung an Bequemlichkeit zu kämpfen haben. Dieses Mittel kann ihre Anpassungsschwierigkeiten und ihre Angst vor Veränderungen ansprechen.

Silicea: Passt zu Menschen, die starre Ansichten haben und besitzergreifend sein können. Sie können materialistische Tendenzen und Widerstand gegen neue Ideen zeigen. Dieses Mittel kann helfen, ihre Unflexibilität und die Überbetonung von körperlichen Annehmlichkeiten anzugehen.

Homöopathische Mittel für Taurus Merkmale:

Calcarea Carbonica Menschen können Sturheit und Widerstand gegen Veränderungen zeigen. Sie neigen dazu, materialistisch und besitzergreifend zu sein. Dieses Mittel kann helfen, ihre Unflexibilität und ihre Überbetonung von physischen Annehmlichkeiten zu bekämpfen.

Lycopodium: Lycopodium passt zu Menschen, die starre Ansichten haben und besitzergreifend sein können. Sie können materialistische Tendenzen und Widerstand gegen neue Ideen zeigen. Dieses Mittel kann ihre Unflexibilität und Angst vor Veränderungen ansprechen.

Nux Vomica: Menschen mit Nux Vomica haben möglicherweise mit Sturheit und Besitzdenken zu kämpfen. Sie können sich Veränderungen widersetzen und haben Schwierigkeiten, sich anzupassen. Dieses Mittel kann helfen, ihre Starrheit und Überbetonung der Routine zu überwinden.

Pulsatilla: Pulsatilla-Patienten können eine Anhänglichkeit an Bequemlichkeit und Besitzgier zeigen. Sie können sich neuen Ideen widersetzen und haben Schwierigkeiten, loszulassen. Dieses Mittel kann ihre Abneigung, Risiken einzugehen, und ihre Angst vor Veränderungen behandeln.

Bryonia: Bryonia passt zu Menschen, die unflexibel und materialistisch veranlagt sind. Sie können Besitzdenken und Anhaftung an Bequemlichkeit zeigen. Dieses Mittel kann helfen, ihren Widerstand gegen neue Ideen und ihre Überbetonung der Routine zu überwinden.

Sepia: Sepia-Personen können mit Anhaftung an Bequemlichkeit und Besitzdenken kämpfen. Sie können sich gegen Veränderungen wehren und haben Schwierigkeiten loszulassen. Dieses Mittel kann helfen, ihre Unflexibilität und ihre Überbetonung von körperlichen Annehmlichkeiten zu behandeln.

Ignatia: Ignatia-Personen können Widerstand gegen Veränderungen und Besitzdenken zeigen. Sie können mit Unflexibilität und Anhaftung an Bequemlichkeit zu kämpfen haben. Dieses Mittel kann bei ihren Anpassungsschwierigkeiten und ihrer Angst vor Veränderungen helfen.

Silicea: Silicea passt zu Menschen, die starre Meinungen haben und besitzergreifend sein können. Sie können materialistische Tendenzen und Widerstand gegen neue Ideen zeigen. Dieses Mittel kann helfen, ihre Unflexibilität und ihre Überbetonung körperlicher Annehmlichkeiten zu überwinden.

Herausfordernde Eigenschaften der Zwillinge:

Unruhe, Oberflächlichkeit, Inkonsequenz, Klatsch und Tratsch, Schwierigkeiten, sich zu konzentrieren, zerstreute Energie, Ungeduld, Impulsivität, mangelnde Konsequenz, Nervosität, oberflächliche Beziehungen, Neigung, von einem Thema zum anderen zu springen, Überbetonung intellektueller Aktivitäten, mangelndes Engagement, kurze Aufmerksamkeitsspanne, Schwierigkeiten, Entscheidungen zu treffen, Sprunghaftigkeit, Neigung zu Übertreibungen, Überbetonung sozialer Kontakte, Schwierigkeiten, an einer Aufgabe dranzubleiben, Vernachlässigung praktischer Details.

Homöopathische Heilmittel für Zwillinge Merkmale:

Pulsatilla: Pulsatilla-Personen können Rastlosigkeit und Oberflächlichkeit zeigen. Sie können mit Inkonsequenz und zerstreuter Energie zu kämpfen haben. Dieses Mittel kann helfen, ihre Sprunghaftigkeit und die Tendenz, von einem Thema zum anderen zu springen, anzugehen.

Natrum Muriaticum: Natrum Muriaticum eignet sich für Menschen mit kurzer Aufmerksamkeitsspanne, die ungeduldig sein können. Sie können nervös und impulsiv sein. Dieses Mittel kann helfen, ihre zerstreute Energie und ihre Schwierigkeiten bei der Konzentration anzugehen.

Lycopodium: Lycopodium-Patienten haben oft mit Inkonsequenz und mangelnder Konsequenz zu kämpfen. Sie können geschwätzig sein und haben einen oberflächlichen Ansatz. Dieses Mittel kann ihre Sprunghaftigkeit und ihre Überbetonung intellektueller Aktivitäten ansprechen.

Nux Vomica: Nux Vomica passt zu Menschen, die ungeduldig und impulsiv sind. Sie haben möglicherweise mit mangelnder Konsequenz und zerstreuter Energie zu kämpfen. Dieses Mittel kann helfen, ihre kurze Aufmerksamkeitsspanne und die Tendenz zur Übertreibung zu bekämpfen.

Silicea: Silicea-Patienten haben möglicherweise Schwierigkeiten, sich zu konzentrieren und sind inkonsequent. Sie können mit Unruhe und Ungeduld zu kämpfen haben. Dieses Mittel kann helfen, ihre zerstreute Energie und die Tendenz, von Thema zu Thema zu springen, anzugehen.

Gelsemium: Gelsemium eignet sich für Menschen, die eine kurze Aufmerksamkeitsspanne haben und ungeduldig sein können. Sie können Nervosität und mangelndes Durchhaltevermögen an den Tag legen. Dieses Mittel kann helfen, ihre Sprunghaftigkeit und ihre Schwierigkeiten bei der Konzentration anzugehen.

Sepia: Sepia-Personen können mit Inkonsequenz und mangelnder Konsequenz zu kämpfen haben. Sie können geschwätzig sein und haben einen oberflächlichen Ansatz. Dieses Mittel kann ihre Sprunghaftigkeit und ihre Überbetonung von sozialen Kontakten behandeln.

Chamomilla: Chamomilla passt zu Menschen, die ungeduldig und impulsiv sind. Sie haben möglicherweise mit Nervosität und zerstreuter Energie zu kämpfen. Dieses Mittel kann helfen, ihre kurze Aufmerksamkeitsspanne und die Tendenz zur Übertreibung anzugehen.

Herausfordernde Merkmale von Krebs:

Überemotionalität, Launenhaftigkeit, Anhänglichkeit, Überfürsorglichkeit, Schwierigkeiten, die Vergangenheit loszulassen, Fürsorge bis hin zur Selbstvernachlässigung, Empfindlichkeit gegenüber Kritik, Angst vor Ablehnung, Vermeidung von Konfrontation, Stimmungsschwankungen, Anhänglichkeit an Bequemlichkeit, Neigung, sich in ein

Schneckenhaus zurückzuziehen, Überempfindlichkeit, Abneigung, Verletzlichkeit zu zeigen, Schwierigkeiten, Grenzen zu setzen, emotionale Manipulation, Angst, verletzt zu werden, Schwierigkeiten, Gefühle auszudrücken, übermäßige Nostalgie.

Homöopathische Heilmittel für Krebs Merkmale:

Pulsatilla-Patienten können Launenhaftigkeit und Anhänglichkeit zeigen. Sie können übermäßig emotional und empfindlich gegenüber Kritik sein. Dieses Mittel kann dazu beitragen, ihre Anhänglichkeit an Bequemlichkeit und die Tendenz, sich in ihr Schneckenhaus zurückzuziehen, zu bekämpfen.

Natrum Muriaticum eignet sich für Menschen, die Schwierigkeiten haben, die Vergangenheit loszulassen und vielleicht übermäßig empfindlich sind. Sie können sich emotional zurückziehen und haben Angst vor Ablehnung. Dieses Mittel kann helfen, ihre Abneigung gegen Verletzlichkeit und die Tendenz, Konfrontationen zu vermeiden, zu überwinden.

Ignatia-Personen haben möglicherweise mit Stimmungsschwankungen und Empfindlichkeit gegenüber Kritik zu kämpfen. Es kann ihnen schwerfallen, Grenzen zu setzen, und sie haben Angst, verletzt zu werden. Dieses Mittel kann helfen, ihre emotionalen Höhen und Tiefen und die Tendenz, sich in ihr Schneckenhaus zurückzuziehen, zu bewältigen.

Sepia eignet sich für Menschen, die Schwierigkeiten haben, die Vergangenheit loszulassen, und die möglicherweise überfürsorglich sind. Sie können mit emotionaler Manipulation und der Vermeidung von Konfrontationen zu kämpfen haben. Dieses Mittel kann ihnen helfen, ihre Sensibilität und ihre Abneigung, sich verletzlich zu zeigen, zu überwinden.

Herausfordernde Eigenschaften des Löwen:

Egozentrik, aufmerksamkeitsheischendes Verhalten, Arroganz, Bedürfnis nach ständiger Bestätigung, übermäßiger Stolz, Egozentrik, Tendenz zur Dominanz, Sturheit, Widerstand gegen

Kritik, anmaßendes Verhalten, dramatische Tendenzen, Wunsch nach Bewunderung, Abneigung, das Rampenlicht zu teilen, Schwierigkeiten, Fehler einzugestehen, Intoleranz gegenüber Opposition, Überbetonung des Äußeren, Tendenz zum Rechthaberei, Ungeduld mit anderen, Schwierigkeiten mit Bescheidenheit, Tendenz, anspruchsvoll zu sein.

Homöopathische Heilmittel für Löwe-Merkmale:

Lycopodium-Personen können egozentrisches und aufmerksamkeitsheischendes Verhalten an den Tag legen. Sie können arrogant sein und brauchen ständig Bestätigung. Dieses Mittel kann helfen, ihre Egozentrik und ihre Tendenz zur Dominanz zu bekämpfen.

Nux Vomica passt zu Menschen, die dazu neigen, rechthaberisch zu sein und sich gegen Kritik zu wehren. Sie können ungeduldig mit anderen sein und dramatische Tendenzen zeigen. Dieses Mittel kann helfen, ihr überhebliches Verhalten und das Bedürfnis nach ständiger Bestätigung zu bekämpfen.

Staphysagria-Patienten haben möglicherweise mit übermäßigem Stolz und Egozentrik zu kämpfen. Sie können Schwierigkeiten haben, Fehler einzugestehen und Kritik zu widerstehen. Dieses Mittel kann helfen, ihre Arroganz und ihre Tendenz zur Dominanz zu bekämpfen.

Belladonna eignet sich für Menschen mit einer dramatischen Neigung und dem Wunsch nach Bewunderung. Sie können gegenüber anderen ungeduldig sein und brauchen ständig Bestätigung. Dieses Mittel kann helfen, ihr aufmerksamkeitsheischendes Verhalten und ihre Tendenz, herrisch zu sein, anzugehen.

Herausfordernde Eigenschaften der Jungfrau:

Perfektionismus, überkritisch, pingelig, zwanghafte Tendenzen, ängstlich, besorgniserregend, übermäßig auf Details fokussiert, Schwierigkeiten, das große Ganze zu sehen, überanalysierend, wertend, selbstkritisch, Selbstzweifel, Inflexibilität, starre Erwartungen, Angst vor Versagen, übermäßige Ordnungsliebe, anfällig für gesundheitliche Probleme, Hypochondrische Tendenzen, Überbetonung von Sauberkeit, Skeptisch, Überwältigung durch Details, Schwierigkeiten beim Delegieren, Mikromanagement, Neigung, sich um andere zu sorgen, Schwierigkeiten, Gefühle auszudrücken, Unterdrückung von Gefühlen, Schwierigkeiten, loszulassen, Angst vor Unvollkommenheit, Überbetonung von Routine, Kontrollbedürfnis, Überbetonung von Besitztümern.

Homöopathische Heilmittel für Jungfrau-Merkmale:

Natrum Muriaticum: Die Betroffenen können Perfektionismus und zwanghafte Tendenzen zeigen. Sie unterdrücken Gefühle und haben Angst vor Unvollkommenheit. Dieses Mittel kann helfen, ihre selbstkritische Natur und die innere Spannung, die sie erleben, anzusprechen.

Arsenicum Album Passt zu Menschen, die pessimistisch sind und Versagen fürchten. Sie können übermäßig arbeitssüchtig sein und Gefühle unterdrücken. Dieses Mittel kann helfen, ihre Ängste und ihr übermäßiges Streben nach materiellem Erfolg zu bekämpfen.

Lycopodium Einzelpersonen können überkritisch und wertend sein. Sie haben vielleicht starre Erwartungen und Angst vor Kritik. Dieses Mittel kann helfen, ihre Selbstzweifel und ihre Neigung zum Mikromanagement zu bekämpfen.

Calcarea Carbonica Passt zu Menschen, die Veränderungen fürchten und sich nur schwer entspannen können. Sie können übermäßig verantwortungsbewusst sein und Gefühle unterdrücken. Dieses Mittel kann helfen, ihre Ängste und die Tendenz, sich zu isolieren, zu bekämpfen.

Pulsatilla Eignet sich für Menschen, die Schwierigkeiten haben, loszulassen und sich vor Chaos fürchten. Sie neigen dazu, Gefühle zu unterdrücken und haben Angst vor Kritik. Dieses Mittel kann helfen, ihr Bedürfnis nach emotionalem Ausdruck und die Tendenz, sich selbst zu martern, zu bekämpfen.

Sepia Individuen haben möglicherweise mit Anhaftung an Komfort und Besitzdenken zu kämpfen. Sie können sich Veränderungen widersetzen und haben Schwierigkeiten, loszulassen. Dieses Mittel kann helfen, ihre Unflexibilität und die Überbetonung von körperlichen Annehmlichkeiten zu behandeln.

Ignatia Menschen können Widerstand gegen Veränderungen und Besitzdenken zeigen. Sie können mit Unflexibilität und Anhaftung an Bequemlichkeit zu kämpfen haben. Dieses Mittel kann ihre Anpassungsschwierigkeiten und ihre Angst vor Veränderungen ansprechen.

Silicea Passt zu Menschen, die starre Ansichten haben und besitzergreifend sein können. Sie können materialistische Tendenzen und Widerstand gegen neue Ideen zeigen. Dieses Mittel kann helfen, ihre Unflexibilität und die Überbetonung von körperlichen Annehmlichkeiten zu überwinden.

Herausfordernde Eigenschaften der Waage:

Unentschlossenheit, Neigung, Menschen zu gefallen, Schwierigkeiten, sich durchzusetzen, Konfliktvermeidung, Harmoniebedürfnis um jeden Preis, Oberflächlichkeit, Überbetonung des Äußeren, Abneigung, Wellen zu schlagen, Neigung, persönliche Bedürfnisse zu kompromittieren, Angst vor Ablehnung, Überbetonung von Partnerschaften, Schwierigkeiten, Entscheidungen zu treffen, Neigung zu passiv-aggressivem Verhalten, Abneigung, schwierige Situationen zu konfrontieren, Neigung, diplomatisch bis hin zur Unehrlichkeit zu sein, Schwierigkeiten, Grenzen zu setzen, übermäßige Bindung an die Meinung anderer.

Homöopathische Heilmittel für Waage-Merkmale:

Pulsatilla Der Einzelne kann mit Unentschlossenheit und der Tendenz, anderen zu gefallen, zu kämpfen haben. Sie neigen dazu,

Konflikte zu vermeiden und haben Schwierigkeiten, sich durchzusetzen. Dieses Mittel kann helfen, ihr Bedürfnis nach Harmonie und die Tendenz, persönliche Bedürfnisse zu kompromittieren, anzusprechen.

Sepia Passt zu denen, die Schwierigkeiten haben, sich durchzusetzen und Konflikte zu vermeiden. Sie können mit einer übermäßigen Bindung an die Meinung anderer und der Tendenz, persönliche Bedürfnisse zu kompromittieren, kämpfen. Dieses Mittel kann helfen, ihre Abneigung gegen schwierige Situationen zu überwinden.

Lycopodium Die Betroffenen können unentschlossen und oberflächlich sein. Sie können Angst vor Ablehnung haben und vermeiden Konflikte. Dieses Mittel kann helfen, ihre Abneigung, Wellen zu schlagen, und die Überbetonung des Äußeren anzugehen.

Natrum Muriaticum Passt zu Menschen, die Schwierigkeiten haben, sich durchzusetzen und die um jeden Preis Harmonie suchen. Sie können mit Oberflächlichkeit und Konfliktvermeidung zu kämpfen haben. Dieses Mittel kann helfen, ihre Abneigung gegen schwierige Situationen und die Tendenz, persönliche Bedürfnisse zu kompromittieren, zu überwinden.

Herausfordernde Eigenschaften des Skorpions:

Intensität, Zwanghaftigkeit, Geheimniskrämerei, Misstrauen, manipulatives Verhalten, Eifersucht, Angst vor Verletzlichkeit, Neigung zu Groll, Schwierigkeiten zu vergeben, tiefe emotionale Wunden, Kontrollbedürfnis, Sturheit, Neigung zur Selbstzerstörung, Rachsucht, zwanghaftes Verhalten, Angst vor Verrat, Schwierigkeiten loszulassen, Groll, Verlangen nach Macht und Kontrolle, emotionale Unbeständigkeit.

Homöopathische Heilmittel für Skorpion-Merkmale:

Lachesis Personen können intensive und geheimnisvolle Tendenzen aufweisen. Sie können mit manipulativem Verhalten und Misstrauen zu kämpfen haben. Dieses Mittel kann helfen, ihr

Bedürfnis nach Kontrolle und die Angst vor Verletzlichkeit zu bekämpfen.

Nux Vomica Passt zu Menschen, die selbstzerstörerisch und rachsüchtig sind. Sie können ein intensives Verhalten zeigen und Groll hegen. Dieses Mittel kann helfen, ihre Angst vor Verrat und das Bedürfnis nach Kontrolle zu bekämpfen.

Sepia Menschen haben möglicherweise mit tiefen emotionalen Wunden und der Angst vor Verletzlichkeit zu kämpfen. Sie können Schwierigkeiten haben, zu verzeihen und zeigen geheimnisvolle Tendenzen. Dieses Mittel kann helfen, ihr Verlangen nach Macht und Kontrolle zu bekämpfen.

Staphysagria Passt zu Menschen, die zur Selbstzerstörung neigen und Groll hegen. Sie können ein intensives Verhalten und manipulative Tendenzen zeigen. Dieses Mittel kann helfen, ihre Angst vor Verletzlichkeit und das Bedürfnis nach Kontrolle zu bekämpfen.

Herausfordernde Eigenschaften von Schütze:

Unruhe, Impulsivität, Selbstüberschätzung, Tendenz zur Übertreibung, Ungeduld, mangelndes Engagement, Schwierigkeiten, sich zu konzentrieren, übermäßiger Idealismus, Tendenz zur Unverblümtheit bis hin zur Respektlosigkeit, Überbetonung der Freiheit, Vernachlässigung von Details, Unruhe, Schwierigkeiten, sich an Pläne zu halten, Tendenz, sich der Verantwortung zu entziehen, Taktlosigkeit, impulsive Entscheidungsfindung, Rücksichtslosigkeit, inkonsequente Umsetzung, Tendenz zur Übertreibung, Ungeduld mit Routine.

Homöopathische Heilmittel für Schütze-Merkmale:

Nux Vomica Die Betroffenen können unruhig und ungeduldig sein. Sie können mit Impulsivität und mangelndem Engagement zu kämpfen haben. Dieses Mittel kann helfen, ihre Tendenz zur Übertreibung und die Schwierigkeit, sich an Pläne zu halten, anzugehen.

Pulsatilla Passt zu Menschen, die Schwierigkeiten haben, sich zu konzentrieren und denen es an Engagement mangelt. Sie können unruhig und impulsiv sein. Dieses Mittel kann helfen, ihre Tendenz, sich der Verantwortung zu entziehen, und die Überbetonung der Freiheit anzusprechen.

Sulfur Personen können mit Unruhe und mangelndem Engagement zu kämpfen haben. Sie können ungeduldig sein und sich nicht um Details kümmern. Dieses Mittel kann helfen, ihre Tendenz zu übermäßigem Genuss und die Schwierigkeit, sich an Pläne zu halten, anzugehen.

Lycopodium Passt zu Menschen mit Impulsivität und einer Tendenz zur Übertreibung. Sie können mit Ungeduld und mangelndem Engagement zu kämpfen haben. Dieses Mittel kann helfen, ihre Taktlosigkeit und die Überbetonung der Freiheit zu überwinden.

Herausfordernde Eigenschaften des Steinbocks

Perfektionismus, arbeitssüchtige Tendenzen, Pessimismus, übermäßiger Fokus auf Status und Reputation, Angst vor Versagen, Unterdrückung von Emotionen, Schwierigkeit, Hilfe zu suchen, Starrheit und Disziplin, Schwierigkeit, Verletzlichkeit auszudrücken, Zynismus, Neigung zu Depressionen, Überbetonung von materiellem Erfolg, Schwierigkeit, sich zu entspannen, harsche Selbstkritik, Unnahbarkeit, Schwierigkeit, sich auf Veränderungen einzulassen, Überverantwortung, Ehrgeiz, der zu Burnout führt, übermäßige Selbstbeherrschung.

Homöopathische Heilmittel für die oben genannten Merkmale.

Aurum metallicum (Gold): Dieses Mittel wird häufig bei ehrgeizigen, erfolgsorientierten Menschen eingesetzt, die zu tiefen Depressionen neigen, wenn sie glauben, versagt zu haben. Es ist auch nützlich für Menschen, die ihre Gefühle unterdrücken und Angst vor Versagen haben.

Calcarea carbonica (Kalziumkarbonat): Nützlich für Personen, die fleißig und gewissenhaft sind und Veränderungen fürchten. Diese Menschen können auch übermäßig verantwortungsbewusst sein und haben Schwierigkeiten, sich zu entspannen.

Nux vomica (Brechnuss): Geeignet für arbeitssüchtige Personen, die sehr ehrgeizig sind. Sie können übermäßig wettbewerbsorientiert sein, neigen zu Burnout und können sich nur schwer entspannen. Sie können auch sehr kritisch und reizbar sein.

Silicea (Kieselerde): Perfektionistische Menschen haben Angst vor Misserfolgen und sind sehr starr in ihrem Verhalten. Sie können auch dazu neigen, ihre Gefühle zu unterdrücken.

Kali carbonicum (Kaliumcarbonat): Hilfreich für Menschen, die starr in ihren Routinen und Disziplinen sind und übermäßig verantwortungsbewusst sein können.

Staphysagria: Wird häufig bei Personen eingesetzt, die ihre Gefühle unterdrücken, insbesondere wenn sie sich gedemütigt oder beschämt fühlen. Es ist auch nützlich für Personen, die Schwierigkeiten haben, ihre Verletzlichkeit auszudrücken.

Natrum muriaticum (Kochsalz): Dieses Mittel ist für Menschen geeignet, denen es schwer fällt, ihre Gefühle auszudrücken, und die ihre Gefühle unterdrücken, was zu Distanziertheit oder Gefühlen der Isolation führen kann.

Arsenicum album: Dieses Mittel kann für diejenigen hilfreich sein, die um ihre Sicherheit besorgt sind, sich übermäßig um Ordnung und Perfektion bemühen und sehr kritisch sein können.

Lycopodium (Keulenmoos): Nützlich für diejenigen, die übermäßig auf ihren Ruf bedacht sind und Angst vor Versagen haben. Sie können eine tapfere Fassade aufsetzen, fühlen sich aber innerlich unsicher.

Herausfordernde Eigenschaften des Schützes

Unruhe, Impulsivität, übermäßiges Selbstvertrauen, Neigung zu Übertreibungen, Ungeduld, mangelndes Engagement,

Schwierigkeiten, sich zu konzentrieren, übermäßiger Idealismus, Neigung zur Unverblümtheit bis hin zur Respektlosigkeit, Überbetonung der Freiheit, Vernachlässigung von Details, Unruhe, Schwierigkeiten, sich an Pläne zu halten, Neigung, sich der Verantwortung zu entziehen, Taktlosigkeit, impulsive Entscheidungsfindung, Rücksichtslosigkeit, inkonsequente Umsetzung, Neigung zur Übertreibung, Ungeduld mit Routine.

Homöopathische Heilmittel für Schütze-Merkmale

Brechnuss (Nux Vomica): Bei Unruhe und Ungeduld hilft dieses Mittel, Impulsivität und Bindungsprobleme zu bewältigen und Übertreibungstendenzen zu reduzieren.

Pulsatilla: Pulsatilla eignet sich für Menschen mit Konzentrations- und Bindungsschwierigkeiten und hilft bei der Bewältigung von Unruhe und Impulsivität und fördert das Verantwortungsbewusstsein.

Sulfur: Für Personen, die mit Unruhe und Engagement zu kämpfen haben, unterstützt Sulphur die Bewältigung von Ungeduld und fördert die Aufmerksamkeit für Details.

Lycopodium: Lycopodium passt zu Impulsivität und Übertreibungstendenzen und fördert das Engagement und die Bewältigung von Ungeduld, wodurch eine durchdachte Kommunikation gefördert wird.

Homöopathische Heilmittel für Steinbock-Eigenschaften:

Natrum Muriaticum: Dieses Mittel wirkt gegen unterdrückte Gefühle, Pessimismus, Isolation und Materialismus. Es kann Menschen helfen, ihr emotionales Gleichgewicht zu finden und offener mit anderen umzugehen.

Arsenicum Album: Für Menschen, die übermäßig arbeitssüchtig sind, mit Pessimismus zu kämpfen haben und Versagen fürchten. Dieses Mittel hilft ihnen, ihre ehrgeizigen und perfektionistischen Tendenzen zu kontrollieren.

Lycopodium: Hilfreich für Menschen mit Pessimismus und übermäßiger Arbeitswut. Es fördert das Selbstmitgefühl und mildert harte Selbstkritik.

Calcarea Carbonica: Für Menschen, die sich aus Angst vor dem Versagen isolieren. Dieses Mittel hilft, ein Gleichgewicht zwischen Arbeit und Entspannung zu finden, indem es starre Disziplin abbaut.

Pulsatilla: Bei unterdrückten Emotionen und Isolation ermutigt dieses Mittel dazu, verletzlich zu sein und Hilfe zu suchen, wodurch die Angst, Schwäche zu zeigen, verringert wird.

Sepia: Zur Bewältigung von Überverantwortung und Widerstand gegen Veränderungen fördert Sepia die emotionale Flexibilität und verringert die Angst, sich verletzlich zu zeigen.

Nux Vomica: Für übermäßig arbeitswütige Menschen, die zur Isolation neigen, hilft Nux Vomica, übermäßige Selbstkontrolle und Versagensängste abzubauen und fördert so eine gesündere Abgrenzung zwischen Beruf und Privatleben.

Causticum: Bei unterdrückten Emotionen und Pessimismus fördert dieses Mittel die Anpassungsfähigkeit und Offenheit für Veränderungen.

Herausfordernde Eigenschaften des Wassermanns:

Unnahbarkeit, emotionale Distanz, Schwierigkeiten, persönliche Beziehungen zu knüpfen, intellektuelle Arroganz, exzentrisches Verhalten, Rebellion, Konformitätsprobleme, emotionale Distanz, Isolation, Probleme mit Intimität, ideenzentriert, unpersönliche Kommunikation, Missachtung von Traditionen, Unberechenbarkeit, Schwierigkeiten, Gefühle auszudrücken, übermäßige Unabhängigkeit, Sturheit, festgefahrene Meinungen, Schwierigkeiten, Beziehungen zu knüpfen, Ablehnung von emotionaler Verletzlichkeit.

Homöopathische Heilmittel für Wassermann-Merkmale:

Lachesis: Lachesis wirkt gegen Unnahbarkeit und emotionale Distanzierung und unterstützt den Aufbau tiefer Beziehungen und emotionaler Offenheit.

Pulsatilla: Für diejenigen, die mit persönlicher Bindung und emotionaler Distanz zu kämpfen haben, ermutigt Pulsatilla dazu, Gefühle auszudrücken und emotionale Unterstützung zu suchen.

Phosphor: Dieses Mittel spricht emotionale Distanz und exzentrisches Verhalten an und fördert einen ausgewogenen emotionalen Ausdruck und ein stärkeres Selbstbewusstsein.

Brechnuss (Nux Vomica): Bei Konformitätsproblemen und intellektueller Arroganz fördert Nux Vomica die Zusammenarbeit und Offenheit für unterschiedliche Sichtweisen.

Sepia: Für Menschen, die sich emotional isolieren, fördert Sepia den Aufbau von tieferen Beziehungen und das Eingehen von emotionalen Verbindungen.

Lycopodium: Lycopodium unterstützt die persönliche Bindung und die emotionale Loslösung und hilft, Sturheit zu bewältigen und fördert die Aufgeschlossenheit.

Natrum Muriaticum: Dieses Mittel unterstützt den Ausdruck von Gefühlen und die emotionale Loslösung und hilft Wassermännern, ihr emotionales Gleichgewicht zu finden.

Silicea: Silicea wirkt gegen Unnahbarkeit und emotionale Isolation und fördert den Aufbau sinnvoller Beziehungen und persönlicher Bindungen.

Herausfordernde Eigenschaften von Fischen:

Eskapismus, unpraktischer Idealismus, Überemotionalität, Anfälligkeit für Einflüsse, Abgrenzungsschwierigkeiten, Märtyrer-Tendenzen, Leichtgläubigkeit, Verwirrung zwischen Realität und Illusion, Orientierungslosigkeit, Selbstsabotage, Opfermentalität, übermäßiges Einfühlungsvermögen, Neigung zu

Süchten, Vermeidung von Konfrontationen, Schwierigkeiten, Nein zu sagen, Überbetonung der emotionalen Bindung, Gefallen an Menschen, Durchsetzungsschwierigkeiten, sich in anderen zu verlieren.

Homöopathische Heilmittel für Fische-Merkmale:

Natrum Muriaticum: Natrum Muriaticum hilft bei Eskapismus und Abgrenzungsschwierigkeiten, gesunde emotionale Grenzen zu setzen und Verletzlichkeit zu verringern.

Lycopodium: Bei unpraktischem Idealismus und übermäßiger Emotionalität unterstützt Lycopodium die Suche nach praktischer Orientierung und emotionalem Gleichgewicht.

Ignatia: Gegen Opfermentalität und übermäßige Empathie unterstützt Ignatia innere Stärke und Selbstermächtigung.

Pulsatilla: Für Menschen, die Konfrontationen meiden und übermäßig emotional sind, fördert Pulsatilla das Setzen gesunder Grenzen und das Finden eines dynamischen Gleichgewichts.

Phosphor: Dieses Mittel richtet sich gegen Eskapismus und das Sich-Verlieren in anderen und hilft dem Einzelnen, seine Identität zu finden und seinen Weg zu gehen.

Nux Vomica: Nux Vomica hilft, Konfrontationen zu vermeiden und anderen Menschen zu gefallen, und unterstützt dabei, sich selbst zu behaupten und Selbstvertrauen aufzubauen.

Sepia: Für diejenigen, die mit Selbstbehauptung und Verletzlichkeit zu kämpfen haben, ermutigt Sepia dazu, persönliche Stärke und emotionales Gleichgewicht anzunehmen.

Lachesis: Lachesis spricht Verletzlichkeit und emotionale Sensibilität an und hilft dabei, inmitten emotionaler Verwirrung Klarheit zu finden und Selbstvertrauen zu entwickeln.

Zusammenfassend lässt sich sagen, dass ein sehr gut ausgebildeter Astrologe, der auch mit homöopathischen Mitteln vertraut ist, sich die individuelle Astrologie, d.h. z.B. das Geburtshoroskop, ansehen und feststellen könnte, ob ein bestimmter Planet oder bestimmte Planeten herausgefordert sind, und sich dann auf die oben genannten Informationen beziehen und durch eine vollständige Analyse der individuellen Symptomatik ein Mittel verschreiben könnte, das den Zustand lindert. Das Gleiche würde für ein herausgefordertes Zeichen im Horoskop gelten, und das gleiche Verfahren könnte für die Merkmale der Planeten angewandt werden.

Die Synergie von Astrologie und Homöopathie: Ein ganzheitlicher Ansatz zur Heilung

Im Bereich der ganzheitlichen Medizin war die Integration verschiedener Modalitäten schon immer ein Thema der Erforschung und Innovation. Während die klassische homöopathische Fallaufnahme seit langem ein Eckpfeiler der personalisierten Behandlung ist, gibt es einen faszinierenden Weg, der in Betracht gezogen werden kann - die Einbeziehung astrologischer Erkenntnisse. Diese Verbindung zweier uralter Disziplinen kann das Wohlbefinden der Patienten steigern und ein umfassenderes Verständnis der individuellen Gesundheitsentwicklung ermöglichen.

Die Astrologie mit ihrem tiefgreifenden Verständnis der Himmelskörper und ihrer Einflüsse auf das menschliche Leben ist seit Jahrhunderten ein Leitfaden. Durch die Untersuchung der Positionen wichtiger Planeten in den verschiedenen Zeichen erhalten wir Einblicke in die Veranlagungen und Tendenzen eines Menschen. Diese astrologische Grundlage kann eine wertvolle Ergänzung zur traditionellen homöopathischen Fallbearbeitung sein und unser Verständnis für die innere Dynamik des Patienten bereichern.

Das Wesentliche dieses Ansatzes liegt in der Untersuchung der Planetenstellungen und -wechselwirkungen. Indem wir signifikante Planeten in verschiedenen Zeichen identifizieren, entschlüsseln wir das einzigartige Geflecht der Konstitution eines Menschen. Das energetische Zusammenspiel zwischen Planeten und Zeichen führt zu verschiedenen Qualitäten, die, wenn sie zusammen mit dem homöopathischen Rahmen untersucht werden, tiefere Einblicke in die Konstitution des Patienten und seine potenziellen Anfälligkeiten geben können.

Im Mittelpunkt dieser Erkundung steht die Untersuchung der Planetenaspekte, insbesondere der herausfordernden. So wie wir in der Homöopathie darauf abzielen, Ungleichgewichte zu beseitigen, so versuchen wir auch, potenzielle energetische Disharmonien in den himmlischen Mustern zu erkennen. Der komplizierte Tanz dieser Planetenenergien bietet in Verbindung mit homöopathischen Prinzipien ein umfassendes Verständnis der mentalen, emotionalen und physischen Landschaft eines Menschen.

Zum Beispiel kann die Position der Sonne in einem bestimmten Zeichen die Kernvitalität und den Selbstausdruck beleuchten. In Verbindung mit der Homöopathie bietet diese Erkenntnis Möglichkeiten, gesundheitliche Probleme im Zusammenhang mit der Identität und dem Selbstbild anzugehen. In ähnlicher Weise offenbart die Position des Mondes in einem Zeichen emotionale Nuancen, die, wenn sie mit der Homöopathie integriert werden, Behandlungen für emotionales Wohlbefinden und Gleichgewicht anleiten können.

Natürlich negiert ein solcher Ansatz nicht die Bedeutung der traditionellen homöopathischen Methoden, sondern ergänzt sie. Die Astrologie fungiert als ergänzende Ebene, die unsere Fähigkeit, die subtilen Dimensionen des Wesens des Patienten wahrzunehmen, verbessert. Indem wir die himmlischen Energien anzapfen, vertiefen wir unser Verständnis für den ganzheitlichen Zustand des Menschen.

Es ist jedoch wichtig, eine pragmatische Sichtweise beizubehalten. Diese Synthese aus Astrologie und Homöopathie ist nicht als medizinischer Ratschlag gedacht. Sie ist ein Hilfsmittel zur

Reflexion, das die Verflechtung von kosmischen und menschlichen Energien erforscht. Jeder, der gesundheitliche Probleme hat, sollte sich an einen zugelassenen Arzt wenden, um eine angemessene Beratung zu erhalten.

Zusammenfassend lässt sich sagen, dass die Integration der Astrologie in die klassische homöopathische Fallbearbeitung einen dynamischen Ansatz für die Patientenbetreuung bietet. Indem wir uns mit den Positionen der Planeten, den Aspekten und ihrem energetischen Zusammenspiel auseinandersetzen, schaffen wir ein umfassenderes Verständnis. Diese harmonische Synergie verbessert unsere Fähigkeit, die Bedürfnisse der Patienten ganzheitlich zu behandeln und den komplizierten Tanz zwischen dem Himmlischen und dem Menschlichen zu erkennen. Wenn wir uns auf diese Erkundungsreise begeben, sollten wir uns daran erinnern, dass Heilung ein multidimensionales Unterfangen ist, und jede Schicht, die wir aufdecken, bringt uns dem Herzen des Wohlbefindens näher.

Diese Synergie ermöglicht es ihm, intuitiv auf äußere Reize und Herausforderungen mit Mut und Entschlossenheit zu reagieren. Seine inspirierenden Einsichten stehen im Einklang mit seinem proaktiven Ansatz, der es ihm ermöglicht, die Dynamik seiner Umgebung zu verstehen und zu steuern.

Im Folgenden finden Sie eine Beispielanalyse des Horoskops einer Person, die sowohl homöopathische als auch Standardmethoden und astrologische Erkenntnisse verwendet:

Jane Natal Chart Interpretation: An In-Depth Scholarly Analysis mit einigen Empfehlungen für homöopathische Heilmittel.

Planetarische Platzierungen:

Sonne im Wassermann im 4. Haus

Janes Sonne im Wassermann im 4. Haus verdeutlicht ihre Neigung zu Innovation und Originalität, die sich auch auf Haus und Familie erstreckt. Die unkonventionelle Veranlagung, die dem Wassermann innewohnt, harmoniert mit ihrer futuristischen

Sichtweise, was möglicherweise zu einem Wohnsitz voller Spitzentechnologie oder einer Familienstruktur führt, die von konventionellen Normen abweicht.

Mond in Löwe im 10. Haus

Die Stellung des Mondes in Löwe im 10. Haus verdeutlicht Janes tiefe emotionale Verflechtung mit ihrer Karriere und ihrem öffentlichen Ansehen. Die Vorliebe des Löwen für Dramatik und Führung deutet auf eine mögliche Vorliebe für Berufe hin, die sie ins Rampenlicht drängen, wo ihre emotionalen Äußerungen eine öffentliche Bühne finden.

Merkur in Steinbock im 3. Haus

Durch die Stellung von Merkur im Steinbock im 3. Haus nimmt Jane in der Kommunikation eine pragmatische und verbindliche Haltung ein. Ihre Rede ist von gemessener Präzision und spiegelt ihre Vorliebe für eine kalkulierte Artikulation wider. Diese besonnene Herangehensweise sorgt dafür, dass ihre Worte Gewicht haben und respektiert werden.

Venus in den Fischen im 5. Haus

Janes romantische Neigungen sind von träumerischem Idealismus durchdrungen, eine Eigenschaft, die auf die Stellung der Venus in den Fischen im fünften Haus zurückzuführen ist. Ihre amourösen Wahrnehmungen neigen zum Ätherischen und führen gelegentlich zur Idealisierung von Partnern. Diese Stellung deutet auch auf eine tiefe Affinität zu den Künsten hin, die sich in einer glühenden Leidenschaft für transzendente Formen der Kreativität wie Musik oder Kino äußern kann.

Mars in Taurus im 6. Haus

Der Mars in Stier im 6. Haus symbolisiert Janes unbeirrbare Beharrlichkeit bei der Arbeit und den täglichen Routinen. Ihre beruflichen Präferenzen könnten zu Rollen tendieren, die greifbare Ergebnisse bringen, möglicherweise beeinflusst durch ihre

Wertschätzung für Stabilität und ihre angeborene Abneigung gegen Veränderungen.

Nützliche Aspekte:

Sonne Trigon Mond

Das harmonische Trigon, das Sonne und Mond verbindet, verleiht Jane ein inhärentes Verständnis zwischen ihrem authentischen Selbst und ihrer Gefühlswelt. Diese Ausrichtung erleichtert ihr ein natürliches Verständnis ihrer Gefühle und ermöglicht es ihr, ihre Emotionen mit Authentizität und Leichtigkeit zu kommunizieren.

Merkur Sextil Venus

Der Sextilaspekt, der Merkur und Venus verbindet, verleiht Janes verbalen Äußerungen Charme und Eleganz. Diese gelungene Konfiguration verleiht ihr die Fähigkeit, amouröse Gefühle und Worte der Dankbarkeit mit Eloquenz und Anmut zu artikulieren.

Mars Trigon Pluto (in Jungfrau im 9. Haus)

Das Trigon zwischen Mars und Pluto weist auf einen gewaltigen Antrieb und Ehrgeiz in Janes Charakter hin. Ihre Handlungen entspringen oft tiefgreifenden Einsichten und transformativen Bestrebungen, die sie möglicherweise zu Erkundungen von großer Tiefe oder transformativen Reisen antreiben.

Herausfordernde Aspekte:

Sonne Quadrat Mars:

Der Quadrataspekt zwischen Sonne und Mars enthüllt mögliche Konflikte zwischen Janes Ambitionen und ihrer eigentlichen Identität. Durchsetzungsfähig zu sein, ohne ihr inneres Wesen zu überschatten, könnte eine ständige Herausforderung darstellen.

Venus Opposition zu Saturn (in Jungfrau im 9. Haus):

Die Opposition zwischen Venus und Saturn zeigt Jane die Überschneidung von romantischen Bestrebungen und pragmatischen Realitäten auf. Lektionen in der Liebe können die

Bedeutung von Geduld und Engagement selbst angesichts der Einschränkungen durch die Realität beleuchten.

Mond Quincunx Neptun (in Skorpion im 7. Haus):

Der Quincunx-Aspekt zwischen Mond und Neptun unterstreicht die Schwierigkeit, in intimen Beziehungen zwischen Fantasie und Realität zu unterscheiden. Janes emotionale Erfahrungen können gelegentlich durch Illusionen oder falsche Vorstellungen über ihre Partner verstrickt werden.

Homöopathische Vorschläge bei herausfordernden Aspekten:

Für Sonne Quadrat Mars:

- Chamomilla: Zur Beruhigung von Phasen erhöhter Erregung oder Aggression.

Für Venus gegenüber Saturn:

- Baryta Carbonica: Wenn Gefühle der Einschränkung oder Verzögerung der Liebe überwältigend werden.

Für Mond Quincunx Neptun:

- Ignatia: Zur Verankerung von Jane während emotionaler Verwirrung oder wenn die Realität schwer fassbar erscheint.

Zusätzliche homöopathische Heilmittel für herausfordernde Aspekte:

Für Sonne Quadrat Mars:

- Staphysagria: Um unterdrückte Wut und Reizbarkeit anzusprechen und gesündere Möglichkeiten der Selbstbehauptung zu fördern.

- Lycopodium: Nützlich zur Stärkung des Selbstbewusstseins und zur Vermeidung unnötiger Konflikte.

Für Venus gegenüber Saturn:

- Natrum Muriaticum: Gegen Gefühle der Isolation und emotionalen Enge.

- Lachesis: Zur Bewältigung von Eifersucht und Unsicherheiten in Beziehungen.

Für Mond Quincunx Neptun:

- Nux Vomica: Zur Förderung der emotionalen Erdung und Stabilität.

- Crocus Sativus: Zur Bewältigung emotionaler Schwankungen und zur Erhaltung der partnerschaftlichen Klarheit.

Erweiterte Einsichten:

Die Position des Nordknotens in Schütze im 8. Haus deutet darauf hin, dass sich Janes Lebensweg um transformative Erfahrungen dreht, möglicherweise im Zusammenhang mit gemeinsamen Ressourcen oder tiefgreifenden spirituellen Offenbarungen.

Chiron in Widder im 11. Haus deutet auf mögliche Wunden im Zusammenhang mit Gruppendynamik hin. Ihr Heilungsweg könnte bedeuten, dass sie ihre Individualität in einem kollektiven Umfeld behaupten muss.

Der schwarze Mond Lilith in Krebs im 2. Haus deutet auf Kämpfe an, die mit dem Selbstwertgefühl und familiären Erfahrungen zusammenhängen und sie dazu veranlassen, ihren Wert entschlossener zu behaupten.

Wenn man tiefer in das komplizierte kosmische Geflecht eintaucht, das in Janes Geburtshoroskop gewebt ist, erhellt die wissenschaftliche Perspektive das komplexe Zusammenspiel der planetarischen Energien, die ihre Existenz prägen. Diese umfassende Analyse befähigt sie, die himmlischen Strömungen des Lebens mit einem tiefen Verständnis zu navigieren und ihre Reise mit Klugheit, Gelassenheit und einem bereicherten Wissen über die kosmische Symphonie, die im Spiel ist, zu führen.

Zum Schluss:

Dieser Höhepunkt der Erforschung durchquert die Bereiche der Astrologie und der homöopathischen Medizin und führt zu einer Erkenntnis von tiefgreifender Bedeutung. Es ist unbedingt zu betonen, dass es sich hierbei nicht um ein rein intellektuelles

Unterfangen handelt, sondern um eine substantielle Verbindung, die kosmische Einflüsse mit dem Bereich des Wohlbefindens verbindet.

Das komplizierte Zusammenspiel, das wir hier untersucht haben, geht über den Bereich theoretischer Konstrukte hinaus. Es steht für eine dynamische Symphonie, die die harmonischen Rhythmen des Universums mit dem komplexen Gefüge der menschlichen Gesundheit orchestriert. Die Astrologie entpuppt sich als das Medium, das die Muster dieses kosmischen Balletts enthüllt und damit den tiefgreifenden Einfluss der Himmelskörper auf die menschliche Existenz beleuchtet. Parallel dazu finden diese kosmischen Resonanzen im Bereich der Homöopathie ihren Niederschlag in den Schwingungsnuancen der Heilmittel.

Der Mensch dient im Grunde genommen als Energieleiter, der Frequenzen kanalisiert, die den Kosmos durchqueren. Die Verschmelzung der Astrologie mit dem Rahmen der homöopathischen Medizin überbrückt die Kluft, die das Himmlische vom Menschlichen trennt, und verbindet die makrokosmische mit der mikrokosmischen Dimension. Diese Synthese führt dazu, dass die kosmische Weisheit in die Essenz des täglichen Lebens einfließt.

In dieser komplizierten Verschmelzung entwickeln sich die Heilmittel zu Gefäßen himmlischer Erkenntnis. Sie erhalten die archetypischen Attribute, die mit den Planeten und Zeichen verbunden sind, und schwingen in der kosmischen Kadenz, die das Universum durchdringt. Analog zum zyklischen Verlauf der Mondphasen spiegeln die Heilmittel die pulsierenden Rhythmen der Heilung wider, indem sie Disharmonien ausgleichen, Energien in Einklang bringen und die Vitalität stärken.

Die synchronisierte Synergie von Astrologie und Homöopathie fordert uns auf, unsere Beteiligung an einer großen Erzählung anzuerkennen, in der himmlische, irdische, Sterne, Planeten und menschliche Wesenheiten als miteinander verbundene Fäden im

Gewebe der Existenz zusammenlaufen. Das Geburtshoroskop übernimmt die Rolle einer Seekarte, die den Menschen durch die labyrinthischen Korridore seiner Gesundheitsexpedition führt. Gleichzeitig werden die Heilmittel zu Wegweisern, die bei der Navigation durch die verschlungene Landschaft des Wohlbefindens helfen.

Auf der Reise durch die Zeit blickten unsere Vorfahren in den Himmel und suchten in den Himmelskörpern nach Orientierung und Warnungen. In der Moderne haben wir uns jedoch oft von diesen kosmischen Erzählungen entfernt. Die Verbindung zwischen Astrologie und Homöopathie erinnert uns an unsere fortwährende Verbindung mit dem Kosmos - eine Verbindung, die sich über Jahrtausende erstreckt. Sie bekräftigt, dass der Puls des Universums in uns schlägt und uns auf unserem Weg zum Wohlbefinden begleitet.

Einige auffällige Gemeinsamkeiten zwischen Astrologie und homöopathischer Medizin

Astrologie und Homöopathie haben ihre Wurzeln in uralten Erkenntnissystemen und werden seit Jahrhunderten eingesetzt, um Menschen in verschiedenen Lebensbereichen zu helfen. Auch wenn sie unterschiedliche Praktiken und Philosophien haben, so haben sie doch einige grundlegende Themen und Ansätze gemeinsam.

Ganzheitlicher Ansatz:

Die Astrologie betrachtet den Menschen als Ganzes und berücksichtigt nicht nur das Sonnenzeichen (das die meisten Menschen als ihr "Sternzeichen" kennen), sondern das gesamte Geburtshoroskop, das die Positionen aller Planeten zum Zeitpunkt der Geburt umfasst. Die Homöopathie behandelt den Menschen in seiner Gesamtheit und nicht nur einzelne Symptome. Ein Homöopath berücksichtigt emotionale, geistige und körperliche Aspekte, bevor er ein Mittel empfiehlt.

Individualisierte Behandlung/Analyse:

In der Astrologie ist das Geburtshoroskop eines jeden Menschen aufgrund von Zeit und Ort seiner Geburt einzigartig. Astrologen liefern Erkenntnisse, die auf dieses persönliche Horoskop zugeschnitten sind. In der Homöopathie werden die Mittel auf der Grundlage der Symptome, Emotionen und der allgemeinen Konstitution der Person ausgewählt. Was bei einer Person wirkt, muss nicht unbedingt bei einer anderen Person mit der gleichen Krankheit funktionieren.

Energetische Beeinflussung:

Die Astrologie glaubt an den Einfluss der kosmischen Energien auf den Menschen, wobei die Stellung der Planeten die Disposition und die Ereignisse des Menschen beeinflusst. Die Homöopathie arbeitet nach dem Prinzip "Gleiches heilt Gleiches". Es wird angenommen, dass die energetische Essenz der Substanz, wenn sie stark verdünnt wird, den Heilungsprozess des Körpers anregen kann.

Die Verbindung der Natur:

Die Astrologie stützt sich auf die natürlichen Zyklen der Himmelskörper und ihre Positionen im Kosmos. Die Homöopathie verwendet natürliche Substanzen (Pflanzen, Mineralien, Tiere) als Grundlage für ihre Heilmittel.

Antike Wurzeln:

Die Astrologie hat uralte Wurzeln in den babylonischen, ägyptischen und griechisch-römischen Zivilisationen. Die Homöopathie ist zwar moderner als die Astrologie, da sie im späten 18. Jahrhundert von Samuel Hahnemann begründet wurde, stützt sich jedoch auf uralte Heilprinzipien.

S.

Intuitive und einfühlsame Praxis:

Praktizierende in beiden Bereichen entwickeln oft einen tiefen Sinn für Intuition und Empathie. Astrologen "lesen" ein Horoskop, indem sie nach Mustern und Zusammenhängen suchen, während

Homöopathen einen Patienten "lesen", indem sie selbst subtile emotionale oder mentale Zeichen berücksichtigen.

Sowohl die Astrologie als auch die Homöopathie bieten einzigartige Perspektiven, um die menschliche Erfahrung zu verstehen und zu unterstützen. Sie sprechen diejenigen an, die alternative oder ergänzende Wege zur Selbsterkenntnis und Heilung suchen, und betonen die Verbundenheit des Einzelnen mit der Welt um ihn herum.

Mikrokosmos und Makrokosmos: Erforschung des uralten Konzepts, dass der Mensch (Mikrokosmos) das größere Universum (Makrokosmos) widerspiegelt

Das Zusammenspiel von Mikrokosmos und Makrokosmos ist ein zentrales Thema, das in den Annalen des philosophischen, spirituellen und wissenschaftlichen Denkens immer wieder auftaucht. Die in alten Traditionen verwurzelte Idee besagt, dass der einzelne Mensch (der Mikrokosmos) das größere Universum oder den Kosmos (den Makrokosmos) widerspiegelt oder eine Miniaturversion davon ist. Dieses Prinzip findet sich sowohl in der Astrologie als auch in der Homöopathie wieder, wenn auch auf unterschiedliche Weise. Lassen Sie uns diese tiefgreifende Verbindung näher betrachten:

Das Mikrokosmos-Makrokosmos-Konzept geht auf antike Zivilisationen zurück. Die Griechen zum Beispiel glaubten, dass der menschliche Körper ein kleines Universum in sich selbst sei, das den größeren Kosmos widerspiegelt. In ähnlicher Weise glaubt das alte chinesische Konzept des Tao an die kosmische Harmonie, in der jedes einzelne Element seine Gesamtheit widerspiegelt.

Die Astrologie beruht auf dem grundlegenden Prinzip, dass der Kosmos, der Makrokosmos, das Leben des einzelnen Menschen, den Mikrokosmos, beeinflusst. Man geht davon aus, dass die Positionen und Bewegungen der Himmelskörper zum Zeitpunkt der Geburt eines Menschen dessen Charakter, Schicksal und Lebensereignisse prägen.

Geburtshoroskope: Dies sind im Wesentlichen kosmische Schnappschüsse des Universums zum Zeitpunkt der Geburt eines Menschen. Sie zeigen, wie der Makrokosmos (das Universum) zu dieser Zeit den Mikrokosmos (das Individuum) beeinflusst.

Transite: Wenn sich die Planeten bewegen, interagieren sie mit den Geburtspositionen, was darauf hindeutet, dass sich unsere mikrokosmischen Erfahrungen als Reaktion auf die sich verändernden makrokosmischen Muster weiterentwickeln.

Die Homöopathie konzentriert sich zwar in erster Linie auf das Prinzip "Gleiches heilt Gleiches", doch einige Interpretationen ihrer Philosophie stimmen mit der Beziehung zwischen Mikrokosmos und Makrokosmos überein.

Lebenskraft: Die Homöopathie glaubt an eine starke Kraft oder Energie in jedem Individuum. Diese Energie ist ein mikrokosmisches Spiegelbild der unglaublichen Lebenskraft oder Bedeutung des Universums.

Heilmittel: Sie werden aus natürlichen Substanzen gewonnen und enthalten die Essenz oder den Geist des Ausgangsmaterials, egal ob es sich um eine Pflanze, ein Mineral oder ein Tier handelt. Diese Essenz spiegelt die makrokosmischen Energien der Natur im mikrokosmischen Bereich des Individuums wider.

Sowohl die Astrologie als auch die Homöopathie fördern durch ihre jeweilige Sichtweise die Idee der Verbundenheit und Einheit zwischen dem Individuum und dem Universum.

Hermetische Philosophie: "Wie oben, so unten; wie unten, so oben." Dieses alte hermetische Axiom fasst die Beziehung zwischen Mikrokosmos und Makrokosmos wunderbar zusammen. Sowohl die Astrologie als auch die Homöopathie stimmen damit überein und legen nahe, dass durch das Verständnis einer Ebene (der individuellen oder der kosmischen) Erkenntnisse über die andere gewonnen werden können.

Wenn Individuen echte Spiegelbilder des größeren Universums sind, dann bieten Heilmethoden wie Astrologie und Homöopathie Wege zu Gleichgewicht und Wohlbefinden, indem sie sich mit körperlichen Symptomen und tieferen kosmischen Verbindungen befassen.

Astrologische Heilung: Astrologen schlagen oft Heilmittel vor, die auf den Positionen der Planeten basieren, um die individuellen Energien mit dem Kosmos in Einklang zu bringen.

Homöopathische Heilung: Mit Hilfe von Mitteln, die mit der individuellen Lebenskraft in Resonanz stehen, versucht die Homöopathie, das Gleichgewicht und die Harmonie wiederherzustellen und das natürliche Gleichgewicht des Kosmos widerzuspiegeln.

Zusammenfassend lässt sich sagen, dass das Mikrokosmos-Makrokosmos-Prinzip ein Zeugnis für das immerwährende Streben der Menschheit nach Verbindung und Verständnis ist. Indem wir uns selbst als einzigartige Wesenheiten und Spiegelbilder eines großen kosmischen Entwurfs betrachten, finden wir Wege für eine tiefere Selbstbeobachtung, Heilung und Einheit im riesigen Gewebe der Existenz.

Eine weitere interessante Parallele zwischen Astrologie und homöopathischer Medizin ist das Konzept der Ganzheitlichkeit.

Holismus ist die Idee, dass Systeme und ihre Eigenschaften als Ganzes betrachtet werden sollten, nicht nur als eine Sammlung von Teilen. Dieser Ansatz geht davon aus, dass ein individuelles System (ein Mensch, ein Ökosystem oder eine soziale Gruppe) mehr ist als die Summe seiner Teile. Vielmehr bestimmt das System als Ganzes, wie sich seine Funktionen verhalten. Sie steht im Gegensatz zum Reduktionismus, der versucht, komplexe Systeme zu verstehen, indem er sie auf die Wechselwirkungen ihrer Teile reduziert. Der

Schwerpunkt liegt auf der Verflechtung und gegenseitigen Abhängigkeit aller Aspekte eines Systems. Der Holismus geht davon aus, dass das Verständnis des Gesamtsystems Einsichten ermöglicht, die bei der Untersuchung einzelner Teile nicht erkennbar sind.

Die Homöopathie ist ein Medizinsystem, das den Menschen als integriertes Ganzes betrachtet, das Geist, Körper und Seele umfasst. Die Homöopathie behandelt nicht nur Krankheiten, sondern auch Menschen mit bestimmten Krankheitsbildern. Zwei Menschen mit derselben Krankheit können je nach ihren Symptomen, Gefühlen und Erfahrungen unterschiedliche Behandlungen erhalten. Ein Homöopath berücksichtigt nicht nur die körperlichen, sondern auch die geistigen und emotionalen Symptome eines Patienten. Die Homöopathie geht davon aus, dass Geist und Körper eng miteinander verbunden sind und dass Ungleichgewichte in einem Bereich sich auf den anderen auswirken können. Im Mittelpunkt der Homöopathie steht der Glaube an eine "Lebenskraft" oder "Lebensenergie", die die Gesundheit aufrechterhält. Krankheit wird als eine Störung dieser Lebenskraft angesehen, und homöopathische Mittel zielen darauf ab, das Gleichgewicht wiederherzustellen.

Die Astrologie untersucht die Positionen und Bewegungen von Himmelskörpern und ihren möglichen Einfluss auf menschliche Angelegenheiten und Naturphänomene. Das Geburtshoroskop einer Person ist eine Momentaufnahme des Universums zum genauen Zeitpunkt der Geburt.

Es stellt die Positionen der Planeten und anderer Himmelskörper dar und interpretiert verschiedene Aspekte der Persönlichkeit, der Emotionen und des möglichen Lebensweges einer Person. In der Astrologie ist jede Welt, jedes Zeichen und jedes Haus miteinander verbunden. Die Beziehungen zwischen den Planeten können auf Spannungen, Harmonie oder Schwerpunkte im Leben eines Menschen hinweisen. Astrologen glauben, dass die Welten, wenn sie sich weiter bewegen und entwickeln, mit den

Positionen der Planeten im Geburtshoroskop interagieren und so mögliche Phasen oder Herausforderungen im Leben anzeigen.

Die Astrologie betrachtet den Menschen als untrennbar mit dem Kosmos verbunden. Es wird angenommen, dass die Positionen und Bewegungen der Himmelskörper die inneren Rhythmen und Muster des Einzelnen und sogar der Gesellschaft widerspiegeln.

Sowohl die Homöopathie als auch die Astrologie verfolgen einen ganzheitlichen Ansatz und betonen die Verflechtung verschiedener Elemente, seien es Symptome im Körper oder Positionen von Himmelskörpern. Sie legen Wert darauf, das Individuum oder die Situation als ein komplettes System zu verstehen, anstatt sich nur auf isolierte Teile zu konzentrieren.

Auch die homöopathische Medizin und die Astrologie haben eine Affinität zur Symbolik und zur Interpretation.

Die Astrologie ist durchdrungen von einem reichen Teppich von Symbolen, die Himmelskörper, ihre Positionen und ihre Beziehungen zueinander darstellen. Jedes astrologische Element, von den Tierkreiszeichen über die Planeten bis hin zu den Häusern, hat seine symbolische Darstellung.

Planetensymbole: Jeder Planet symbolisiert verschiedene Facetten des Lebens. Venus steht zum Beispiel für Liebe und Schönheit, während Mars Aggression und Tatkraft symbolisiert.

Tierkreiszeichen: Die zwölf Tierkreiszeichen, vom Widder bis zu den Fischen, sind Symbole für angeborene Eigenschaften und Charakterzüge. Jedes Zeichen hat sein eigenes Logo, wie der Löwe für den Löwen oder der Skorpion für den Skorpion.

Häuser: Die zwölf Häuser in einem astrologischen Horoskop symbolisieren verschiedene Lebensbereiche, vom Selbstbild bis hin zu Beziehungen und Karrieren.

Aspekte: Dies sind die Winkel, die die Planeten miteinander bilden und die ihre Symbole haben. Das "Trigon" (120°) steht beispielsweise für Harmonie, während das "Quadrat" (90°) für Spannungen steht.

In der Astrologie geht es bei der Deutung dieser Symbole darum, ihre Bedeutung und ihren Zusammenhang zu verstehen. Die Platzierung eines Planeten in einem bestimmten Zeichen oder Haus und seine Aspekte zu anderen Planeten können Aufschluss über die Persönlichkeit, die Tendenzen und den potenziellen Lebensweg einer Person geben.

Die Homöopathie ist ein medizinisches System, das die subtilen Zeichen und Symptome einer Person interpretiert, um das am besten geeignete Mittel zu bestimmen.

Symptom-Symbole: In der Homöopathie sind die Symptome Symbole für die Bemühungen des Körpers, sich selbst zu heilen. Ein Husten zum Beispiel kann die Art und Weise sein, wie der Körper schädliche Substanzen ausscheidet.

Arzneimittelbilder: Jedes homöopathische Mittel hat ein "Bild" von vielen körperlichen, emotionalen und geistigen Symptomen. Dieses Bild entsteht durch die Prüfung von Substanzen an gesunden Menschen, um die Symptome zu bestimmen, die sie hervorrufen.

Miasmen: Hierbei handelt es sich um ererbte oder erworbene Veranlagungen zu bestimmten Krankheiten oder Zuständen. Samuel Hahnemann, der Begründer der Homöopathie, beschrieb sie als "infektiöse Prinzipien" oder zugrundeliegende Ursachen von Krankheiten. Sie haben ihre Symbole und Interpretationen, die die Behandlung leiten können.

Potenz und Dosis: Die Verdünnung und Stärke eines Mittels (seine Kraft) sind symbolisch bedeutsam. Höhere Potenzen können bei tieferen, chronischen Erkrankungen eingesetzt werden, während niedrigere Potenzen bei akuten Symptomen verwendet werden können.

Für einen Homöopathen bedeutet die Interpretation dieser Symbole, die nuancierten Unterschiede zwischen den Mitteln zu verstehen und das Bild des Mittels mit dem Symptomprofil des Patienten abzugleichen. Dies ist ein sorgfältiger Prozess der Beobachtung, der Untersuchung und des Verständnisses der subtilen Hinweise, die der Patient gibt.

Sowohl die Astrologie als auch die Homöopathie sind zutiefst symbolische Praktiken, die sich auf die Deutung dieser Symbole stützen, um Erkenntnisse über den Lebensweg und die Persönlichkeit eines Menschen oder seine Gesundheit und sein Wohlbefinden zu gewinnen. Auch wenn die Zeichen einfach erscheinen mögen, erfordert ihre Deutung ein tiefes Wissen, Verständnis und Intuition. Beide Disziplinen sehen das Individuum als eine ganzheitliche Einheit, in der Zeichen und Symptome oder Planetenplatzierungen miteinander verbundene Teile eines riesigen Puzzles sind.

Sowohl die homöopathische Medizin als auch die Astrologie haben einige gemeinsame alte Wurzeln. Obwohl sie unterschiedlich sind, überschneiden sie sich oft in alten medizinischen Praktiken und philosophischen Texten.

Wie wir gesehen haben, wurde die Homöopathie im späten 18. Jahrhundert von Samuel Hahnemann entwickelt und beruht auf dem Grundsatz "Gleiches heilt Gleiches", der besagt, dass eine Substanz, die bei einem gesunden Menschen Symptome verursacht, in verdünnter Form ähnliche Symptome bei einem kranken Menschen behandeln kann.

Die Astrologie ist viel älter, ihre Ursprünge reichen bis in die babylonische Zeit zurück, und sie geht davon aus, dass himmlische Ereignisse menschliche Ereignisse und individuelle Eigenschaften beeinflussen.

Beide Bereiche haben tiefe historische Verbindungen zu alten medizinischen Praktiken:

Die Griechen glaubten an das Gleichgewicht der vier Körpersäfte (Blut, Schleim, gelbe Galle und schwarze Galle). Man glaubte, dass der Ausgleich oder das Ungleichgewicht dieser Körpersäfte mit bestimmten astrologischen Ereignissen zusammenhängt. So wurde zum Beispiel Mars, der heiß und trocken ist, mit gelber Galle (Cholera) in Verbindung gebracht.

Hippokrates, der oft als Vater der Medizin bezeichnet wird, wird bekanntlich mit den Worten zitiert: "Wer die Astrologie nicht versteht, ist kein Arzt, sondern ein Narr".

Heilung durch individualisierte Resonanz

Die Homöopathie als ganzheitlicher Therapieansatz betrachtet Symptome nicht nur als Probleme, die es zu beseitigen gilt, sondern als Ausdruck eines tieferen Ungleichgewichts im Menschen.

Homöopathen wenden eine umfassende Gesprächstechnik an. Sie konzentrieren sich nicht nur auf die Beschwerden, sondern tauchen tief in den emotionalen Zustand einer Person, ihre persönliche Geschichte, ihre Vorlieben (z. B. Ernährung und Temperatur) und sogar in scheinbar nicht zusammenhängende körperliche Symptome ein. Dieses breite Spektrum an Informationen hilft dabei, ein ganzheitliches Bild der Person zu entwerfen und sicherzustellen, dass das Heilmittel auf allen Ebenen anspricht.

Die homöopathische Materia Medica ist ein Kompendium von Arzneimitteln, jedes mit einem eigenen Profil von Symptomen und Eigenschaften. Ein Mittel wird nicht nur aufgrund einiger übereinstimmender Zeichen ausgewählt, sondern weil seine Form mit der Gesamtheit des Zustands der Person übereinstimmt. Auch wenn beispielsweise mehrere Mittel gegen Kopfschmerzen eingesetzt werden können, helfen die genaue Art der Kopfschmerzen, die Begleitsymptome und die emotionale Verfassung, die Wahl zu verfeinern.

Angesichts der tiefgreifenden Individualisierung, die beiden Bereichen innewohnt, ist es vielleicht nicht überraschend, dass es zu einer Annäherung gekommen ist:

Einige Therapeuten nutzen astrologische Erkenntnisse, um die Wahl des Mittels zu verfeinern. So kann der Einfluss von Saturn beispielsweise tief sitzende Ängste oder chronische Probleme hervorheben und den Homöopathen auf Mittel hinweisen, die für ähnliche Themen bekannt sind.

Sowohl die Astrologie als auch die Homöopathie gehen von einem philosophischen Standpunkt aus, der die nuancierte Erfahrung des Einzelnen wertschätzt. Anstatt allgemeine Lösungen anzubieten, respektieren beide Disziplinen das komplizierte Zusammenspiel der Faktoren, die das Leben und die Gesundheit eines jeden Menschen prägen.

Obwohl Astrologie und homöopathische Medizin unterschiedlichen Paradigmen entstammen, überschneiden sie sich auf wunderbare Weise in ihrem tiefen Respekt vor der Individualität. Der komplizierte himmlische Tanz zum Zeitpunkt der Geburt eines Menschen erzählt ebenso wie die nuancierte Reihe von Symptomen, mit denen ein Homöopath konfrontiert wird, eine einzigartige Geschichte. Beide Bereiche stellen den konventionellen, standardisierten Ansatz zum Verständnis des Menschen in Frage und plädieren für ein umfassenderes, komplexeres und persönlicheres Verständnis der Reise jedes Einzelnen.

Die Homöopathie hingegen ist ein System der Alternativmedizin, das seit über zwei Jahrhunderten angewendet wird. Die Homöopathie betrachtet den Patienten als Ganzes und geht nicht nur auf die körperlichen Symptome, sondern auch auf die emotionalen und geistigen Aspekte ein. Dieser umfassende Ansatz kann zu einer tiefgreifenderen Heilung führen. Da homöopathische Mittel stark verdünnt werden, sind viele der Meinung, dass sie Behandlungen mit minimalen Risiken von Nebenwirkungen bieten, was sie zu einer sichereren Alternative für diejenigen macht, die empfindlich auf konventionelle Medikamente reagieren. Die Homöopathie basiert auf dem Prinzip der "Ähnlichen Heilung". Die Idee ist, dass Substanzen, die bei gesunden Menschen Symptome verursachen, in verdünnter Form verwendet werden können, um die natürlichen Heilungsprozesse des Körpers zu stimulieren.

Einige Menschen mit chronischen Erkrankungen berichten, dass sie durch homöopathische Behandlungen Linderung ihrer Symptome erfahren, wenn andere Methoden versagt haben. Einige homöopathische Mittel sind auf die Behandlung emotionaler und psychologischer Zustände ausgerichtet, von Angstzuständen und Depressionen bis hin zu Traumata. Enthusiasten behaupten, dass diese Behandlungen eine tiefgreifende Linderung bewirken und das psychische Wohlbefinden fördern können.

Zusammenfassend lässt sich sagen, dass sowohl astrologische Deutungen als auch homöopathische Behandlungen eine Reihe von therapeutischen und psychologischen Vorteilen bieten, wie ihre Befürworter behaupten. Während die wissenschaftliche Gemeinschaft diesen Bereichen oft skeptisch gegenübersteht, sprechen die persönlichen Erfahrungen und Zeugnisse vieler Menschen für ihre Bedeutung in verschiedenen kulturellen und individuellen Kontexten. Ob es darum geht, den eigenen Weg durch die Sterne zu finden oder ganzheitliche Heilung durch Naturheilmittel zu suchen, diese Praktiken sind für viele Menschen auf der ganzen Welt eine Quelle des Trostes, der Orientierung und der Heilung.

Im Allgemeinen haben multikulturelle Gesellschaften erheblich von diesen Disziplinen profitiert.

Homöopathische Medizin und Astrologie haben im Laufe der Jahrhunderte in verschiedenen Gesellschaften Einfluss genommen, von der Popkultur bis hin zu bedeutenden historischen Ereignissen. Die gesellschaftlichen Auswirkungen dieser Praktiken, die oft von wechselnden Einstellungen und historischen Kontexten geprägt sind, bieten einen Einblick in das komplexe Zusammenspiel zwischen Glaubenssystemen und der Gesellschaft als Ganzes.

Die homöopathische Medizin, die im späten 18. Jahrhundert entstand, entwickelte sich als Alternative zu den als aggressiv empfundenen, oft schädlichen Praktiken der Schulmedizin. Je mehr sie sich durchsetzte, insbesondere in Europa und den USA, desto deutlicher wurden ihre gesellschaftlichen Auswirkungen:

In der Popkultur hat die Popularität der Homöopathie Wellen geschlagen, da sie zu verschiedenen Zeitpunkten in der Geschichte von Prominenten und einflussreichen Persönlichkeiten befürwortet wurde. Diese Befürwortung führt häufig zu einer Steigerung des öffentlichen Interesses und der Akzeptanz.

Auf gesellschaftlicher Ebene führte die Homöopathie die Idee der individuellen Behandlung ein. Sie betonte die ganzheitliche Behandlung von Patienten unter Berücksichtigung emotionaler, geistiger und körperlicher Aspekte. Dieser Ansatz stand im Gegensatz zu den allgemeineren Behandlungen der Schulmedizin und löste eine breitere Diskussion über die Patientenversorgung und die individuellen Bedürfnisse aus.

Im 19. und frühen 20. Jahrhundert entstanden homöopathische Krankenhäuser und Schulen, was ihre institutionelle Akzeptanz signalisierte.

Mit dem Aufstieg der großen Pharmaunternehmen im 20. Jahrhundert sah sich die Homöopathie mit Herausforderungen konfrontiert und wurde oft als Außenseiterin gegenüber "Big Pharma" dargestellt. Diese Dynamik förderte Debatten über medizinische Ethik, Patientenrechte und den Einfluss von Unternehmen auf das Gesundheitswesen.

Der Einfluss der Astrologie, deren Wurzeln Jahrtausende zurückreichen, hat in verschiedenen Gesellschaften zu- und abgenommen, doch ihr Einfluss auf Kultur und Geschichte ist unbestreitbar:

Die Popkultur hat die Astrologie vor allem in jüngster Zeit mit ganzem Herzen angenommen. Horoskope erscheinen in Tageszeitungen, und die Frage "Was ist Ihr Sternzeichen?" ist zu einem Standardgespräch geworden. Auf den Plattformen der sozialen Medien tummeln sich zahlreiche Astrologen und Enthusiasten, die Vorhersagen, Memes und Erkenntnisse zu den Sternzeichen teilen.

In der Vergangenheit haben sich viele Staatsoberhäupter und Monarchen von Astrologen beraten lassen. So hatte beispielsweise Königin Elisabeth I. ihren Hofastrologen John Dee, der bei der Auswahl des Krönungsdatums eine Rolle spielte. Solche Beispiele zeigen, welchen Einfluss die Astrologie auf wichtige historische Ereignisse und Entscheidungen hatte.

In der Gesellschaft war die Astrologie oft ein Instrument zur Selbstbeobachtung und Selbsterkenntnis. Besonders in Zeiten gesellschaftlicher Umwälzungen oder persönlicher Unsicherheit haben sich die Menschen an die Astrologie gewandt, um Klarheit und Orientierung zu finden.

Die Einteilung der Zeit in Monate, die Benennung von Tagen und sogar das Konzept der Sieben-Tage-Woche in vielen Kulturen haben astrologische Grundlagen, was zeigt, wie tief sie in den gesellschaftlichen Strukturen verankert sind.

Was die gesellschaftliche Skepsis anbelangt, so hat die Astrologie, wie auch die Homöopathie, ihre Kritiker. Die Anfechtung ihrer Gültigkeit durch die wissenschaftliche Gemeinschaft hat breitere Debatten über Glauben, evidenzbasiertes Verständnis und die Rolle von Intuition und Spiritualität im täglichen Leben ausgelöst.

Zusammenfassend lässt sich sagen, dass die homöopathische Medizin und die Astrologie unauslöschliche Spuren in der Gesellschaft hinterlassen haben, indem sie die Popkultur prägten, historische Ereignisse beeinflussten und Debatten über umfassendere philosophische und ethische Fragen auslösten. Ihre Hartnäckigkeit und Entwicklung unterstreichen den menschlichen Wunsch nach Heilung, Verständnis und Verbindung zu etwas Bedeutsamerem, sei es der Kosmos oder die zugrunde liegenden Prinzipien der Natur.

Die heutige Relevanz und das wiederauflebende Interesse an der Astrologie in der Homöopathie im 21.

Das 21. Jahrhundert hat einen bemerkenswerten Aufschwung in der Popularität von Astrologie und Homöopathie erlebt, wobei digitale Fortschritte, Social-Media-Plattformen und ein globaler Wandel hin zu alternativen Heilmethoden eine entscheidende Rolle spielen.

Das digitale Zeitalter, das durch die allgegenwärtige Präsenz von Internet und Smartphones gekennzeichnet ist, hat den Zugang zu Informationen demokratisiert. Dies hat Astrologie und Homöopathie den Menschen näher gebracht und geografische und kulturelle Grenzen überwunden:

Suchmaschinen und spezielle Websites haben es für den Einzelnen einfacher gemacht, sein Horoskop nachzuschlagen oder ein homöopathisches Mittel zu finden. Der unmittelbare Zugang zu Informationen bedeutet, dass sich jeder, egal wo, in seinem eigenen

Tempo und seiner eigenen Bequemlichkeit in diese Bereiche vertiefen kann.

Apps, die sich der Astrologie widmen, wie Co-Star und The Pattern, bieten personalisierte tägliche Einblicke und machen die alte Kunst relevant und zugänglich für die technikaffine Generation. Ähnlich verhält es sich mit der Suche nach homöopathischen Mitteln und Telemedizin-Plattformen, die Nutzer mit homöopathischen Ärzten und Ressourcen verbinden.

Die sozialen Medien haben bei dem neuen Interesse eine wichtige Rolle gespielt:

Auf Plattformen wie Instagram, Twitter und TikTok tummeln sich Astrologen und Homöopathie-Enthusiasten und teilen mundgerechte Informationen, Erfahrungsberichte, Memes und mehr. Diese Plattformen ermöglichen den Aufbau einer Gemeinschaft, in der Gleichgesinnte Erfahrungen austauschen, Fragen stellen und voneinander lernen können.

Einflussreiche Persönlichkeiten und Prominente, die offen über ihre Erfahrungen mit Astrologie und Homöopathie sprechen, tragen dazu bei, dass der Mainstream sie akzeptiert und neugierig macht. Wenn einflussreiche Persönlichkeiten ihr seelisches Wohlbefinden oder ihre Genesung auf diese Bereiche zurückführen, werden ihre zahlreichen Anhänger oft neugierig und erforschen sie weiter.

Die weltweite Hinwendung zu alternativen Heilmethoden, die durch eine wachsende Skepsis gegenüber der Einheitsmedizin und die Besorgnis über pharmazeutische Nebenwirkungen untermauert wird, hat ebenfalls dazu beigetragen:

Viele Menschen wenden sich ganzheitlichen und individuellen Behandlungen zu, da sie diese als besser auf die natürlichen Rhythmen und Bedürfnisse des Körpers abgestimmt betrachten. Die Homöopathie mit ihrem Prinzip, den Menschen und nicht nur die Krankheit zu behandeln, fügt sich nahtlos in dieses Bild ein.

Die breitere Wellness-Bewegung, die alles von Achtsamkeitsmeditation bis hin zu biologischer Ernährung umfasst, hat ein günstiges Umfeld für Astrologie und Homöopathie geschaffen. Die Astrologie sorgt für spirituelles und psychologisches Wohlbefinden und bietet Einblicke in den eigenen Charakter und die eigene Bestimmung, während die Homöopathie körperliches und emotionales Gleichgewicht ohne synthetische Chemikalien verspricht.

Zusammenfassend lässt sich sagen, dass die vernetzte digitale Landschaft des 21. Jahrhunderts in Verbindung mit einem globalen Wandel hin zu individueller und ganzheitlicher Wellness Astrologie und Homöopathie neues Leben eingehaucht hat. Diese alten Praktiken, die einst an den Rand gedrängt wurden, finden nun in der modernen Gesellschaft neue Bedeutung und Akzeptanz, unterstützt durch die Technologie und eine veränderte globale Denkweise. Da die Menschen zunehmend nach innen auf der Suche nach Antworten und nach außen auf der Suche nach ganzheitlichen Lösungen sind, sind Astrologie und Homöopathie in der Lage, diese sich entwickelnden Bedürfnisse zu erfüllen.

Schlussfolgerung

Viele prominente Persönlichkeiten haben die Astrologie und die Homöopathie für sich entdeckt, darunter auch die königliche Familie, um nur einige zu nennen.

Katy Perry: Die Popsängerin hat oft erwähnt, dass sie an die Astrologie glaubt. Sie hat einmal getwittert, dass Merkur rückläufig ist, und damit auf seinen möglichen Einfluss auf ihr Leben angespielt.

Megan Fox: Die Schauspielerin hat in Interviews erzählt, dass sie einen Astrologen konsultiert und fest an die spirituelle Welt glaubt.

Madonna: Der ikonische Popstar hat Interesse an verschiedenen esoterischen Bereichen gezeigt, darunter auch an der Astrologie. Sie hat in ihrer Musik auf astrologische Zeichen verwiesen und in Interviews über den Einfluss der Astrologie auf ihr Leben gesprochen.

Rihanna: Die Sängerin hat Tattoos mit Sternzeichen und ist bekannt dafür, dass sie sich sehr für Astrologie interessiert. Sie hat sie in Interviews erwähnt und sogar Sternzeichenthemen in ihre Fenty Beauty Linie integriert.

Homöopathie und alternative Heilmethoden:

Paul McCartney: Der ehemalige Beatle ist dafür bekannt, homöopathische Mittel zu verwenden und ist ein prominenter Verfechter von Vegetarismus und ganzheitlicher Gesundheit.

Gwyneth Paltrow: Die Schauspielerin und Gründerin der Lifestyle-Marke Goop ist eine der prominentesten Befürworterinnen alternativer Heilmethoden, darunter auch der Homöopathie.

Cindy Crawford: Das Supermodel hat öffentlich erklärt, dass sie für sich und ihre Familie homöopathische Heilmittel verwendet.

Usain Bolt: Der legendäre Sprinter verwendete homöopathische Mittel, insbesondere Arnica Montana, um sich von Verletzungen zu erholen.

Jennifer Aniston: Die berühmte Schauspielerin ist dafür bekannt, dass sie homöopathische Mittel verwendet hat, und ist eine Verfechterin verschiedener natürlicher und ganzheitlicher Gesundheitsansätze.

Orlando Bloom: Der Schauspieler hat über die Verwendung von Vitaminen und homöopathischen Mitteln zur Erhaltung seiner Gesundheit gesprochen.

David Beckham: Der berühmte Fußballer verwendet Arnika zur Behandlung von Prellungen und hat bei verschiedenen Gelegenheiten seinen Glauben an die Homöopathie bekundet.

Elle Macpherson: Das Supermodel hat erwähnt, dass sie homöopathische Mittel verwendet, um ihre Gesundheit und ihr Wohlbefinden zu erhalten.

Cher: Die Sängerin und Schauspielerin hat in verschiedenen Interviews erwähnt, dass sie Homöopathie verwendet, und hat ihr einen Teil ihrer Vitalität zugeschrieben.

Königliche Familie:

Königin Elisabeth II.: Die Königin ist bekanntlich Schirmherrin des Royal London Homeopathic Hospital, und es wird berichtet, dass sie homöopathische Heilmittel verwendet.

Prinz Charles: Als begeisterter Befürworter der Homöopathie hat sich Prinz Charles lautstark für deren Integration in den Nationalen Gesundheitsdienst (NHS) im Vereinigten Königreich eingesetzt. Er wurde für seine Haltung kritisiert, bleibt aber ein unerschütterlicher Befürworter der Alternativmedizin.

Prinz Philip: Es wird berichtet, dass der Herzog von Edinburgh homöopathische Mittel verwendet hat, insbesondere auf Reisen.

Prinzessin Diana: Abgesehen von ihrem Interesse an der Astrologie war die verstorbene Prinzessin dafür bekannt, dass sie homöopathische Behandlungen verwendete und befürwortete.

Das Interesse der königlichen Familie an der Homöopathie besteht schon seit mehreren Generationen. Ihr Mäzenatentum und ihre persönliche Anwendung haben zur Anerkennung und Akzeptanz der Homöopathie im Vereinigten Königreich und darüber hinaus beigetragen.

Diese prominenten Persönlichkeiten und Mitglieder des britischen Königshauses haben wesentlich dazu beigetragen, Astrologie und Homöopathie ins Rampenlicht zu rücken und die

Ansichten und Entscheidungen ihrer Anhänger und Fans weltweit zu beeinflussen.

Zukunftsperspektiven:

Astrologie:

Wenn wir in die Zukunft der Astrologie blicken, wird die Technologie zweifellos eine monumentale Rolle in ihrer Entwicklung spielen. Die rasanten Fortschritte im Bereich der künstlichen Intelligenz und des maschinellen Lernens könnten zu personalisierteren und genaueren astrologischen Lesungen führen, die sicherstellen, dass die gelieferten Erkenntnisse auf den einzigartigen astrologischen Bauplan jedes Einzelnen zugeschnitten sind.

Online-Plattformen, die von sich ständig weiterentwickelnder Computersoftware unterstützt werden, werden wahrscheinlich immersive astrologische Erfahrungen bieten. Augmented Reality könnte es dem Einzelnen ermöglichen, die Ausrichtung der Planeten zu visualisieren und so ein tieferes Verständnis für seine kosmischen Einflüsse zu erlangen.

Die sich entwickelnden gesellschaftlichen Ansichten werden die Astrologie wahrscheinlich noch stärker in das tägliche Leben integrieren. Mit dem Erwachsenwerden der jüngeren Generationen, die oft offener für die Verbindung von Wissenschaft und Spiritualität sind, könnten die Akzeptanz und die Praxis der Astrologie zu einem Mainstream werden.

Die Forschung auf dem Gebiet der Astrologie, die einst mit Skepsis betrachtet wurde, könnte neuen Schwung bekommen. Mit verbesserten Computerkapazitäten könnten die Forscher große Datensätze vertiefen und mögliche Zusammenhänge zwischen Planetenbewegungen und menschlichem Verhalten untersuchen.

Homöopathie:

Die Zukunft der Homöopathie ist, ähnlich wie die der Astrologie, eng mit dem technologischen Fortschritt verbunden.

KI-gesteuerte Plattformen könnten bei der Auswahl des am besten geeigneten Mittels für eine Person helfen und dabei viele Faktoren berücksichtigen, von körperlichen Symptomen bis hin zu emotionalen Zuständen.

Die Telemedizin, die durch die laufende digitale Revolution vorangetrieben wird, wird die homöopathische Behandlung leichter zugänglich machen. Virtuelle Konsultationen könnten zur Norm werden und sicherstellen, dass Einzelpersonen unabhängig von ihrem Standort mit renommierten Homöopathen auf der ganzen Welt in Kontakt treten können.

Sich entwickelnde gesellschaftliche Ansichten, insbesondere die Hinwendung zu ganzheitlicher Gesundheit und Wellness, könnten die Position der Homöopathie in der Schulmedizin weiter festigen. Da die Besorgnis über die Nebenwirkungen allopathischer Medikamente wächst, könnten sich mehr Menschen dem sanften und individuellen Ansatz der Homöopathie zuwenden.

Die Forschung im Bereich der Homöopathie kann von fortschrittlicher Computersoftware und KI profitieren. Diese Instrumente könnten bei der Dokumentation und Analyse von Mustern bei Patientenreaktionen helfen, was zu einem besseren Verständnis der Wirksamkeit von Heilmitteln und möglicherweise zu einer größeren Akzeptanz in der breiteren medizinischen Gemeinschaft führen könnte.

Schlussfolgerungen:

Betrachtet man die zukünftige Entwicklung von Astrologie und Homöopathie, so wird deutlich, dass Technologie, insbesondere KI und maschinelles Lernen, eine entscheidende Rolle spielen werden. Da die Grenzen zwischen konventionellen und alternativen Praktiken dank sich entwickelnder gesellschaftlicher Ansichten und solider Forschungsmethoden verschwimmen, verfügen beide Bereiche über ein immenses Potenzial, sich in nie dagewesener Weise zu entwickeln. Ihre uralte Weisheit, gepaart mit modernen

Innovationen, verspricht eine Zukunft, in der der Einzelne einen ganzheitlicheren und individuelleren Ansatz hat, um sich selbst zu verstehen und Wohlbefinden zu erlangen.

Ich lade Sie ein, sich mit mir auf eine spannende Reise in die Astrologie und die homöopathische Medizin zu begeben. Diese Praktiken, die auf eine lange Geschichte zurückblicken und über Jahrhunderte hinweg verfeinert wurden, bieten Einsichten und Heilmittel, die heute so relevant sind wie eh und je. In den kommenden Kapiteln werden wir uns intensiv mit diesen Themen befassen und Ihnen detaillierte Einblicke und Perspektiven präsentieren, die Sie berücksichtigen sollten. Lassen Sie uns gemeinsam die Kunst und Praxis dieser faszinierenden Bereiche erforschen.

Zum Abschluss dieses Diskurses ist es unsere Aufgabe, dieses Bewusstsein zu verinnerlichen. Die Betrachtung des Nachthimmels sollte über die bloße Beobachtung entfernter Himmelskörper hinausgehen; sie sollte als reflektierender Spiegel dienen, der die Feinheiten der menschlichen Existenz enthüllt. Heilmittel sollten nicht nur als materielle Substanzen betrachtet werden; sie verkörpern Kanäle, die die Resonanz der kosmischen Kräfte in ihrer Schwingungsmatrix übertragen. Das kosmische Ballett ist weit davon entfernt, unnahbar zu sein, und schwingt tief in den Tiefen unseres Seins mit.

Auf der Odyssee der Heilung nimmt dieses Bewusstsein die Rolle eines ständigen Begleiters ein. Machen wir uns klar, dass wir sowohl aus Sternenstaub als auch aus menschlicher Essenz bestehen und als harmonisches Zusammenspiel von Himmlischem und Irdischem existieren. Dieses kosmische Zusammenspiel, bei dem uralte Weisheiten mit der Gegenwart in Resonanz treten, veranlasst uns zu der Aussage: "Bring it home". Diese Erklärung lädt den

Kosmos ein, an diesem harmonischen Tanz teilzunehmen, Licht auf unseren Weg zu werfen und unsere Reise mit der himmlischen Symphonie zu harmonisieren.

Kapitel 6: Perspektiven der homöopathischen Medizin und eine Zusammenfassung der Informationen.

Im letzten Kapitel erörtern wir die Entwicklungen und Fortschritte auf dem Gebiet der Homöopathie und stellen Überlegungen zu ihrem Potenzial für die Zukunft der Gesundheitsversorgung an. Wir betrachten das wachsende Interesse an Komplementärmedizin und wie die Homöopathie ihren Platz in der allgemeinen Gesundheitsversorgung findet. Darüber hinaus befassen wir uns mit der laufenden Forschung und den Fortschritten in der homöopathischen Praxis sowie mit den anhaltenden Bemühungen, den Nutzen der homöopathischen Medizin zu belegen.

Grundsätze der homöopathischen Medizin

Die homöopathische Medizin, die von Samuel Hahnemann im späten 18. Jahrhundert eingeführt wurde, beruht auf einer Reihe von Grundsätzen, die ihre Philosophie und Praxis bestimmen. Im Mittelpunkt steht das "Gesetz der Ähnlichkeit", ein Prinzip, das besagt, dass eine Substanz, die in der Lage ist, bei einem gesunden Menschen bestimmte Symptome hervorzurufen, genutzt werden kann, um analoge Symptome bei einem kranken Menschen zu behandeln. Dieses grundlegende Konzept, bekannt als "Gleiches heilt Gleiches", ist der Eckpfeiler der homöopathischen Verschreibung. Durch die Anwendung von Mitteln, die die Symptome der Krankheit nachahmen, zielt die Homöopathie darauf ab, die körpereigene Heilungsreaktion zu stimulieren.

Der Schwerpunkt der Homöopathie liegt auf der Individualisierung. Dieser ganzheitliche Ansatz erkennt die multidimensionale Natur jedes Menschen an, die körperliche, emotionale und mentale Facetten umfasst. Anstatt Symptome isoliert zu betrachten, versuchen Homöopathen, die

Zusammenhänge zwischen diesen Aspekten zu erfassen, um die Konstitution eines Menschen zu verstehen. Diese umfassende Sichtweise ermöglicht maßgeschneiderte Behandlungsstrategien, die nicht nur auf die oberflächlichen Erscheinungsformen der Krankheit eingehen, sondern auch auf die zugrundeliegenden Ungleichgewichte, die zu dem Zustand beitragen.

Die Verwendung stark verdünnter Heilmittel entspricht dem Prinzip der "minimalen Dosis". Dieser Grundsatz besagt, dass die therapeutische Wirksamkeit eines Mittels mit abnehmender Dosierung zunimmt. Durch die Verwendung minimaler Mengen des Wirkstoffs zielt die Homöopathie darauf ab, die Lebenskraft des Körpers zu aktivieren, ohne unerwünschte Reaktionen auszulösen. Dieses empfindliche Gleichgewicht zielt darauf ab, eine heilende Reaktion auszulösen und gleichzeitig das angeborene Gleichgewicht des Körpers zu respektieren.

Die Zubereitung homöopathischer Mittel erfolgt in einem einzigartigen Prozess, der als "Potenzierung" bekannt ist. Diese komplizierte Methode umfasst die serielle Verdünnung und die Sukzussion, ein rhythmisches Schütteln. Das Ziel der Potenzierung ist es, die energetische Essenz der ursprünglichen Substanz zu verstärken und gleichzeitig eine mögliche Toxizität abzuschwächen. Dieses Konzept verdeutlicht die paradoxe Natur der Homöopathie, bei der man glaubt, dass eine zunehmende Verdünnung die Potenz des Mittels erhöht.

Historische Entwicklung

Die Entstehung der homöopathischen Medizin wird Samuel Hahnemann zugeschrieben, einem visionären deutschen Arzt, Chemiker und Sprachwissenschaftler. Hahnemanns Enttäuschung über die harten medizinischen Maßnahmen seiner Zeit, wie Aderlass und Abführmittel, zwang ihn dazu, nach alternativen Methoden zu suchen, die sicherer waren und besser mit den Heilungsmechanismen des Körpers übereinstimmten. Auf seiner

Reise entdeckte er das Gesetz der Ähnlichkeit und das Konzept der Potenzierung.

Hahnemanns Hauptwerk, das 1810 veröffentlichte Organon der Heilkunst", ist ein entscheidender Meilenstein in der Entwicklung der Homöopathie. Dieses bahnbrechende Werk kodifizierte nicht nur die Grundsätze der homöopathischen Praxis, sondern legte auch den Grundstein für die Entwicklung der Homöopathie als eigenständige medizinische Methode. Auf diesen Seiten formulierte Hahnemann seine Erkenntnisse über die Natur der Krankheit, die Rolle der Symptome und die Grundsätze für die Verabreichung von Arzneimitteln.

Bedeutung in der Gesundheitslandschaft

Die homöopathische Medizin nimmt innerhalb der Komplementär- und Alternativmedizin (CAM) eine wichtige Nische ein. Ihre Sanftheit, die Abwesenheit von Invasivität und ihr Fokus auf ganzheitliches Wohlbefinden machen sie zu einer attraktiven Option für Menschen, die nach Behandlungen suchen, die mit den angeborenen Heilungsfähigkeiten des Körpers in Einklang stehen.

Insbesondere der individualisierte Ansatz der Homöopathie macht sie zu einem wertvollen Instrument für die Behandlung chronischer Erkrankungen und Beschwerden. In Fällen, in denen die konventionelle Medizin nur begrenzte Lösungen anbietet oder unerwünschte Nebenwirkungen hervorruft, setzen die personalisierten Strategien der Homöopathie an den Grundursachen von Krankheiten an und ermöglichen eine umfassende und nachhaltige Heilung.

Obwohl die Homöopathie auf Skepsis stößt und ihre wissenschaftliche Grundlage umstritten ist, erfreut sie sich in verschiedenen Kulturen weltweit großer Beliebtheit. Länder wie Indien, Frankreich, Deutschland, Brasilien und das Vereinigte Königreich haben sich der Homöopathie als therapeutische Option angeschlossen. Unzählige Menschen haben bestätigt, dass sie durch homöopathische Mittel Linderung und Besserung erfahren haben.

Die Mechanismen, durch die die Homöopathie ihre Wirkungen und ihre klinische Wirksamkeit entfaltet, werden weiterhin erforscht. Während die Diskussionen innerhalb der medizinischen Gemeinschaft anhalten, plädieren Befürworter für eine erweiterte Anerkennung und Untersuchung.

Während sich die Gesellschaft auf integrative Gesundheitsansätze konzentriert, die das ganzheitliche Wohlbefinden in den Vordergrund stellen, sind die dauerhaften Prinzipien und personalisierten Behandlungen der Homöopathie bereit, einen Beitrag zur sich entwickelnden Gesundheitslandschaft zu leisten. Diese facettenreiche Disziplin bietet zusätzliche Wege zum Wohlbefinden, indem sie die Komplexität der menschlichen Gesundheit berücksichtigt und gleichzeitig den Ansprüchen derjenigen gerecht wird, die eine umfassende und individuelle Behandlung wünschen.

Das Kapitel, das der Vorstellung einer Vielzahl homöopathischer Arzneimittel unter dem Titel Materia Medica gewidmet ist, kann für viele der Leser hilfreich sein.

Für Laien:

Die Kenntnis der in der Homöopathie am häufigsten verschriebenen Mittel wird für Laien zu einem mächtigen Werkzeug, das sie in die Lage versetzt, ihre gesundheitlichen Entscheidungen selbstbewusst zu treffen. Dieses Verständnis geht über die bloße Anerkennung der Existenz der Homöopathie hinaus - es bietet Einblicke in die bemerkenswerte Bandbreite der Erkrankungen, die die Homöopathie wirksam behandeln kann. In dem Maße, in dem der Einzelne mit diesen Mitteln vertraut wird, eröffnen sich ihm

Heilungsmöglichkeiten, die er zuvor vielleicht nicht wahrgenommen hat.

Bei diesem neu gewonnenen Bewusstsein geht es nicht nur um theoretisches Wissen, sondern auch um die praktische Umsetzung in die Praxis. Mit Einblicken in häufig verschriebene Heilmittel kann der Einzelne fundierte Entscheidungen über seine Gesundheit treffen. Stellen Sie sich vor, Sie hätten ein grundlegendes Verständnis dafür, welche Therapien häufig bestimmte Symptome oder Beschwerden lindern. Dieses Wissen ist wie ein Kompass, der den Einzelnen zu den relevanten Optionen führt und ihm ein Gefühl der Kontrolle und der Mitwirkung an seinem Wohlbefinden vermittelt.

Der Nutzen dieses Wissens geht noch weiter. Es bietet einen Werkzeugkasten für alltägliche Situationen, in denen kleinere Beschwerden und Unannehmlichkeiten auftreten. Plötzlich kann der Einzelne die Homöopathie als eine Form der Selbstfürsorge nutzen, um alltägliche Probleme wirksam und natürlich zu lösen. Stellen Sie sich vor, Sie wüssten, welches Mittel Kopfschmerzen lindern, Verdauungsstörungen beseitigen oder Stress abbauen könnte. Diese Vertrautheit befähigt den Einzelnen, sich selbst zu helfen und Erste-Hilfe-Maßnahmen zu ergreifen, was zu einem proaktiven Gesundheitsmanagement führt.

Die ganzheitliche Essenz der Homöopathie ist eine weitere Dimension, die sich durch das Verständnis der häufig verschriebenen Mittel entfaltet. Mit diesem Wissen können Laien den komplizierten Tanz zwischen ihrem körperlichen, emotionalen und geistigen Wohlbefinden verstehen. Sie beginnen zu erkennen, dass ein Mittel nicht nur auf ein isoliertes Symptom abzielt, sondern sich mit dem Individuum auseinandersetzt. Diese ganzheitliche Sichtweise entspricht der Überzeugung, dass Gesundheit ein harmonisches Zusammenspiel verschiedener Facetten ist, und dass Heilmittel diese Komplexität umfassend berücksichtigen.

Der Reiz der Homöopathie liegt in ihrem sanften und natürlichen Ansatz zur Heilung. Mit dem Wissen über die üblicherweise verschriebenen Mittel erkennen Laien, dass sie einen Weg beschreiten, der ihrem Wunsch nach nicht-invasiven und sicheren Lösungen entspricht. In einer Welt, die oft von aggressiven medizinischen Eingriffen beherrscht wird, kann diese Erkenntnis beruhigend und tröstlich sein. Sie fördert die Verbindung mit einer Form der Heilung, die mit ihren Werten und Vorlieben übereinstimmt.

Die Integration der Homöopathie in die Schulmedizin ist eine dynamische Möglichkeit, die durch die Vertrautheit mit häufig verschriebenen Heilmitteln eröffnet werden kann. Laien können lernen, Szenarien zu erkennen, in denen die Homöopathie schulmedizinische Ansätze ergänzen kann. Dieses integrative Verständnis hebt das Potenzial für eine kooperative Gesundheitsstrategie hervor, bei der verschiedene Modalitäten zusammenarbeiten, um komplexe Gesundheitszustände zu unterstützen. Im Wesentlichen zeichnet das Verständnis der häufig verschriebenen Mittel ein umfassendes Bild von den Angeboten der Homöopathie und beleuchtet ihr Potenzial als ganzheitlichen und kooperativen Ansatz für das Wohlbefinden.

Für homöopathische Praktiker:

Die homöopathische Praxis wird deutlich effizienter und effektiver, wenn die Behandler die 100 am häufigsten verschriebenen Mittel gut kennen. Diese Vertrautheit verwandelt den Verschreibungsprozess in ein rationales und aufschlussreiches Unterfangen. Der Therapeut kann die Symptome und die Konstitution eines Patienten schnell einschätzen, indem er gedanklich eine Reihe von Mitteln durchgeht, um geeignete Optionen zu finden. Die Schnelligkeit, mit der dies geschieht, verbessert die Fähigkeit des Heilpraktikers, zeitnahe und gezielte

Behandlungen durchzuführen - ein entscheidender Faktor in der Patientenversorgung.

Über die bloße Effizienz hinaus ermöglicht das Verständnis häufig verschriebener Mittel dem Therapeuten, die wahre Essenz der Homöopathie zu verkörpern - die individuelle Behandlung. Mit diesem Wissen verfügt der Therapeut über eine Palette von Mitteln, mit denen er maßgeschneiderte Lösungen für die Bedürfnisse jedes einzelnen Patienten entwickeln kann. Diese tiefe Personalisierung erhöht das Potenzial für erfolgreiche Behandlungsergebnisse, da sie anerkennt, dass Gesundheit eine zutiefst persönliche Reise ist, die von unzähligen Faktoren beeinflusst wird.

Die Vertrautheit mit häufig verschriebenen Heilmitteln ist nicht nur ein Zeichen für klinisches Fachwissen, sondern zeugt auch von der Hingabe eines Arztes zu seinem Handwerk. Die Fähigkeit, sich in diesem Wissensschatz zurechtzufinden, zeugt von jahrelangem Studium, Praxis und Hingabe. Dieses tiefe Verständnis flößt den Patienten Vertrauen ein, die oft einen Heilpraktiker suchen, der über ein differenziertes Verständnis der Heilmittel und ihrer Anwendung verfügt. Es geht nicht nur darum, die Mittel zu kennen; es geht darum, den Geist der homöopathischen Heilung zu verkörpern.

Die Zusammenstellung der häufig verordneten Mittel ist mehr als nur eine Sammlung von Erkenntnissen; sie ist eine Fundgrube von Beweisen, die die Gültigkeit der Homöopathie unterstreichen. Durch die Analyse von Verordnungsmustern und die Beobachtung der Ergebnisse tragen die Praktiker zum Wachstum der evidenzbasierten homöopathischen Praxis bei. Dieser empirische Ansatz fordert Skepsis heraus und verleiht der Homöopathie in der breiteren Gesundheitslandschaft Glaubwürdigkeit. Es ist eine Fortsetzung der Tradition des Forschens und Entdeckens, die die Entwicklung der medizinischen Modalitäten bestimmt.

Letztendlich geht das Verständnis für die Bedeutung der häufig verschriebenen Mittel über das reine Wissen hinaus. Es verkörpert die Essenz der Homöopathie selbst - eine Reise der Befähigung, des Verständnisses und der Heilung. Ob für Laien, die ihre gesundheitlichen Möglichkeiten erkunden wollen, oder für Praktiker, die ihr Handwerk verfeinern wollen, das Kapitel über die Materia Medica dient als Tor zu einer Welt der Heilungsmöglichkeiten und Einsichten.

Respekt für die körpereigene Heilungsweisheit:

Im Mittelpunkt der Homöopathie steht der tiefe Respekt vor der körpereigenen Heilungsweisheit. Das Gesetz der Ähnlichkeit, ein Grundprinzip der Homöopathie, erkennt die Fähigkeit des Körpers an, Ungleichgewichte zu erkennen und ihnen entgegenzuwirken. Homöopathische Mittel stoßen die natürlichen Mechanismen des Körpers sanft an und ermöglichen ihm, Harmonie und Gleichgewicht wiederherzustellen. Diese Philosophie vermittelt ein Gefühl des Vertrauens in die dem Körper innewohnenden Heilungsfähigkeiten und steht im Einklang mit der komplizierten Verflechtung von Körper und Geist.

Ganzheitliche Sichtweise der Gesundheit:

Die ganzheitliche Sichtweise der Homöopathie betrachtet den Menschen als dynamische Einheit, die sich aus körperlichen, emotionalen und geistigen Aspekten zusammensetzt. Indem die Homöopathie den ganzen Menschen und nicht nur einzelne Symptome betrachtet, erkennt sie das Zusammenspiel zwischen diesen Dimensionen. Dieser Ansatz stellt sicher, dass die Behandlungen mit dem Wohlbefinden des Einzelnen in Einklang stehen und die körperliche Heilung sowie das emotionale und geistige Gleichgewicht fördern.

Verbesserung der Verbindung zwischen Geist und Körper:

Die Homöopathie unterstreicht die komplizierte Verbindung zwischen Geist und Körper. Emotionale und mentale Zustände werden als integrale Bestandteile der Gesundheit betrachtet. Homöopathische Mittel berücksichtigen den dynamischen Hintergrund einer Person und erkennen, wie Emotionen das körperliche Wohlbefinden beeinflussen können. Indem sie das emotionale Gleichgewicht fördert, unterstützt die Homöopathie einen umfassenderen und harmonischeren Heilungsprozess.

Individuelle und patientenzentrierte Behandlung:

Homöopathische Behandler zeichnen sich durch ihre persönliche Betreuung aus. In ausführlichen Beratungsgesprächen werden die individuellen Erfahrungen, Vorlieben und Symptome des Einzelnen erörtert. Dieser patientenzentrierte Ansatz berücksichtigt die individuelle Geschichte und fördert eine therapeutische Allianz zwischen Therapeut und Patient. Die Heilmittel werden sorgfältig auf der Grundlage der individuellen Symptome ausgewählt, um eine maßgeschneiderte und wirksame Behandlung zu ermöglichen.

Sicheres und nicht-invasives Heilen:

Homöopathische Mittel werden in einem sorgfältigen Verdünnungs- und Sukkursionsverfahren zubereitet, das zu hoch verdünnten Lösungen führt. Dadurch sind sie sicher und nicht invasiv und für Menschen jeden Alters geeignet. Da es keine schädlichen Neben- oder Wechselwirkungen gibt, lässt sich die Homöopathie nahtlos in konventionelle Behandlungen integrieren und verbessert das allgemeine Wohlbefinden, ohne zusätzliche Risiken mit sich zu bringen.

Förderung des Selbstbewusstseins und der Selbstbestimmung:

Durch ihren ganzheitlichen Ansatz und die Betonung des Verständnisses der eigenen Konstitution fördert die Homöopathie die Selbsterkenntnis und die Selbstermächtigung. Der Einzelne wird zum aktiven Teilnehmer an seiner Heilungsreise und lernt, Muster, Auslöser und Ungleichgewichte zu erkennen. Diese Befähigung geht über die Gesundheit hinaus und fördert ein Gefühl der Handlungsfähigkeit in verschiedenen Lebensbereichen.

Ein Beitrag zu einer ausgewogenen Gesundheitslandschaft:

Die Homöopathie ergänzt die Schulmedizin, indem sie eine alternative Perspektive bietet, die auf Ausgewogenheit und Synergie beruht. Ihr natürlicher Ansatz steht im Einklang mit dem wachsenden Interesse an integrativen und komplementären Therapien. Indem sie zu einer ausgewogenen Gesundheitsversorgung beiträgt, bereichert die Homöopathie die Wahlmöglichkeiten der Patienten und sorgt für ein breit gefächertes Angebot an Heilmethoden.

Katalysator für ein achtsames Leben:

Die ganzheitlichen Prinzipien der Homöopathie gehen über das Gesundheitswesen hinaus und werden zu Katalysatoren für ein achtsames Leben. Die Betonung von Verbundenheit und Gleichgewicht ermutigt den Einzelnen, täglich ähnliche Perspektiven einzunehmen. Dies wirkt sich auch auf Ernährung, Bewegung, Stressbewältigung und den gesamten Lebensstil aus und verbessert die Lebensqualität insgesamt.

Kultivierung von mitfühlenden Praktikern:

Homöopathische Praktiker verkörpern Mitgefühl und Empathie. Die Beziehung zwischen Patient und Therapeut beruht auf gegenseitigem Respekt, aktivem Zuhören und Verständnis. Dieser Ansatz fördert nicht nur die körperliche Gesundheit, sondern auch das emotionale Wohlbefinden. Die Therapeuten dienen als Ratgeber, Partner und Unterstützer bei der Suche nach optimaler Gesundheit.

Die Heilerfahrung verbessern:

Die Homöopathie geht über die körperliche Heilung hinaus und erweitert das Heilerlebnis um emotionale, mentale und spirituelle Aspekte. Durch die Annahme einer ganzheitlichen Philosophie wird dem Einzelnen ein umfassender Fahrplan zum Wohlbefinden angeboten. Die Reise wird zu einem transformativen Prozess, der das Individuum als Ganzes anspricht und nicht nur die Gesundheit, sondern auch das persönliche Wachstum und die Selbstentdeckung bereichert.

Zusammenfassend lässt sich sagen, dass der vielschichtige Beitrag der Homöopathie für die Gesellschaft aus einer ganzheitlichen Perspektive ein Geflecht aus Respekt für die Weisheit des Körpers, ganzheitlichem Wohlbefinden, individueller Pflege und Stärkung der Selbstbestimmung ist. Diese sanfte und doch wirksame Methode passt zum sich entwickelnden Gesundheitsparadigma und überbrückt die Kluft zwischen körperlicher Gesundheit und emotionaler Harmonie. Durch die Förderung des Selbstbewusstseins, die Unterstützung des Gleichgewichts und die Verbesserung der Verbindung zwischen Geist und Körper dient die Homöopathie als Leuchtturm des ganzheitlichen Wohlbefindens in der modernen Gesundheitslandschaft. Ihre Wirkung geht weit über die Heilmittel hinaus und inspiriert zu einem bewussteren, vernetzten und kraftvolleren Umgang mit Gesundheit und Leben.

Möglichkeiten:

Personalisierte und patientenzentrierte Pflege:

In einer Zeit, in der sich die Gesundheitsfürsorge auf einen stärker patientenzentrierten Ansatz verlagert, ist die Homöopathie in einer einzigartigen Position, um eine personalisierte Behandlung anzubieten, die sowohl körperliche Symptome als auch emotionales und geistiges Wohlbefinden behandelt. Da Patienten zunehmend nach Behandlungen suchen, die mit ihren Werten und Vorlieben übereinstimmen, kommt der individuelle Ansatz der Homöopathie gut an.

Komplementäre und Integrative Medizin:

Die Integration der Komplementär- und Alternativmedizin (CAM) in die reguläre Gesundheitsversorgung gewinnt zunehmend an Bedeutung. Die Kompatibilität der Homöopathie mit konventionellen Behandlungen macht sie zu einem wertvollen Bestandteil der integrativen Gesundheitsmodelle. Die

Zusammenarbeit zwischen homöopathischen Behandlern und traditionellen Gesundheitsdienstleistern kann eine umfassendere und ganzheitlichere Patientenversorgung ermöglichen.

Wachsende Forschung und Evidenz:

Die Anhäufung wissenschaftlicher Forschung in den letzten Jahren hat zur Evidenzbasis für die Homöopathie beigetragen. Fortgesetzte Forschungsanstrengungen können Licht in die Wirkmechanismen, die klinische Wirksamkeit und die potenziellen Anwendungen bringen. Die Zusammenarbeit zwischen homöopathisch tätigen Ärzten, Forschern und akademischen Einrichtungen kann die Beweislage weiter verbessern und die Glaubwürdigkeit der Homöopathie erhöhen.

Die globale Verlagerung hin zu präventiver Pflege und Wellness passt gut zur Philosophie der Homöopathie, die darauf abzielt, zugrundeliegende Ungleichgewichte anzugehen, um die Entwicklung chronischer Krankheiten zu verhindern. Da die Menschen der Erhaltung ihrer Gesundheit und ihres Wohlbefindens immer mehr Priorität einräumen, kann die Homöopathie den Einzelnen dabei unterstützen, proaktive Schritte zu einer optimalen Gesundheit zu unternehmen.

Fortschritte in der Technologie:

Das digitale Zeitalter hat der Homöopathie neue Möglichkeiten eröffnet, ihre Reichweite und Wirkung zu vergrößern. Online-Plattformen, Bildungsressourcen und telemedizinische Optionen ermöglichen es homöopathischen Therapeuten, mit Patienten an verschiedenen geografischen Standorten in Kontakt zu treten. Der technologische Fortschritt erleichtert auch die Kommunikation, die Ausbildung und den Wissensaustausch innerhalb der homöopathischen Gemeinschaft.

Befähigung und Engagement der Patienten:

Die Homöopathie legt großen Wert darauf, die Patienten zu befähigen, aktiv an ihrer Heilungsreise teilzunehmen. Mit der zunehmenden Gesundheitskompetenz und dem Engagement der Patienten streben die Menschen nach einer stärkeren Beteiligung an ihren Entscheidungen im Gesundheitswesen. Der patientenzentrierte Ansatz der Homöopathie passt gut zu diesem Trend, denn er fördert das Gefühl der Eigenverantwortung für die eigene Gesundheit.

Globale Reichweite:

Die digitale Landschaft ermöglicht es der Homöopathie, geografische Grenzen zu überwinden. Ärzte können über Online-Plattformen, Webinare und virtuelle Konsultationen mit einem globalen Publikum in Kontakt treten. Diese globale Reichweite erleichtert das kulturübergreifende Lernen, den Wissensaustausch und die Verbreitung von Informationen über die Vorteile der Homöopathie.

Strategien zur Bewältigung von Herausforderungen:

Lobbyarbeit und Bildung:

Die Beseitigung von Missverständnissen und die Stärkung des öffentlichen Bewusstseins für die Prinzipien und Vorteile der Homöopathie sind von zentraler Bedeutung. Zu den Advocacy-Bemühungen können Informationskampagnen, Workshops und die Zusammenarbeit mit Gesundheitsorganisationen gehören, um der Öffentlichkeit und den Angehörigen der Gesundheitsberufe genaue Informationen zur Verfügung zu stellen.

Um ihre Position in der Gesundheitslandschaft zu stärken, kann die Homöopathie weiterhin in rigorose Forschung und evidenzbasierte Praxis investieren. Die Zusammenarbeit mit akademischen Einrichtungen, Forschungsorganisationen und Geldgebern kann dazu beitragen, die Evidenzbasis für die Wirksamkeit der Homöopathie zu erweitern.

Die Homöopathie kann aktiv die Zusammenarbeit mit konventionellen Gesundheitsdienstleistern suchen, um die Kluft zwischen den verschiedenen Modalitäten zu überbrücken. Gemeinsame Ausbildungsinitiativen, interdisziplinäre Partnerschaften und Überweisungsnetzwerke können eine integrierte Patientenversorgung erleichtern und zu einem ganzheitlicheren Ansatz beitragen.

Eine offene Kommunikation zwischen Heilpraktikern und Patienten ist wichtig, um Vertrauen zu schaffen und Bedenken auszuräumen. Homöopathische Behandler können sich an transparenten Diskussionen über die Prinzipien, Mechanismen und möglichen Ergebnisse homöopathischer Behandlungen beteiligen, um eine fundierte Entscheidungsfindung zu fördern.

Die Aufnahme von Dialogen und Kooperationen mit Gesundheitseinrichtungen, medizinischen Fakultäten und Universitäten kann ein besseres Verständnis für den Wert der Homöopathie fördern. Die Einbindung in akademische Lehrpläne, Forschungsprojekte und interdisziplinäre Gesundheitsteams kann dazu beitragen, die Homöopathie in das breitere Gesundheitssystem zu integrieren.

Der Aufbau von internationalen Netzwerken und Partnerschaften kann den Wissensaustausch, die Forschungszusammenarbeit und die Lobbyarbeit auf globaler Ebene erleichtern. Die Verbindung mit Praktikern, Forschern und Organisationen aus verschiedenen Regionen kann zum Wachstum und zur Weiterentwicklung der Homöopathie beitragen.

In der sich wandelnden Gesundheitslandschaft steht die Homöopathie vor Herausforderungen und Chancen, die ihre Rolle bei der Bereitstellung einer ganzheitlichen und individualisierten Versorgung bestimmen. Durch die Annahme von Chancen, die Bewältigung von Herausforderungen und die Annahme von Strategien, die Bildung, Forschung, Zusammenarbeit und die Stärkung der Patienten fördern, kann die Homöopathie weiterhin als wertvolle und stärkende Heilmethode glänzen. Ihr Potenzial, einen Beitrag zu personalisierter Pflege, präventiver Gesundheit und integrativer Medizin zu leisten, macht sie zu einem Leuchtturm der Hoffnung für Menschen, die ganzheitliches Wohlbefinden suchen.

Abschließend hoffe ich, dass der Leser ein größeres Gefühl der Kontrolle über seine Gesundheit gewonnen hat. Ich wollte eine solide Grundlage für die Einbindung geeigneter Wellness-Methoden schaffen. Ich hoffe, dass Sie alle ein Gefühl der Selbstbestimmung über Ihr Leben, Ihre Familie, Ihre Kinder und Ihre Gemeinschaft haben.

Ich wünsche uns allen ein wunderbares Leben voller Freude, Glück und guter Gesundheit.

Bleiben Sie immer gesund.

Herzlichen Glückwunsch.

Dr. Victor Denis Purcell

Nachstehend finden Sie einige Ressourcen, die Sie vielleicht hilfreich finden

Organon der Medizin" von Samuel Hahnemann - Dies ist der Grundlagentext und das Hauptwerk von Hahnemann, dem Begründer der Homöopathie.

. "The Complete Homeopathy Handbook" von Miranda Castro - Ein umfassender Leitfaden zu homöopathischen Mitteln und deren Anwendung bei verschiedenen Gesundheitszuständen.

"Desktop Guide to Keynotes and Confirmatory Symptoms" von Roger Morrison und Nancy Herrick - Dieses Buch hilft bei der Identifizierung der charakteristischen Symptome der verschiedenen Mittel.

. "Materia Medica Pura" von Samuel Hahnemann - Dieses klassische Werk beschreibt verschiedene homöopathische Mittel.

"Homöopathische Medizin für zu Hause" von Maesimund B. Panos und Jane Heimlich - Ein praktischer Leitfaden für die Anwendung der Homöopathie bei häufigen Beschwerden und in Erste-Hilfe-Situationen.

. "Die Wissenschaft der Homöopathie" von George Vithoulkas ist ein Buch, das sich mit den Grundsätzen und der Philosophie der Homöopathie befasst.

. "Kent's Repertory of the Homeopathic Materia Medica" von James Tyler Kent - Ein weit verbreitetes Repertorium, das hilft, homöopathische Mittel anhand von Symptomen zu finden.

"Lectures on Homeopathic Philosophy" von James Tyler Kent - Eine Sammlung von Vorträgen, die die grundlegenden Prinzipien der Homöopathie erklären.

"The Chronic Diseases: Their Peculiar Nature and Their Homeopathic Cure" von Samuel Hahnemann ist ein wichtiges Werk, das die Behandlung chronischer Krankheiten mit Homöopathie untersucht.

. "The Prescriber" von John Henry Clarke - Ein praktischer Leitfaden für die Verschreibung homöopathischer Mittel auf der Grundlage spezifischer Symptome.

:

"Essential Synthesis" von Frederik Schroyens - Ein umfassendes Repertorium, das Informationen aus verschiedenen homöopathischen Repertorien kombiniert.

. "Die Wissenschaft der Homöopathie" von George Vithoulkas ist ein klassisches Werk, das die Prinzipien der Homöopathie und ihre praktische Anwendung erklärt.

. "Clinical Materia Medica" von E.A. Farrington - Eine detaillierte Sammlung von klinischen Erfahrungen mit verschiedenen homöopathischen Mitteln.

"Homöopathische Arzneimittelbilder" von M.L. Tyler - Dieses Buch beschreibt die mentalen und emotionalen Eigenschaften verschiedener homöopathischer Mittel.

"Principles and Practice of Homeopathy: The Therapeutic and Healing Process" von David Owen - Ein Buch, das die homöopathische Verschreibung und das Fallmanagement untersucht.

. "The Homeopathic Treatment of Small Animals" von Christopher Day - Ein Leitfaden für die Anwendung der Homöopathie bei der Behandlung von Haustieren und Kleintieren.

"Das Genie der Homöopathie: Lectures and Essays on Homeopathic Philosophy" von Stuart Close - Eine Sammlung von Vorträgen, die sich mit der Philosophie und den Prinzipien der Homöopathie befassen.

"Die homöopathischen Miasmen: A Modern View" von Ian Watson - Dieses Buch erforscht das Konzept der Miasmen in der Homöopathie und ihre Bedeutung für die moderne Praxis.

. "Homeopathy and Mental Health Care: Integrative Practice, Principles, and Research" von Christopher Johannes - Ein umfassendes Buch, das die Rolle der Homöopathie in der psychiatrischen Versorgung untersucht.

"Nature's Materia Medica" von Robin Murphy - Eine Materia Medica, die Informationen über die Herkunft, Zubereitung und Indikationen verschiedener homöopathischer Mittel enthält.

Gewiss! Hier sind einige weitere Bücher über Homöopathie, die Sie sich ansehen sollten:

"Die homöopathische Behandlung von Kindern: Pediatric Constitutional Types" von Paul Herscu - Ein Buch, das sich auf die Konstitutionstypen bei Kindern und deren homöopathische Behandlung konzentriert.

. "Homeopathy: Beyond Flat Earth Medicine" von Timothy R. Dooley - Ein umfassender Leitfaden, der die homöopathischen Prinzipien, die Fallbearbeitung und die Auswahl von Arzneimitteln behandelt.

. "Der Geist der homöopathischen Arzneien: Essential Insights to 300 Remedies" von Didier Grandgeorge ist ein aufschlussreiches

Buch, das ein tieferes Verständnis der verschiedenen homöopathischen Mittel vermittelt.

"Die homöopathische Revolution: Warum sich berühmte Menschen und Kulturhelden für die Homöopathie entschieden haben" von Dana Ullman - Dieses Buch präsentiert Fallstudien von einflussreichen Persönlichkeiten, die die Homöopathie eingesetzt haben.

. "Impossible Cure: The Promise of Homeopathy" von Amy L. Lansky - Ein persönlicher Bericht über die Reise einer Mutter in die Homöopathie und deren Auswirkungen auf die Gesundheit ihres Sohnes.

. "Prisma - The Arcana of Materia Medica Illuminated" von Frans Vermeulen - Eine umfangreiche Materia Medica mit anschaulichen Beschreibungen von Heilmitteln.

"The Twelve Tissue Remedies of Schussler" von Boericke und Dewey - Ein klassisches Werk über die Verwendung der Schusslerschen Gewebesalze als homöopathische Heilmittel.

"Eine homöopathische Liebesgeschichte: The Story of Samuel and Melanie Hahnemann" von Rima Handley - Eine Biografie von Samuel Hahnemann und seiner Frau Melanie, die Einblicke in ihr Leben und ihren Beitrag zur Homöopathie gibt.

. "Lotus Materia Medica" von Robin Murphy - Eine Materia Medica mit Informationen zu über 1200 homöopathischen Mitteln.

"Homöopathie: Medizin für das neue Jahrtausend" von George Vithoulkas - Eine Sammlung von Vorträgen von George Vithoulkas, einem bekannten Homöopathen, der seine Erkenntnisse über die Zukunft der Homöopathie mitteilt.